シリーズ ケアをひらく

立岩真也

不動の身体と息する機械

ALS

Let it breathe!

医学書院

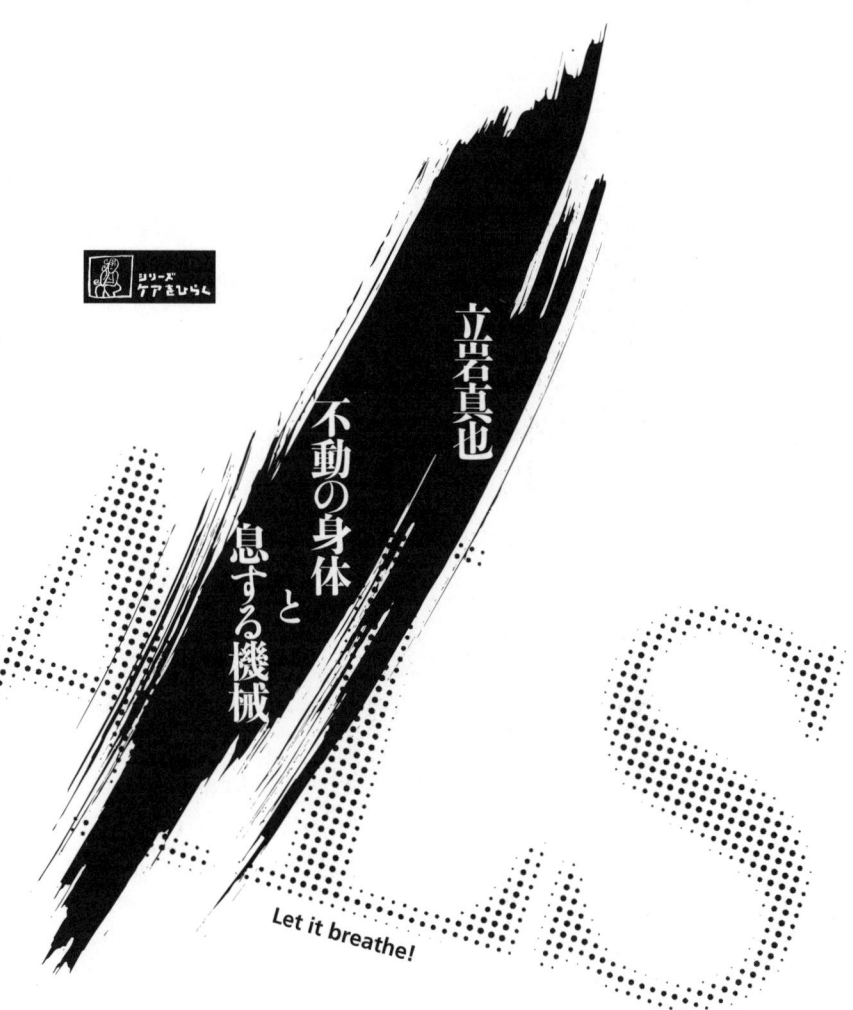

ALS　不動の身体と息する機械―目次

序章

第1章 間違い

第2章 まだなおらないこと

第3章 わかること

第4章 わかることについて

序章

サイボーグたちは、真の生命／生活を得んがための犠牲といった発想をイデオロギーの源泉とすることを拒む。[…]生存こそが最大の関心事である。

（Haraway［1991＝2000:339］）

1 ALSという病

筋萎縮性側索硬化症＝ALSという病がある。ごく簡単に言うと、身体が次第に動かなくなる病気である。次の二つの紹介を合わせて読むとほぼ概要がわかる。

【1】《ALSは、英語名（Amyotrophic Lateral Sclerosis）の頭文字をとった略称で、日本語名は筋萎縮性側索硬化症といい、運動神経が冒されて筋肉が萎縮していく進行性の神経難病です。アメリカではメジャーリーグ野球選手のルー・ゲーリックが罹患したことからゲーリック病とも呼ばれています。また、イギリスの有名な宇宙物理学者ホーキング博士も三〇年来の患者です。／病気が進むにしたがって、手や足をはじめ体の自由がきかなくなり、次第に話すことも食べることも、呼吸することさえも困難になってきますが、感覚、自律神経と頭脳は何ら冒されることがありません。進行は個人差がありますが、発病して三〜五年で寝たきりになり、人工呼吸器を装着しなければ呼吸することができなくなります。／残念ながら、原因も治療法もわかっていません。一般に四〇〜六〇歳で発病し、患者は全国で五〇〇〇人ほどと言われています。》（現在わかっている人数はもっと多く、二〇〇二年三月末、申請して交付される特定疾患医療受給者証を持っている人の数は六一八〇人）。

【2】《ALS（筋萎縮性側索硬化症）は、脊髄の左右の部分がおかされることよって運動神経が機能を失い、筋肉も消失してゆく病気です。具体的な症状は、手足の筋肉が次第に力を失うことに始まり、やがて口のまわりや体幹の筋肉も力を失って「言葉をはっきり話せなくなる」「食事を食べられなくなる」「呼吸ができなくなる」ことへと進行してゆきます。そして、原因や治療法の研究が国の内外で進められつつありますが未だ原因と治療法について確立されたとは言えず、不治の難病、難病中の難病と呼ばれています。［…］／現在では、人工呼吸器が進歩して一般的な条件で使用可能になったため、ALSが直接の原因で命が奪われ

ることは有りません。しかし、呼吸器の故障、喉を詰まらせての窒息、体力の衰弱に伴う肺炎などの合併症などにより、命を失ってしまう患者が非常に多いのが実状です。また存命している場合でも、全身麻痺に加えてコミュニケーション不能の問題があるため、患者の苦痛はもちろんのこと看護・介護にあたる人々、特に家族の苦労には想像を絶するものがあります。さらに、中高年での発病が多いため経済的な面でも問題が発生する場合が多くあります。》★01

2　不思議なこと

ALSのことを書こうと思った時、急がなければと思った。どこからか二、三年で亡くなると聞いていて、話をうかがった人も早くに、来年か再来年には亡くなってしまうかもしれないとその時には私も思っていたのだ。しかし実際はそうでないらしいことがやがてわかってきた。しかしこんな基本的な大切なことで誤解してしまうとはどういうことだろう。まずそのことが不思議だった。そして他方には、やはり早くに亡くなる人もいるらしい。

この病気では内臓の働きは妨げられないのだが、筋肉は働かなくなり、肺を動かしているのも筋肉だから、やがて呼吸が苦しくなることがある。それで人工呼吸器を付けるか付けないかという場面がある。付けないで呼吸できなくなって死ぬか、それとも呼吸器を付けてひとまず死なないことにするかということだ。それ

★01――[1]は日本ALS協会のホームページ（http://www.jade.dti.ne.jp/~jalsa）の「ALSとは」の項、[2]は日本ALS協会山梨県支部の「設立趣意書」（一九九六年設立、http://www.nemoto.org/ALS/index.html#SHUISYO）より。ALSは一八六九年にフランスの神経学者シャルコーによって初めて独立した神経疾患として記載されたという。シャルコーについては池田[1992]。また、総数について、一九八八年の推計値として一八〇〇〜八〇〇〇という数を記しているのは佐々木他[1990]（近藤喜代太郎[1991:235]に引用）。

が、生きられると言われる時間と、実際に生きられる時間との差を作っているらしい。そこに分かれ目があるらしい。

しかし、私は、そんなことがなぜ選択の対象になるのだろうと思う。息が苦しくなって死ぬのはかなわないと思う。だが実際には、この国で七割強の人が呼吸器を付けずに亡くなるという（橋本[1998a]、木村[2004:10]。本書での引用としては[472]——本書では引用に通し番号を付け、同じ人や文章がどこに出てくるかわかるようにする）。

それを普通は安楽死とは言わないかもしれない。しかしなにかすればもっと生きられる時にそれを行なわないこともまた安楽死（消極的安楽死）と言うのであれば、これもまた安楽死ではないだろうか。安楽死がいけないいなら、呼吸器を付けないことはなぜ認められるのか。この疑問はおかしな疑問だろうか。

さらに、より積極的な行いが行なわれることもある。Veldink et al.[2002] という論文がある。これは私がこの本を書くためにただ一つ読んだ英文の医学誌に載った論文で、山梨県に住むＡＬＳの人、山口衛[58]に教えてもらい、送ってもらった論文だ。著者たちが調査したところによれば、一九九四年から九九年に亡くなったオランダのＡＬＳ患者について、医師から回答のあった二〇三人のうち三五人（一七％）が、安楽死を選んで亡くなった。加えて六人（三％）が、医師の幇助による自殺で亡くなった。前者は致死性の薬物を注射される、後者では医師の処方した薬物を自分で飲むといった方法がとられる。オランダのＡＬＳの人の五人に一人はそうして亡くなったということだ★02。

安楽死について書き、ＡＬＳに言及したことがある（立岩[1998a]）。そこに書いたことは今もその通りに考えている。ただ、もっと知られるべきこと、知りたいこと、考えたらよいことがあると思ってもいた。それはこの主題についてこの国で何が行なわれ、ＡＬＳの人たちが何を言ってきたかということでもあるのだが、さらに、もっと様々な事々を知りたいと思った。

様々な病気に伴う苦痛は、薬物の使用等によりある程度は抑えられるようになってきている。だから「末期の激痛に耐えかねて」という古典的な安楽死の存在意義は薄れる。しかし、ALSの場合、感覚も意識もそのままに残るのだが、また眼球の動きはかなり長く損なわれないのだが、それ以外は動かなくなる。私は安楽死について、ご自由にどうぞ、とは思わない。しかし、ALSである状態とはやはりたいへんなことのように思える。となると仕方がないのだろうか。ひどくつらいようにも思う。しかし死ぬほどのことではないようにも思える。どうなのだろう。

また「自然」や「機械」について、例えば機械との関係について。医療が「人間的」であるべきことを語る人たちは、人間的でないあり方を「スパゲッティ症候群」といった言葉で言ってきたのだが、ALSの人たちは、スパゲッティのようにたくさんの、ではないし、検査のためにでもないが、それでも人工呼吸器の管に「つながれ」、機械に「つながれて」生きている。しかし、ならば眼鏡をかける人、自動車で移動する人はどうなのだとも思う。もう少し具体的に知り、考えてみたいと思う。

私は、この病気は悲惨であると言うのも、悲惨でないと言うのも違うような気がした。そしてその中間だと言っても仕方がないように思った。ALSについて何を言えば何か言ったことになるのか、よくわからないまま書きはじめ、ひとまず書けることを書いた（この本ができるに至った経緯はあとがきに記す）。すこし調べたが、調べるべきことを調べたとはとても言えない。きちんとした本を書こうとすれば、もっと長い間の準備が必要だろう。さらにALSと共通するところもあり異なるところもある他の病・障害がある★03。しかしまずこの程度のものが一冊あってもよいと考えた。そのうちもっと本格的な研究がなされ、本が出るだろう。そのためになればと思う。

★02——諸外国におけるALSの人の安楽死、幇助された自殺については伊藤［2004］にまとめられている。本書では、第11章1節でこの国での安楽死を報道したテレビ番組への反応にいくらか言及するほか、ごく断片的にふれられるにすぎない。

3 書かれたものを読む

以下、ALSの人自身によって書かれたものを読んでいく★04。自費出版も含めてかなりの数の本が出されている。また近年では多くのホームページがある。ALSの場合、考えて書く時間が、ある人にはたくさんある。コンピュータを介し、身体の微弱な動きをゆっくりと文字にしていく仕掛けについては後に紹介しよう。

もちろんそのように情報を発信できる人はまったく限られてはいる。私たちが読めるものは、書ける人が書き、ホームページを作れる人が作り、そして本を出版できた人が出版できたものである。ホームページを作るのは本を一冊出すよりは簡単ではあるが、それでも誰もができることではない。コンピュータの知識があるとかないとかいうことではなく、機械をつなげない病室にいる人にとってはそれは完全に不可能なことだ。ものを書き、自らの考えを雑誌やホームページに表明した人たちは、それができる人だということであり、そうした人は少数派ではある。

だからそこに現れない現実はある。現実はそんなものではない、もっと大変だと言われる。たしかにその通りにちがいない。書ける人は書ける環境にいる。その意味では恵まれた人であり、その人たちにしてもつらい部分は書いていないかもしれない。家族や医療者に頼っているなら、かれらの支援で文章が書けるなら、そう悪口は書けない。

しかし、そのことを忘れないようにしながら、まず書かれたことを読み、言われていることを配置してみる意味はあると思う。安直な方法ではあるが、にもかかわらずあまり行なわれていないから、一度はやっておいてよいと思う。書かれて目の前にあるのに、それを読まず、とにかく調査し、調査する前からわかっているようなことを書いて論文にしてどうするのだと、私は思ってきた。

多くの人の場合、直接の会話はとても時間がかかる。そしてその人が言いたいことはときに込み入っており、そう短くはならないし、短くしてしまったら、意が伝わらないこともある。書かれたものは、多くの場合とても長い時間をかけて書かれている。私は、その場その場で即興で語られることの方にこそ大切なことが語られているとは考えない。書かれたものがあるなら、まずそれを読むべきだと思う。

書店、古書店で買える本は入手した。その際、闘病記専門のインターネット古書店「パラメディカ」(http://homepage3.nifty.com/paramedica/★05)にお世話になった。

自費出版のものなど入手していない本がまだたくさんある。けれど、すべて集めてから書いたらもっと時間もかかり、分量もさらに増えてしまうと思い、文献表にあげたような文献とホームページしか読んでいない。医学・看護・リハビリテーションの領域の論文、厚生労働省が資金を提供して行なわれてきた研究の報

★03——一九八一年七月に生まれ、その年の一二年に呼吸器を付けて暮らしてきたウェルドニッヒ・ホフマン病(乳児脊髄性進行性筋萎縮症)の立石郁雄が書いた本に立石[1994]、同じ病気で八一年に生まれ生後四か月で呼吸器を付けた児玉康利の母親が書いた本に児玉[1996]。同じくウェルドニッヒ・ホフマン病でシンガーソングライターをしている一九六六年生まれの上田賢次の著書に上田[2000]。

筋ジストロフィーの人や人に関わる本はさらに多い。一九五二年生まれの山田富也に数多くの著作がある(山田[1999]、山田・白江[2002]等)ほか、一九五七年に生まれ八七年に二九歳で亡くなった福嶋あき江の本(福嶋[1987])、轟木敏秀のホームページ(轟木[-1998])、鹿野靖明[417][449]について荒川[2003]、渡辺一史[2003]等。私のホームページにあといくつかの文献リストがある。

★04——文献の表記法についてはこの序章のあとに付した「凡例」に記した。引用の仕方、文献やホームページの記載の仕方は社会学の業界で使われているものの一つで——ただあまり杓子定規にそれに従うとかえって不便なのですこし融通をきかせている——最初はよくわからないかもしれないが、慣れればなかなか合理的なやり方であることがわかると思う。

★05——店主・星野史雄が書き、インタビューにこたえた記事に星野[2004]。これが掲載された雑誌に、闘病記の意義について門林道子の文章(門林[2004])もある。

告書等もまったく読んでいない、あるいは使えていない。読んだのは一九九五年の創刊号から約一〇年分の『難病と在宅ケア』(日本プランニングセンター、月刊)と、機関誌では、日本ALS協会刊行の『JALSA』の二一号(一九九一年)以降だけである★06。

4 名前を記す

公刊されたもの、ホームページに掲載されているものは、その人が公開したいと思ったもの、公開してもかまわないと考えたものである。それ以外にもその人にとって本当のことはあるだろうが、まず公開されているものを集めてよいと思った。公刊された書籍、公開性のある機関誌等の媒体、ホームページに記された文章については、その出典を記した上で引用し、記されている固有名もそのまま示す★07(なお、本書に記される人の肩書などは基本的に当時のものである。「〇〇大学医学部附属病院」も「〇〇大学病院」等となっていることが多いが、そのままにした。「国立療養所〇〇病院」は「独立行政法人国立病院機構〇〇病院」に変わったがこれも旧称のままにしてある)。

固有名をそのまま示すのには、公表された文章からの引用には問題がないというだけでなく、より積極的な意味もある。

一つに、知ることから遮断されたり、様々なことがばらばらに押し寄せたり、浮動し見晴らせない、そのような様相も含む現実の連関の中に一人の人が置かれ、またその人自らもけっして態度や思いを一貫させているわけではないそのようなあり方が、書かれ考えられるべき対象だと思う。その浮動や振幅が見えるのは一つには人に即する時だ。それを見ていこうと思う。ただ一冊の本で行なえることには限りがある。この本で一人の人に即して読んでいくのは、第7章、第8章に限られる。

人に即するという限りでは仮名でもかまわないかもしれない。しかしまずその人たちは自らの名を明らかにして書いている。また私は、賞賛や感動が表現されることのないこの本で、それでも敬意を表するのに、その名を記すべきだとも思う。そしてその多くの人は、これからも生きていって、何かを書いたり言ったりするだろう。そしていつかは亡くなる。その時に「あの人だ」と思えたら、その方がよいと思う。

そして一つに、事態をよくしようとすれば、具体的なところをわかる必要がある。たとえば個々の病院がどんな病院であるかがわかることは、一人ひとりが病院を選択する際の条件でもある。今度のこの本は、このような意味で実際に役に立つ本であることを目指したものではないけれど、そうしたものを発表する意味があると私は思うし、そうした書き物、とくに研究報告の類いがとても少ないのはよくないことだと思っている。

もちろん、少ない理由の一つは、人は知らせたくないことを知らせたくないからであり、それを調べたり公表するのが難しいからである。だが、自分がかかった医療機関や医療者がどうだったかを言うことはできる。また公刊・公開されている文章に書かれている。それが間違い、誤解であることもあるだろうが、なら

★06——各地の組織の刊行物はほとんど入手できていない。これらの検討は今後の研究者による作業に委ねられる。『難病と在宅ケア』『JALSA』の不完全な書誌情報は私のホームページに掲載してある。

★07——豊浦［1996］からの引用を私のホームページに載せたことについて、その本で言及され紹介されている人から取り下げを求められ、取り下げたことがある。豊浦の本は幾人ものALSの人（実名の場合も仮名の場合もある）を描いた優れた貴重なもので、紹介し宣伝する意義はあると考えてはいたが、ホームページに掲せていたのは私自身のためのノートに近いもので、引用について文脈の説明もしておらず、紹介の役には立っていないと思い、まずはファイルを削除することにした。本書で、全国組織の機関誌『JALSA』からの限定的な引用にとどめ、他の機関誌から引用していないのも、文章を公表しているという意識で書かれていない場合もあるかもしれないとも考えたことによる。ただ今回はそれだけでも書けたので引用する文献を限定しても問題がなかったということであり、その方針を常にとるべきだと考えているわけではない。少なくとも公刊されたものであれば、積極的に引用・紹介する必要、意義のある場合があるだろう。

ばそれに抗議することができる。むろんその人が置かれている社会的位置によっては、それが容易でない場合はあるが、医療機関や医療者は非力ではない。誤解をただしたければただすことはできるし、抗議したければ抗議することもできる。私もそれをホームページに掲載するなどして、公開する用意はある。

5 必然的な限界について

次に、ここに載せることのできる情報は一部であり、もちろん引用や紹介の仕方が恣意的だという批判はありうる。私はたしかに一部を切り取って引用している。切り取ることは、たしかに暴力的な、少なくとも危険なことである。引用した文の次の文にはまったく違うことが書いてあり、それを含めて読むなら反対のことを言っているといった場合もありうる。

まず簡単にできることで、当然すべきこととして、出典を示した。それによってもとの文章の全体を見ることができる。ただ既に絶版になった本も多数あり、入手のやさしくない文献の方が多い。そこでホームページに、より広い範囲の引用、あるいは別の箇所の引用・紹介を置いて読んでもらえるようにした。それは、これでも十分長くなってしまったのだが、いくらかでも本の厚さを薄くするための工夫でもある。また、一部を切り取ることで全体の文意と異なった理解がなされないように、必要な場合には長めに引用するようにした。

私のホームページ http://www.arsvi.com の最初の頁から辿れるＡＬＳのファイルとそれに連なるファイル群に、人・組織・文献等について、この文章に盛ることのできないより多くの情報、情報へのリンクがある。また本書末尾の文献表とほぼ同じでより詳しい情報が付加されたファイルがホームページ内にあり、そこから人・組織・文献（について）のファイル、ページにリンクされている。

そして、以下この本に記されるのは多数派についての記述ではない。それ以前に、私は量的な調査をしておらず、数の報告はできない。その意味を否定しているのではまったくない。むろんそれは必要な時には必要である。たんにこの度は、そして私は、できないというだけだ。情報の不足を補うべく、足りない数的な事実、全般的な状況について過去の調査結果を紹介できればよかったのだが、調べが足りず、わずかに何箇所かで言及するにすぎない。私でなく誰かがやればよいのだが、この主題に限らず、そうした基本的な作業がなされないまま、労力も費やしただろう多くのアンケート調査の結果がただ散在しているという状況がある。これは好ましいことではない。過去になされた調査研究をまとめ、検討することもまた別の課題となる。

ただ、一つ自明なことを付け足しておけば、多数決をとればあるいは平均値をとればそれでよいというものではないだろう。なにかが多数であるからそれでどうなのか。多かろうが少なかろうが、ある人、ある人たちがいることがそれとして知られてよいことはある。また、数として少ないことが、一般的な意味、普遍的な意味をもたないということにはならないだろう。私たちの過去の仕事（安積他［1990］［1995］）も、そんなつもりで行なってきた。

6 書き方と読み方

この本全体の概要を記すことはここではしないが、第11章5節にそれまでに書いたことを簡単に振り返った部分がある（三四二頁）。また目次を見ればどのような流れになっているか、大きくはつかめるだろう。

この本は、ALSの人たちが書いてきたことを列挙しながら、ところどころ、またある場所はずっと、この本の筆者の考えたことが記されるといった、すこし不思議に思えるかもしれない構成になっている。

本のもとになった『現代思想』の連載（立岩［2002-2003］）は文章の大部分が引用だった。引用部分をきちんと読みさえすれば、私たちが言うべきことの大方は読み取れるとも思う。少なくともこの本のある部分は、引用を連ねていくだけでよいはずだとも思った。ただ、私たちは意外に書かれた文章を読まない。あるいは、とてもざっとしか読まない。当然伝わるはずのことが伝わっていないことがよくある。だから、すこしくどく確認すべきことを確認していった方がよいだろうとも思った。

そしていくらかは、私自身としても考え、整理した方がよいこともあると思った。病気のことを知らせる「告知」について、呼吸器を付けない／付ける、死ぬ／死なないという決定について、何も動かなくなるという状態について、書かれたことを読んで、考えられたことを書く。医療について「正しいこと」はたいていもう既に言われていて、誰も反対はしないという状況がある。そのようにいつのまにか「時勢」が変わったことになっている。けれどもまず、医療倫理や生命倫理の議論において、具体的には死の決定について、私は、話が終わっていない部分があると思い、違うことを言いたいところがある。だからこの本を書いた。

第3章では「告知」に関わる引用が連ねられるが、人によっては長すぎると思われるかもしれない。また近年、次第に本人に知らせる方向に――その含意が詰められないまま――変化してきてはおり、過去になりつつある部分もあるかもしれない。次の章に行っていただいてよい。また、場所によってはよくわからないところがあるかもしれない。ここも飛ばしていただいてかまわない。例えば第2章7節は「学問」をしている人を多少意識して書かれている。その業界でこれまで言われてきたこと――そんなことを知らなくて当然だ――を前提とした上で、それについて述べている。この部分はそれを知っていてすこし妙なところがあると思ってきた人向けに書いたところがあり、そんな関心をもたない人にとってはひとまずは不要なはずである。あるいは、例えば次段落からの文章のような、意味不明と受け止められるかもしれない箇所も時々ある。そこも気にいらなかったら、あるいは気にならなかったら、放置してもらえればと思う。繰り返すが、引用だけ読んでいけば、知るべきこと、考えるべきことは皆そこに書いてある。

＊

何が起こっているか。それを私たちは知っているような気がしている。何についてであれなんとなくはもうわかっているという感覚がある。既視感がある。それにどう対するかである。

まず、たしかに私たちは知っている。しかし知っていると言うことで、その都度忘れている。例えば「正しいこと」が既に言われながら、現実にはそれと別の事態が存在している。これをどう見るかである。たぶん、それは何かがまだ不十分であるという事態ではない。この状態はずっと続くような仕掛けになっているのかもしれないのだ。ではすっきり原則を通せばよいか。すると今度は、その原則はそれでよいか、おかしなところがないか、このことを今までよく考えたことがないことに気がつく。

既視感から逃れる特権的な方法はない。ただまずすこし詳しく、すこしゆっくり見ていくことだ。するとはっきりと確認されることもある。そしてやはり知らなかったと思えることもある。

ALSの人に起こるのはたしかに特殊なそして極限的な事態なのだが、しかしとても普通のことが起こっているとも言える。あるいは普通のこととして起こっている。それぞれにそれなりのわけがあり、その限りでは合理的でもある。あるいはそれぞれ心情としてわかることが起こる。しかし、そうしてそれぞれは普通に進行してしまうことがそのまま不思議なことでもあり、極限的なことでもある。さらにその現実はいつのまにか変わってもいく。変わったという痕跡を残さずに変わることがある。また、変わっているところはあるのに、他ではいっこうに変わらないこともある。否定されているのではないが、遅らされている。そしてただ遅らされていることの積極的な機能がありもする。こうした事々を跡付けられるなら跡付け、記述することが必要だと考える。

凡例・他

＊引用は《 》で示す。引用文中で［…］は著者（立岩）による中略を示す（それに対して、…や……は原文にあったものである）。「／」は原文の段落の変わり目を示す。明らかな誤字は訂正した。

＊文献表示は基本的に「ソシオロゴス方式」にしたがっている（便宜のために原則に従っていないところもある）。本文および注では、著者名［出版年（＝訳書の出版年）：頁］のように記され、当該の文献は巻末の文献表で知ることができる。

＊ホームページ（http://www.arsvi.com）に関連情報を掲載している。文献表・索引等に対応したファイルがある。

＊この本についてのご意見、ご批判は、筆者までEメール（TAE01303@nifty.ne.jp）でお願いいたします。

第1章　間違い

1

「予後」について言われたこと

それからどうなっていくのかを「予後」と言う。ALSはよく「予後不良」と言われ、進行が速く、早くに亡くなると言われてきた。だが、ALSは依然として不治の病ではあり、そしてたしかに速く進行する場合もあり、早くに亡くなってしまう人も多くいるのだが、しかし他方では、長く生きる人、何十年と生きる人もいる。少なくとも常には、すぐに亡くなる病気ではない。

だが多くの場合、そのようには知らされてこなかった。例えば次のように医師から知らされた、少なくともそう聞いたと言う。

3 一九七五年。《人工的に食事、呼吸を施せば二、三年は命を長引かせ得る。》(息子に。鈴木[1978:57])

4 一九七八年。《あと二~三年の命です。》(妻に。長岡[1991:10])

5 一九七九年。《係の人から「この病気は五年以上生きることは難しい」と言われた。》(岩手県の難病検診で本人に。菅原[1989:17-18]。夫は、それ以前、岩手県立中央病院で「三~四年の命」と告げられる。[:155])。

6 一九八〇年。《発病後三、四年の命しか望めません》(日本医科歯科大学附属病院で、中林基の妻に。豊浦[1996:182])

7 一九八〇年。《長くて五年》(兵庫医科大学附属病院で、熊谷寿美の夫に。豊浦[1996:142])

8 一九八二年。《「早ければ一年ほどで……」という先生のお話》(北里大学病院で、妻に。折笠[1986:12])

9 一九八四年。《検査の結果、ALSの告知を受け、さらに「余命二年」と知らされた。》(東京都立神経病院で、家族に。塚田[2000:11])

10 一九八八年。《三年から五年の命でしょう。》(夫に。秦・秦[1998])

11 一九八八年。《妻が九州大学病院の先生から説明された診断内容を聞いた。私の病気は急激に年をとる病気で、中には五年から一〇年も生きる人もいるが、ほとんどの人は三年以内に死ぬ、と言われたそうだ。》(杉山[1998:15])

12 一九八九年頃。《医師からALSという聞いたこともないような病名を聞かされ、予後三年と言われました。》(稲室・岡崎編[1996:27])

13 一九九〇年。《「筋萎縮性側索硬化症ですね」[…]「何ですか、それは」/「一年後には車いすを使わねばなりません」と、畳み掛けるように医師は話す。同席していた医学生らしい若者が隣で辞書をくった。/「それからは」/「まひが進んで、寝たきりの状態になるでしょう」/「それから」/「人工呼吸器も必要になります」/「それから」/「あと二、三年の命です」》(徳島大学医学部付属病院で、長尾義明に。『徳島新聞』[2000])

14 一九九一年。《「発病から三年~五年ぐらいで絶命する」とも言われている。》(自治医科大学病院で、夫に。野本[1995:24])

15 一九九二年。《良くて二年悪くて半年位が、一定の期間であると思ってください、死を免れない病気であると聞かされました。》(夫に。加藤・加藤[1998:5-6])

16 一九九二年。《ALSです。予後は五年。全身の筋肉がだめになり、死に至ります》(東京女子医科大学病院で、西尾健弥の妻に。『読売新聞』[1999-6-26])

17 一九九二年。《三年~五年の寿命と告知》(本人に、和中[1999-])

18 一九九三年。《三年ほどで動けなくなり、長くても、あと五年……》(仙台市・広南病院で、妻に。鎌田[199?a])

19 一九九四年。《父は平成六年一月に都内のJ大学病院で筋萎縮性側索硬化症(ALS)との診断を受けました。三年以上原因不明の筋力低下に悩まされたあげくのことです。私と妹が呼び出され、父と共に難しい専門用語ばかりを並べ立てた表面的な説明を受け、最後には、「原因不明でこれといった治療法もないので今日中に退院してください。」と言われました。父一人が病室に戻った後、余命一年であること、半年もすると家では看きれなくなるので、その時には専門の病院を紹介するということを告げられました。》(横島[2003:14])

【20】一九九六年。《ALSと診断されその説明を聞いたところ「神経が侵され三年で死にます」と言った有名大学病院の医者は特別としても、患者の願いを蹴散らす会話がなんとたくさん、かわされているだろう。》(佐々木[2000])

【21】二〇〇二年、亀田病院(千葉県)で。《「あなたは、筋萎縮性側索硬化症(ALS)という難病です。今のところ直す方法はありません。命はもって五年、早ければ二、三年でしょう」との言葉が出てきた。その他のすこしの説明の後、「インターネットでも紹介してますから、見てみて下さい」と言われた。》(川名[2003:11])

【22】ついでに、ホーキングに、一九六二年。《治療の見込みのない病気に罹っていて、余命は二、三年程度しかない。》(Strathern[1997=1999:31])

2 書かれていたこと

またALSの人、またその家族が読んだ本には次のように書かれてあったと記されている。

【23】一九七八年。《「変性神経疾患で進行性、原因は不明、治療方法は全く無く予後は不良、発病から三、四年の命である」と記してあり》(「医学書」、川口[1989:133])

【24】一九七九年。《予後不良で数年以内で死亡する疾患》(夫と一緒に書店で買った「家庭医学書」、菅原[1989:133])

【25】一九八一年。《筋肉がだんだん衰え、最後は呼吸困難に陥り、やがて死に至る、と書いてあった。ま

たそれには、現代の医学では原因も治療法もわかっていない、とあった。そしてこの病気は、発病して普通四、五年で死亡するとも書いてあった。［…］家の百科事典は一〇年くらい前のものだからと思って、本屋に行き最新の家庭医学書を読んでみた。結果はどの医学書も同じようなことしか書いてなかった。》（土屋他［1989:23-24］）

26 一九八二年。《筋肉を動かす神経系統が侵され、指、腕の脱力、さらに足に及んで歩行も不能になり末期には舌の萎縮、嚥下（飲み下し）困難などを起こし、多くは発病後数年以内に死亡——と説明されていました。》（「家庭医学の本」、折笠［1986:12］）

27 一九八三年。《「ＡＬＳは難病中の難病、二〜三年で死ぬ」とありました。》（「書棚の医学全書」、松本［1995b:289］）

28 一九八四年。《原因わからず、治療法なし、二、三年の命》（「医学書」、小林［1991:34］）

29 一九八六年。《予後は悪く五、六年で死亡》（湯島図書館にあった「家庭医学書」、橋本［1997c］）

30 一九八六年。《この病気は進行性で発病して五〜一〇年で呼吸困難に陥り、やがて死にいたる》（『家庭の医学』、東御建田［1998:19］）

31 一九八八年。《数年で結局は死に至る。》（「医学書」、高田［1999:80］）

32 一九八八年。《「予後不良、治療方法がないため国の難病に指定されていて、申請をすれば医療費がただになる」とだけ書かれている。／〈予後不良〉だけではどういうことか分からない。もう一冊本を出してもらって調べるが、やはり同じことしか書いてない。》（「医学書」、杉山［1998:22-23］）

実際にどのように記載されているのか。二〇冊ほどを調べ、それらからの引用を私のホームページに載せた。新しいものになると、はっきりと予後何年とは書かなくなるといった傾向はある。それでも一九八七年に発行された看護師用マニュアルには、二〇〇一年の第九刷でも「予後はほとんどが五年以内といわれる」（椿他編[1987:112]）と記されていたりする。また二つのことが、次のような順序と書き方で、書かれていることもある。

【33】一九九五年。鎌田竹司（宮城県）[18]が「新聞広告で知り、書店へ行き買い求め」た小長谷正明著『神経内科――頭痛からパーキンソン病まで』――「第一刷三万五千部がまたたくまに売り切れ、現在四刷を販売中」（『難病と在宅ケア』1995-6:27）――より。《多くは人生の最盛期である中年以降に発症し、たちまちにして人生を荒廃させ、生命を奪っていく。》（小長谷[1995:208-209]。鎌田[199?a]に引用）

その続き。《発症してから三、四年で、嚥下障害によって食べものを気管につまらせて窒息するか、窒息しないまでも食べものが肺に迷いこんで肺炎を起こすか、あるいは呼吸筋のマヒで呼吸不全になるかで亡くなる。》（小長谷[1995:212]）

その後は「重い問題」という項で、《そのまますぐには死なないことがある。》《人工呼吸器で呼吸を管理しさえすれば、心臓が動いているかぎり死ぬことはない。[…]生命を何年も、ときには二〇年近くも保たせることができる。》（小長谷[1995:212]。なおこの本の続篇である小長谷[1996]にはALSについての記述はない）

3 予定通りにならなかった人たち

けれど、こうして早くに亡くなると言われてきた人たち、また実際そのように医師から聞いた、あるいはそう書いてある本を読んだ人たちに、次のような人たちがいる。一九九五年以前に発症した人に限る。

【34】有名なのは理論物理学者のホーキング（その理論と経歴の紹介としてStrathern[1997=1999]）。彼は、一九六二年に告知され[22]八六年に人工呼吸器を装着する。ただ彼を持ち出すと、すぐにあれは特殊な事例だと言われる。そうかもしれない。また私は、集まった寄付金によって彼が英国で人工呼吸器を付けて暮らすこ

とができていること（Strathern[1997＝1999:86]）だとか、『モリー先生との火曜日』のモリー先生の「莫大な医療費」の一部がこのベストセラー（になるべくしてなった本）の印税の前払いで賄われた（Albom[1997＝1998:192-193]）といった事実に興味を抱くのだが、そうした外国事情にもこの本は立ち入れない。もっと近いところの人たちを以下では取り上げていく。

【35】これからも何度もその文章を引用する日本ALS協会（JALSA）の最初の会長だった川口武久[23]は一九七三年一一月に発症し、他の多くの人に比べてたしかに症状の進行の遅い人ではあったのだが、九四年九月に亡くなった。発病して約二一年を生きた。

【36】杉本孝子（奈良県）は一九七七年、二三歳の時に発症している。三年ほどは進行が早かったが、その後はゆっくりになる。人工呼吸器は使わずに暮らす、発症から一九年後の記録として豊浦[1996:172-179]、二〇年から二四年後に書かれた文章に杉本[1997-2001][2000]。

【37】一九七八年に妻が「あと二〜三年の命です」[4]と言われた長岡紘司（神奈川県）。《夫はALSを発症して二四年になります。人工呼吸器を装着して一八年になり、一〇カ月入院生活をしていて、在宅療養は一七年目を迎えました。》（長岡[2001:29]）。

【38】熊谷寿美（兵庫県）は一九七七年、二七歳のときに発症。夫が「長くて五年」と宣告されたのは八〇年[7]。九一年に人工呼吸器を装着。日本ALS協会近畿ブロック代表、副代表等をつとめる（豊浦[1996:142-150]。一九九九年に出演したテレビ番組の概要はhttp://www.nhk.or.jp/kira/04program/04_004.html）。二〇〇〇年一二月、デンマークでの国際ALS／MND（運動神経疾患）協会同盟第八回国際会議（→第11章4節）で報告（熊谷・熊谷[2001]）。二〇〇四年六月、ベンチレーター国際シンポジウムで報告。

【39】中島貴祐（山梨県）。《先生が私の様に二五才の若さで発病して、二四年も生存している患者はめずらしく、現在も、病気がほとんど進行していないそうです。》（中島[2001c]）

【40】来田治郎（大阪府）。《私は現在五七歳です。一九七七年に右上肢の麻痺からALSを発症しました。三三歳のときです。現在、発病から二三年経過し、人工呼吸器を装着して一四年目になります。》（来田・来田［2001］）

【41】菅原和子（岩手県）［5］［24］は一九七九年五月に発症、一九八〇年人工呼吸器を装着、一九八七年五月逝去。

【42】一九七九年に発症した知本茂治（鹿児島県）が鹿児島大学医学部付属病院を退院、在宅での療養生活に入り、病院のことを書いた本が出版されたのは一九九三年（知本［1993］）。

【43】中林基（大阪府）の発症は一九八〇年。その年、妻が「発病後三、四年の命」と告げられる［6］。その後刊行した画文集として中林［1987］［1990］、一九九二年には公益信託「「生命の彩」ALS研究助成基金」を発足させる。発病一六年後の記録として豊浦［1996:180-192］、九八年に受けたインタビューが中林［1998］。

【44】比嘉栄達（沖縄県）は一九八二年に発症。一九九二年に五〇歳で亡くなった（比嘉［2001］）。

【45】松本茂（秋田県）［27］は一九八三年に発症。二〇〇三年まで日本ALS協会の会長をつとめる。二〇〇四年には発症から二一年ということになる。

【46】塚田宏（東京都）は一九八四年に発症、この年「余命二年」と知らされた［9］。一九九九年設立の日本ALS協会東京都支部の支部長をつとめる（塚田［1999］）。二〇〇〇年に米国へ（塚田［2001］）。なお、塚田、熊谷［38］、橋本［48］、山口［58］らが外国に行くのは、「先進国」の事情を勉強するため、ではない。第11章4節でこのことにふれる。

【47】一九八四年に「原因わからず、治療法なし、二、三年の命」と書かれた本［28］を読んだ小林富美子（新潟県）の二一年後について小林［2001］。

【48】一九八五年に発症、八六年に「予後は悪く五、六年で死亡」と書かれた医学書［29］を読んだ橋本みさ

お（東京都）は、九二年九月に気管切開、九三年一月に呼吸器装着。二〇〇四年に発症から一九年に。二〇〇三年から日本ALS協会会長（ホームページにさくら会［1999-］、橋本［2002］等）。

【49】一九八五年に発症、病名を知った井上真一（神奈川県）は、ALS協会協会の副会長や神奈川県支部の会長をつとめた。二〇〇二年に逝去（追悼文に多比羅［2003］）。

【50】一九八五年に発症、八六年に「五〜一〇年で呼吸困難に陥り、やがて死にいたる」と書かれた本【30】を読んだ東御建田郁夫（大阪府）は、九八年に東御建田［1998］を出版する。

【51】柚木美恵子（岡山県）は一九八五年、二五歳で発病。二〇〇一年の講演に柚木［2001］。ホームページとして柚木・平井［2002-］。

【52】二〇〇二年に六三歳の三牧紀直（福岡県）（ホームページに三牧［2000-］）は発病が四八歳の時だから、一九八七年ころから一五年ほどがたったことになる。

【53】大川達（和歌山県）が健康診断で握力が落ちているのを知ったのは一九八七年。現在ALS協会近畿ブロックの会長をつとめている。

【54】杉山進（静岡県）は一九八八年に症状を自覚、妻は「ほとんどの人は三年以内に死ぬ」と言われる【11】。一九九八年に闘病記（杉山［1998］）を出版、二〇〇〇年度もALS協会静岡県支部の運営委員をつとめ、二〇〇〇年一一月に逝去（杉山［2001］）。

【55】一九八八年、三八歳で発病し、《夫を通じてお医者さんから［…］「三年から五年の命でしょう」》と言われた【10】秦茂子（福岡県）は、九八年に「今年は一一年目になります」（秦・秦［1998］）、二〇〇〇年に「今年で一三年目に入りました」（秦［2000］）と講演で話しはじめる。

【56】一九八八年に症状を自覚、医師からの告知はなかったが、医学書でALSと知り、そこに「数年で結局は死に至る」と書かれてあったのを読んだ【31】高田俊昭（京都府、著書に高田［1999］、他に豊浦［1996:151-

159]）は、二〇〇二年にコンピュータで書いた絵の作品展を行なう。

【57】一九八九年、四九歳で発症した照川貞喜（千葉県）は二〇〇三年に著書（照川[2003b]）を出版。

【58】山口衛（山梨県）の発症は一九九〇年（山口[2000:7]）。二〇〇四年に一四年になった。

【59】一九九九年からMCTOS（マクトス）と呼ばれる脳波による意志伝達装置（→第12章8節）を使っている和川次男（宮城県）（著書に和川[2001]）の発症は一九九〇年。やはり一四年が経った。

【60】一九九〇年に発症し「余命は三年」と告げられた長尾義明（徳島県）[13]は、三年後の一九九三年、人工呼吸器装着。九五年、安楽死が合法化されたら自分が一番先に志願すると日本ALS協会近畿ブロックの会報に投稿[481]。二〇〇〇年六月日本ALS協会徳島県支部設立、支部長をつとめる。

【61】一九九〇年に症状を自覚、九一年九月に「急激な脊髄の老化」と説明され、診断書に「運動ニューロン疾患」とあったのを見た和中勝三（和歌山県）は、九二年一〇月にALSと告知され、三〜五年の寿命と知る[17]。九六年、気管切開、人工呼吸器装着（和中[2001]）、在宅での生活を続けている（和中[1999-]）。

【62】西尾健弥（石川県）は一九九〇年一〇月に発症、九二年暮れに妻が「予後は五年」と知らされる[18]。九四年一二月人工呼吸器装着、九六年八月在宅療養に移行、九八年胆管がんを発病、九九年三月逝去（西尾[-1999]他）。

【63】吉田雅志（北海道）（ホームページとして吉田[1996-]）の発症は一九九一年。

【64】鎌田竹司（宮城県）は、一九九二年に発症、一九九三年に妻が「三年ほどで動けなくなり、長くても、あと五年……」と聞かされた[18]。二〇〇三年五月逝去（『JALSA』60他に追悼文）。

【65】西尾等（兵庫県）（ホームページとして西尾[1999-2002]）の発症は一九九三年。二〇〇二年逝去。

【66】島崎八重子（神奈川県）は一九九三年にALSと告知、九五年に人工呼吸器装着。九七年に始まった毎月の連載（島崎[1997-]）は二〇〇四年に八〇回を超えた。

【67】後藤忠治（宮城県）（ホームページとして後藤［2000-］）の発症は一九九五年。

4 なぜ、と思える

以上に紹介した文章、そしてこれから引用し紹介する文章の多くは本人が書いたものであり、少なくともそれらの人たちはそれを書くことができるほどには長く生きることができた人ではあって（ごく最近のことが出てこないのも、それらが過去を振り返って書かれたものであることによっている）、そんな時間もなく亡くなっていった人の方が多いのではある。余命は二年とか三年とか告げた人は――ただ書物にそう書いてあったと言うのでなければ――そのように自らを弁護するだろう。けれどまず、長く生きた人、今まで生きてきた人たちがいるのはたしかだ。そんな人もいると言われるのと、二、三年で死ぬと言われるのと、私なら、聞いて思うことはまったく違う。

予想が外れたことは医療者によっても語られる。例えば知本茂治［42］に関わった医師（鹿児島大学医学部）は次のように言う。

【68】一九八一年の《当時、ALSは、病気が始まってから五年以上生存できる方はきわめてまれと言われていましたし、私たちの経験でも大半の方がそのような経過をとっていましたので、知本さんも常識的にはあと数年の命と考えられました。［…］思うにあの日から、すでに一二年と数カ月が過ぎたことになります。》（納［1993:9-10］）

ALSにもいくつかの類型があり、なかには進行が非常に遅いもの、ほとんど進行が止まってしまうものがあると言われる。その例によくホーキング［34］があげられる。しかしいま見てきたずれを、たんに進行が遅い場合があり、なかには長く生きる人がいるということだと見ればよいかといえば、そうではない。多くの人は発症してから半年、一年、二年で症状は急に進んでいく。そして、そのまま亡くなる人がいるとともにに、その後を生きていく人たちがいるということのようなのだ。

それは変化としても捉えられる。

【69】《生存期間は発症から平均六〇か月を越えないとされ、一〇年を越える例は誤診である可能性が考えられるほどであったが、近年では［…］二五パーセントは五年以上、一〇パーセントは一〇年以上生存可能となりつつある。》（永松［1998:215］）

どうして変わったのか。いま略した部分、そしてその後の部分でそれは次のようにも説明される。《近年では医療の進歩、人工呼吸器の普及により二五パーセントは五年以上、一〇パーセントは一〇年以上生存可能となりつつある。／昭和四〇年代までは人工呼吸器も普及しておらず、また回復の可能性のない疾患に人工呼吸器を装着することは意味のないこととされていたが、医学界の常識は常識ではなく、生存率の向上は、患者の生きる意志が医療の常識の牽引力になったことを示している。》（［:215］）

さっと読んでしまうととくに不思議にも思わないかもしれないが、一通りの答にはなっておらず、いくつものことが言われている。実際のところはどうなのだろう。何が事態をどのように変えたのか。それを次章以降で見ていく。ただひとまずの端的な要因は、人工呼吸器の使用にある。

【70】国立精神・神経センター国府台病院を訪れた一二〇名についての調査から。《未装着の患者さんは約二年から三年たちまちすと、半数以上が死亡しています。／ところが装着すると、一〇年たっても生きている患者さんは二〇％以上おられます。》（佐藤猛［1998:7］）

他方、変わったにせよ、それがどれほどのものかと問う人もいる。そのように感じざるをえない人たちがいる。例えば西尾等［65］は次のように言う。そしてその文章は、変化についての、また変化していないことについての端的な説明でもある。

【71】《平均五年以上の生存率は二〇％以下に過ぎません。／この数値はいかに人工呼吸器装着を拒否して、

死を選ぶ方が多いかを示しています。何故なのでしょう？／事実私の入院している病院でも、この二年半の間に人工呼吸器を装着したＡＬＳ患者は『二名』で、非選択患者は『五名』です。》（西尾［1999c］。続く文章は［285］）

[72] 一九九七年度「ＡＬＳ患者等の療養環境整備に関する調査研究」の結果報告から。《婦長に対するアンケートで［…］婦長自身が経験した患者さんで、装着を希望する方が五二％、希望しない方が四八％で、半数以上の患者さんは看護婦さん側から見ても呼吸器装着を希望しております。［…］ところが現実には、数字は正確ではありませんが、この回答をいただいたのはＡＬＳの研究班の班員の協力、研究協力者の病院なので、比較的ＡＬＳに対して理解のある先生方なのですが、それにもかかわらずつけるという患者数が二五％、つけない方が七五％。現実には四分の一しか呼吸器をつけていないということになります。》（佐藤猛［1998:8］）

ＡＬＳに限ったことではないが、その症状が直接に命を奪うのではない。身体の機能は減退していくのだが、それを補うことができるなら、そしてそれが下手なやり方でないなら、またその身体の変化に伴って変わる部分、例えば運動量の減少に応じた栄養の供給等をうまく調整できるなら、生きていくことはできる。その様々な工夫には医学・医療の進歩と言えるものも含まれるのではあるが――「根本的な」治療法開発への期待とそれが実現にはいまだ至らないその歴史については次章でふれよう――なにか画期的な技術革新を要するというものではなかった。対処のしようはあったはずで、そのことはそうして生きてきた人が示している。

ならば、対応しないときに訪れる死までの時間をこの病気の「予後」とするのはおかしいのではないか。予後は放置した場合の「自然」の経過ではない。他の多くの病にしても、放置されれば早くに死んでしまうのであり、それまでの時間が予後何月とか何年などと記されることはない。

このように、今は言える。今でなくとも、普通に考えれば言えたように思える。しかしそのようには考えられなかったようなのだ。それはなぜなのか。

また、一九八〇年代になれば、数は少ないにしても長く生きている人がいる事実は知られうるようになっていたはずだ。それでも伝わらなかったのはなぜか。伝える側にしても、早くに死んでしまうと伝えたいとは思わないだろう。すると、医療者たちはやはり知らなかったのだろうか。あるいは、長く生きるのは例外的であると知っていたのだろうか。だが、例外的に生きている人が存在するぐらいのことは知っていたなら、そのことを言ってもよかったのではないだろうか。

これから、こうして実際には生きられることもあるこの病について、どのようなことがなされ、なされず、何が決められ、決められず、生きたり死んでいくのかを見ていく。ただそれにしても、とりわけ知らされる側にすれば、これではたまらないと感じられて当然ではある。間違いの中でも格別に大きな間違いではないか。いったいどうなっているのかと思える。そのことは忘れないようにしよう。さきに、呼吸器の使用が「意味のないこととされていた」と言われた[69]。そうなのか、と思う。とすると、医療というものが、その本性として「延命」を行なってしまう（からそのあり方を変えなければならない）というお話もそのままには受け取れないかもしれない。

第2章　まだなおらないこと

1 今のところなおらない

これから見ていく告知をめぐる困難にしても、また呼吸器を付けるとか付けないといったことも、安楽死にしても、みなALSが今のところなおらない病気であることによっているとは言える。だからなおるようになればよい。それはその通りだ。ALSが治療可能になることへの期待は強く、その期待は多く語られる。ときには自分が新しい薬の治験を受けさせてもらえない苛立ちが語られる。

私もなおす方法が現れると思う。近代医学・医療は特定病因論を前提にするとされる。これは特定されない病の場合には効力が弱いということだが、特定されれば一定の力を発揮しうるということでもある。なぜALSが起こるのか、その原因はわかっていない。しかし何が起こっているかははっきりしている。側索《そくさく》とは脊髄の中の錐体路で、大脳皮質から手足の筋肉を動かす命令が通る通路である。この側索の髄鞘《ずいしょう》の消失・脱髄が起こり、脊髄の運動神経、前角細胞が消失してしまう。そして筋肉が萎縮していく。

起こっていることは特定されているのだから、やがて少なくとも直接の原因、症状発生の機序はつきとめられるだろう。その特定によって治療法が見つかるだろう。あるいは原因解明に先んじ、様々な処方のいずれかが、時にその機制はよくわからないまま有効であることが明らかになるだろう。

しかしこれまでのところ治療法はなく、今はなおらない。様々な病がそうであったように、あるように、これまでも様々な治療法が試みられてきた。また研究がなされてきた。

【73】一九七三年。《新聞で、四八年度の難病対策として、私と同じ病気名が、特定疾患に追加される記事を読んで、ほっとすると同時に、これから研究が始まるのでは、自分の病気をなおすには、まにあいそうもないような気がしてきた。／一世紀も前からあばれまわっている病気が、厚生省のいう五年をめどに対策を講じようとしてみても、おいそれとはその処方が探れるとは思われない。かりに、五年後に治療法が見つ

かったとしても、この病気の平均寿命と、私自身の病気の進行速度を考えてみると、とてもまにないそうにもない。》(川合[1987:154]。初版は川合[1975])

74 七五年頃。《日本でALS治療に多岐にわたる薬剤が試みられたことが[…]厚生省研究班の報告にあります。副腎皮質ホルモン、タンパク同化ホルモン、グルカゴンATP+ニコチン酸、L-DOPA、ペニシリン、グアニジン、CDP-コリン、抗コリンエステレース酸、成長ホルモン、膵エキス、高圧酸素、抗結核薬、塩酸メクロフェキセート、金属キレート剤などです。/しかし、いずれも少数の患者さんを対象とした治療経験例の報告で、ALSの進行を抑制したり、長期予後を改善させたりできるものではありませんでした。》(中野・辻[2000:7-8])

ALSの人の集まりでは医師が講演に呼ばれ、どこまで解明が進んだといった話をすることが多い。

75 九三年。《堰が切れてワーッと進み始めているような気がしますので、ALSの治療に関してかなり確実なことがわかるのも、あまり遠い将来のことではないような気がします。》(三本[1993:21])

76 九三年。《知本さんのかかっている筋萎縮性側索硬化症もこの難病の一つで、現在なお患者さんの期待を背に鋭意究明の努力が続けられ、今一歩で解決という段階に来ている。》(井形[1993:4]。井形は知本**42**の入院先の国立療養所中部病院の院長)

77 九四年。《柳沢先生のご講演にもありますように、今、ALSの研究が世界的規模で進められていて、治験薬も次々と試されつつあります。この病気の原因が究明されるのも決して遠くはないと信じて、頑張ってゆこうではありませんか。》(『JALSA』32の編集後記。講演は柳沢[1994]、[**114**]に一部引用)

78 九五年。《すべての面において一〇年前とは明らかにこの方面は進歩していると思います。また、今後わずかの間に驚くような、うれしい局面が展開する予感がしています。》(糸山[1995:13]。日本ALS協会総会記念講演の結語)

2 近年試された薬

比較的近いところでは、「リルテック（一般名：リルゾール）」という薬が使われるようになった。ALSでは、神経伝達物質であるグルタミン酸の過剰分泌が運動神経細胞の変性を起こしていると考えられるのだが、リルテックはグルタミン酸の分泌を抑える作用を有する薬で、米国、フランス等でALSの治療薬として承認された。初期の紹介として例えば以下。

79 九四年、九六年の論文を紹介し、《約三ケ月の延命効果があったとも言える。この結果が、ただ今現在ALSを患う患者にとって、とても満足できるものでないことは言うまでもない。しかし、ルー・ゲーリックが逝いて五四年目にして、初めてALS患者を『治療』できる薬が開発されたという意味では、歴史的に偉大な一歩と言えるであろう。／ALSの究極の原因がわかっていないこともあり、リルゾールがどうして治療効果があるのかということは十分にはわかっていないが［…］》（西野［1997:11］）

その後、日本でも使用が認められることになった。

80 一九九八年一二月二日、中央薬事審議会常任部会。実名は伏せられている委員は冒頭次のように言う。《日本での症例数は、患者さんの会その他の話では恐らく年間二〇〇〇～三〇〇〇人ぐらいの新しい患者ですが、実際にいったん発症すると非常に予後がよくなくて、大体一年から一年半くらいで亡くなる非常に進行性の病気でありまして、やはりそれに対する治療が必要であるが、薬がないという悲惨な状況であろうと思われます。》（中央薬事審議会常任部会［1998］）

毎年二〇〇〇から三〇〇〇人は多すぎ、一年から一年半は短すぎる。今は間違いとされていても、かつては正しいとされていたことがあり、その時点で捉えれば間違いと断ずるのが難しい場合も時にはある。しかし、右は明らかな間違いな部類に属する。

81《ＡＬＳ（筋萎縮性側索硬化症）という恐ろしい病気があります。それに罹ると、運動神経細胞が萎縮して全身不随となり、やがて死に見舞われるという難病です。日本でも遠からず流行しそうな兆候があり、医学界が急いで対策を研究しているというニュースが最近テレビで報道されました。》（松田[1997:143]。Schwartz[1996＝1997]の「訳者あとがき」の書き出し）

私がこれまで読んだなかではこの記述が最もよく間違っているのだが、それに比べればたしかに中央薬事審議会常任部会での発言[80]の方が水準が高いと言うべきか、どちらとも言えないと言うべきか、ともかく説明はなされ、使用が承認されることにはなる。委員の一人は次のように発言する。

82《結論的には私も賛成です。ただ、今はＡＬＳの場合だから余り有効性がはっきりしないけれども、ほかに薬がないからやむを得ず承認してしまおうということだと思います。》（中央薬事審議会常任部会[1998]）

海外の実験では部分的な有効性が認められたが、国内の治験では有効性は見出されなかった（関連した研究結果の概要は日本神経学会の『ＡＬＳ治療ガイドライン』（日本神経学会[2002]）に要約されている）。それほどの効果は見込めないが、保険薬として認められ、一九九九年三月に発売になった。

83すぐにこの薬について説明を求められ、佐藤猛（国立精神・神経センター国府台病院名誉院長）はＡＬＳ協会の機関誌に寄稿する。その説明自体は、妥当な、穏当なものである。《進行が止まったり、筋力が元のように回復することはありません。従って、この薬に過度の期待を寄せることはできません。ＡＬＳでは、他に有効な薬剤は未だなく、欧米でリルテックが認可されているのなら、効果が僅かでも服用したいと希望する患者さんが多いと聞きます。発売後の調査の中で、日本におけるこの薬の有効性を確認する、という条件で、厚生省が認可を与えたとのことです。》（佐藤[1999]）

保険薬に認められる前には、幾つかの手続きを踏んだ上で医師が個人輸入するという手段がとられた。

84《私自身が個人輸入を申請したＡＬＳ患者さんは五名です。[…]わたしから勧めたことはありません。

それはたとえ呼吸不全に陥る時期が数カ月延びることが期待できても、それまで毎月一〇万円ずつの自己負担になってしまい、それだけのお金があればQOLをよくするために、例えば動けるうちだったら旅行したり、介護人を多く雇って家族の負担を少なくしたほうにお金を費やすのが有益と思われるからです。／しかし、どうしてもリルゾールを服用したいと遠くから訪ねてこられる方がいます。期待される効果がわずかであること［…］を説明し［…］》（吉野［1999:10］）

85《川島先生よりリルテックの個人輸入の説明を受ける。「過剰に期待しないように」との説明もあったがその場で手続きをお願いする。ほんの少しでも可能性があれば験してみたい。四月から保険で服用できるとの事だがそれまでまてない。／後日手続きに時間がかかり三月にずれ込むとの連絡が入りそれならば四月まで待った方がいいという事になり、個人輸入は見送る事にする。／四月。待ちに待ったリルテック。過剰に期待しないようにとの説明であったがどうしても期待してしまう。副作用の説明もあったがそんな事は眼中に無い。ただひたすら効く事を祈るだけです。》（後藤忠治［**67**］のホームページ、後藤［2000a］）

86《私がリルテックのことを知ったのは、昨年の初めころだったと思う。新聞を読んでいてALS治療薬の記事を見つけた。外国ではすでに使われていたが我が国では、厚生省が使用を認めていなかった。／しかしこの四月から移入が認められ使用が許可されると言うことである。／次の受診日、私はその記事を先生に見せて詳しいことを知りたいと頼んだ。／先生も薬のことはよく知っておられたが、国内での使用例もなく、まだ取り寄せることも出来ないのでよく調べてみますと言うことだった。／ただ治療薬ではなく症状が進むのを遅らせると言うだけで、副作用も考えられあまり期待しない方がよい、と言うことだった。／しかし病人としては藁にもすがる思いで、使用できるようになったら手配してほしいと頼んだ。少しでも病状が進まなければいい、そのためには進んでからでは遅い、少しでも早いほうがよいと思った。／六月の始め、先生からリルテックの話があった。そして薬の説明書を貰った。／家に帰って読んでみたが専門用語が書いてあってよくはわからない。／しかし、どのような副作用があるかはよく解かった。胸のむかつき、下痢、人によっては便秘の症状が出ると書いてある。そして、副作用だけ出て薬が効くかどうかはわからない。先生には、自分の責任で飲むから、手配していただくようにと頼んだ。／説明書くらいの副作用ならかまわないと思った。効かなくてもともと、そのときはやめればいいではないか、効けばもうけもの、後の人の参考にもなる。／七月の中頃から服用が始まった。治療らしい治療である。一日二回、朝晩、食前一時間前の服用である。飲み始めて二日目、早くも副作用の症状が出始めた。胸がむかつく、気持ちが悪い、でも食欲はあった。食べることに支障はない。このくらいの副作用ならどうと言うことはない、それに時間も短く、少しくらいあった方が薬が効いている気がした。》（東畑［2001］）

87 一年後、二〇〇〇年。《服用を始めて一年になる。その効果については誰にもわからない。先生のはじめの説明で、「症状を改善する薬ではない。少しでも病気の進行を抑えられればよい位の気持ちで服用してください。」との説明であったが、現在と服用はじめの状態を比べてみても、わずかな進行は感じられるがほとんどわからない。／飲んでいるからこの程度なのか、飲まなくても変わらなかったのか、私にもわからない。でも服用を始めてしまったのだから、やめる勇気もない。幸い副作用は何も感じられない。／今後も服用を続けるより仕方ないだろう。》（東畑［2001］）

リルテックは——やはり、と言ってよいか——どうやらさほど効かない、ということになった。

88 《ALSは治療といえる程の効果をもつ薬が存在していないのが残念なことなのですが、現状なのです。／ですから、新しく登場したこの薬には、当然大きな期待が寄せられるのです。この薬の効果については海外でも日本でも患者さんに投与して検討されていますが、その結果を見るかぎり病気を治すという効果は期待できません。》（中原［2001:40-41］）

89 《この薬は比較的早期のALSに対して病勢を弱くする効果がある。ただし残念なことに完全に病気

の進行を抑制したり筋力を回復したりすることは望めない。》（石垣・祖父江［2003:59］）

次にラジカット（商品名、一般名はエダラボン）が試用されはじめた。この薬は二〇〇一年に急性期の脳梗塞に伴う症候、機能障害の改善に効果のある薬として承認され、六月から販売、医療保険も使える（ALSの場合は自己負担になる）。吉野英（当時千葉県市川市の国立精神・神経センター国府台病院神経内科、その後徳洲会グループ治験センター長）［84］が病院の倫理委員会に二〇〇一年七月に申請、一二月に許可され、臨床試験（プラセボ対照二重盲検試験）を開始した。実薬を投与される人と偽薬（生理食塩水）を投与される人がいるが、どちらを投与されるかわからない。五〇人に五日間連続を四回。その後希望者には実薬を一四日連続で投与するというもの（吉野［2002a］［2002b］）。

【90】中村修一（新潟県）は吉田雅志［63］のホームページ（吉田［1996-］）で臨床試験の開始を知り、ALS協会新潟県支部で話をし、参加を勧められた。二〇〇二年一月二五日から二月八日まで試験に参加。中村の場合は、《今回、二週間という限られた日数の入院の治療薬検討試験では、私には、残念ながら目に見えての効果は無かったみたいです。》（中村［2002］）

他に、国府台病院に通院し自費で薬を投与した小谷野徹の報告（小谷野［2000-］）、藤本栄の報告（藤本［200?］）等がある。前者は効果は見られないようだと、後者は効果があると記している。ただ少なくともこの薬によって顕著な効果があったとはやはり言えないようだ。

ALSに効果があることの利益は大きいと考えられているから、副作用がそれほどないと思われる場合には、それは気にかけられない［85］［86］。ただ、ラジカットについては、脳梗塞の人に使った場合に急性腎不全の副作用があることがわかり死亡例が報告された。このことに言及している人もいなくはない。

【91】二〇〇三年一〇月三一日。《ラジカットで死者一五人とテレビで報じている。すぐに山本先生に情報公開をお願いした。［…］／一一月一一日　夕方山本先生回診に見える。先日の情報公開の件予想していた通

り満足な回答得られず。まああんなもんだろう。結局このへんでは死亡者はゼロでしたというだけ。これで情報を公開したと思っているんだろうか。》（宮本［2004］）

現在では多くの人が遺伝子医療技術や胚性幹細胞（ES細胞）を用いた再生医療技術に期待している。

【92】ALSになった眼科医の文章から。《ALSの患者の心には、医師に対する不信感が垣間見えます。なぜなら、治してもらえないことを知っているからです。／私たちの切実な願いは一つ。「抜本的な治療法の確立」です。例えば神経幹細胞の移植が可能になれば、ALSを治せるかもしれません。》（渡辺［2003:343-344］。初出は『山形新聞』二〇〇一年一一月一五日）

遺伝子医療の可能性に関わるような発見の報道も時々なされる。例えば二〇〇一年一〇月、原因となる遺伝子の一つを東海大学などの研究グループが発見したと報じられた（『JALSA』54:35に「ALS原因遺伝子を特定」という見出しで新聞記事の紹介）。これはALSのごく一部を占める子どもの頃に発症する劣性遺伝型のALSについての発見で、それを伝えない報道もあったから誤解も生じさせた★01。だが誤解の分は差し引いても、遺伝子の解明は期待を抱かせる。医学者もそれを言う。

【93】《近年、生命科学は大きな進歩を遂げ、遺伝子治療や幹細胞移植などの研究・技術進歩にはめざましいものがある。こうした生命科学の進歩がALSという病気を完全に治療可能な病気にする日がやがて来るものと信じている。》（石垣・祖父江［2003:59］）

基礎的な研究へのALSの人の協力が要請される。よく読むと、正しく控え目な——つまりすぐに治療法の発見につながるというわけではないという——見込みが語られる。

★01——ALSについての記述はないが、インターネット等を介した誤情報の流通について五十嵐［2002］。遺伝子治療、ES細胞の技術等の有効性に対する批判的視点が必要という指摘に近藤誠［2001］。家族性ALSの遺伝子研究からALS全般の原因究明、治療法の開発が進むという趣旨の文章に青木［2002］。

【94】《理論的に考えても、一〇〇〇人の患者さんに協力して戴ければ、ALSになる危険を二倍高める要因を見つけることが可能になってきています。》(東京大学ヒトゲノム解析センター長・中村祐輔[2003b:10]――二〇〇三年五月の日本ALS協会総会での講演。なお協会に要請され寄稿した文章に中村[2003a])

ALSの人の多くは当初から積極的だった。二〇〇三年、日本ALS協会は中村の要請を受け、ヒトゲノム解析プロジェクトへの協力を決めた(『JALSA』58)。協力者は協力病院または自宅で一四ccの血液を採取して提供する。当初百名のサンプルで解析を進め、ある程度解析内容を絞り込んだ段階で千名のサンプルを解析するという。このプロジェクトへの期待は強く、ALSの人によって協力の意志が表明され、協力が呼びかけられる(佐々木[2000-a(124)(125)]等々)。一〇五名が先行して採血に応じ、さらに二〇〇三年秋、六一〇名が希望し一二月から採血が開始された(『JALSA』61)。

3 民間療法、他

様々な療法が試されるのだが、その中にはいわゆる西洋近代医学ではない医療、民間医療、民間療法もある(民間医療の現在についての本に佐藤純一編[2000])。

【95】本田昌義(大分県)。《発症以来今日迄、一日も欠かす事も無く「明日目が覚めれば、病気は治っているかもしれない。或いは何か奇跡が起きて突然に病気が完治するかもしれない。」と、無駄な夢を毎日みて過ごしています。だから、ALS患者のみならず難病患者には「もしかして…」と云う気が働いて、民間療法をこころみる人が多い所以であるかと思います。》(本田[1999])

【96】一九八六年頃、東御建田郁夫[50]。《俗に民間療法と呼ばれるものもいくつか試みたことがあった。／その一つが、アーク(?)とかいう、放電で生ずるスパーク光と熱を患部に当てて治療する方法であった。[…]／新聞で知った鍼治療院も訪ねてみた。[…]／岡山にいる知人からは「難病を治してくれるという評判

の灸師がいる」と教えてもらったので、新幹線に飛び乗り岡山まで出かけたこともある。〔…〕／〔…〕兄から、どんな病気でも治す不思議な力が備わっている姉妹がいるという話が持ち込まれた。〔…〕仕事がらたくさんの人と出会い、相手の心を読むことを生業にしてきたからだと思うが、平常心さえ失わなければ、相手の意図が透けるように見えることがある。当初の期待が大きかっただけに、冷めるのも早かった。／ただ、彼女たちの行為が詐欺まがいだと断定しきれないのは、科学的には説明の付かない何らかの能力を持っている可能性があることまでは否定しきれなかったからだ。しかしその能力が私の病気に有効だったかといえば「ノー」といわざるを得ない。かなりの頻度で治療を受けていたにもかかわらず、病気は確実に進行していき、やりきれない気持ちと虚しさだけが積み重なっていった。》（東御建田［1998:27-28］）

【97】長尾義明［60］。《今動いている手足がやがてなえてしまうとはとても考えられなかったし、病気が治らないなど思いたくもなかった。「医者は絶望的なことを言うが、何か方法があるんじゃないか」／占いでは「春には治る」と出た。あやしげな気功師に金を貢いだ。手足を温める器械を法外な値段で買わされ、土地が悪いと言われては安値で売り払った。何にでも効くというワクチンを購入するため東京に飛ぶ。居間には新興宗教の祭壇が鎮座…。民間療法につぎ込んだ金は百万円をはるかに超える。／治療法がないとされる病を、現実のものとして受け入れるのは簡単なことではない。わずかでも光が見えればと、正体の知れないものにもすがりついた。「ばかなことを、と思われるでしょうがね」と美津子は振り返る。》（『徳島新聞』［2000］）

【98】西尾健弥［65］［71］、一九九七年。《私は、七年余り前に身体に異常を感じました。当時の年齢は四九歳でした。それであちこちの病院を転々とするうちに希に見る難病と診断されたのです。この間、私の場合は右足から麻痺が始まったので、腰椎のヘルニアに間違えられて手術を受けました。効果のあることを期待しましたが当然ありませんでした。そして、整体、気功、針などの民間療法もやってみましたが、気休めでした。身体に異常を感じてから四年で全身麻痺になり、呼吸困難に陥り、食事も飲み込めなくなったので、

国立石川病院に一年八カ月入院の末、昨年八月から在宅療養しています。》(西尾[1997])

99 《針とか灸とか漢方薬など東洋医学と称するものから宗教まで、実に様々な勧めを受けた。もちろん、もしかしたら治るかもしれないという微かな期待を抱いていったのだが、数か月後にはそれが幻想であることを病の進行が教えてくれるのだった。/東洋医学と称する先生方はどこでも同じような二つのことを言われた。一つは「体の機能が元どおりになることは確約できないけれど、少なくとも現状維持は可能と思う」[…]もう一つは[…]迷って訪ねた東洋医学の先生方は、そろって腰にメスを入れる必要はなかったのではと、あたかもそれが原因であるかのように同じ言葉を聞かされた。その都度疑いを深め、安易に医師に任せて手術に同意した自分を責め、そして悔やんだ。》(八木[1988]。乙坂[1996-1997:(2)30-32]に掲載)

二番目の方は、発病の三年前にカリエスの疑いで開腹したがその兆候はなかったという経験に関わる。東京都に住んでいた八木は、「体に触れて治療を受ける方が、もしかしたら治るかもしれないという期待がもてるように感じられ」、冬の三か月を金沢郊外の整骨院で過ごし、好転の兆しなく、家に帰ることになる。

「近代医学」でない人たちもまた、いかにもその人たちが言いそうなことを言う。そして近代医学と呼びうる中にも様々あり、その中にも正統・正当なものとそうでないとあるのだが、その境界はときに定かではない。以下は静山社(→第7章4節)刊行の本から。その中で、著者は最後までその療法に肯定的、というのは正確でなく、効果の現れないことや不調を各所で記しながら、最後は肯定的である。

100 愛知県で看護師をしていた山田徳子は一九八六年に発症。一九八九年、『奇跡のがん療法』という本を読み横浜サトウクリニックの院長・佐藤一英に手紙を出す。三月九日《今夕、先生自らお電話をいただいた。「効くから、できるだけ早く来るように」とのこと。/私にとってのラストチャンスに賭けてみたい。[…]「寝たきり」でなく、二本の脚で立ち、「人」として生きるためのラストチャンスなのだ。》(山田[1989:58])

名古屋から横浜に通って、「免疫療法」を受けはじめる。三月二三日《精製されたリンパ球が一〇〇ccほど注射された」([:59])。六月一日《二回目のリンパ球を受けてから、体調があまりよくない。かえって病気を進めたようにさえ感じる。暗中模索、未踏の第一歩を踏みこんだところだから、いろいろなことが起こって当たり前だろう。》([:75])。七月一三日、第三回《二回目の苦しかった脱力も、「免疫療法の通る途だから」と先生に言われた。この療法がどこまで効果があるのか、今のところ誰にもわからない未知の世界だと思う。初めから、駄目でもともとと思って、自分のALSに対する考え方を試してみたかったのだ。たとえこの療法を手がけたことにより、生きる時間が短縮したとしても、消極的に死を待つよりははるかに意義深いことであり、充実している。》([:84])。九月一八日《横浜へ行く。今回は連絡が思わなくなく、リンパ球体が間に合わなかった。代わりにグロブリン製剤を注射していただいた。先生の自信に満ちたお話は勇気づけられた。》([:99])。一〇月五日《四回目の免疫療法の後、脱力の度合いはいつものように軽くなった。機能の方は容赦なく減退していく。》([:102])。一一月三〇日、五回目([:121])。九〇年一月三〇日、六回目([:141])。三月三〇日、七回目《今日は記念すべき日である。免疫療法で、学問的には治療の効果が実証された、と先生が言われた。自分の体が今一つはっきりせず、明らかな進行の停止が認められないため、両手をあげて〝万歳三唱〟と喜ぶわけにはいかないが、朗報には違いない。何年も不治という名の下に甘んじてきたのだから。変性した神経細胞は再生が困難というより、不可能とされている。だが、生体の限りない神秘を経験している今、これも可能な範囲だと考えられる。》([:156–157])

101 その横浜サトウクリニック院長の佐藤一英が、山田の著書の「序文にかえて」を書いている。最初のやりとりの部分など、山田の記述とまったく整合しない部分があるが、それが一冊の本に載っている。《山田徳子さんのことを、ご主人より相談されました。「よし、やってみよう」と返事はしたものの、その効果についてはまったく予測しえないことでした。／しかし、一回、二回と二か月ごとに注射していくにつれ、

症状が改善され、免疫グロブリンの正常化へと変化していくことがわかりました。》〔佐藤［1989:1-2］〕

この人は亡くなったが、「佐藤免疫療法友の会「一英会」」は存続していてホームページがある（http://www2.ocn.ne.jp/~ichiei/file/syoukai.html)。

【102】国立療養所神経筋難病研究グループのホームページ「神経筋難病情報サービス」では次のように記されている。《筋萎縮性側索硬化症の原因［…］／自己免疫性説／運動神経を攻撃し、変性壊死を生じる自己抗体が出来ているという説です。ＡＬＳの患者の一部で、単一クローン性高ガンマグロブリン血症を伴うものがあることと、動物実験による成績から提唱されていますが、通常、自己免疫性疾患に対して極めて有効なステロイド療法、免疫グロブリン療法ではＡＬＳの進行を止めることは出来ません。》〔国立療養所神経筋難病研究グループ［1996-］〕

4 引き換えに直接に払うもの

これまでを振り返ると、原因が解明され、治療法が開発されるだろうと言われつづけたが、その予想は外れてきた。その限りではＡＬＳの人たちが得たものはない。ただ、その可能性があることで希望が得られ、それが生きていく糧になったとしたら、意味があったと言ってよいはずだ。可能性があり、その実現に向けて進んでいることを知ることで、自らを、そしてみなを鼓舞することはある。私たちは、実現しなかった希望、まだ実現しない希望全般に意味がないとは思っていない。

ただ、なおった方がよいがまだその方法は見出されていないというだけでなく、この状態にＡＬＳがあることに関わり、ＡＬＳの人たちと医療との関係に関わって、三つほどのことが起こっている。そしてその三つは、いずれもＡＬＳの人たちが暮らしていくのによいことではない。

第一に、直接の支払いについて。結果として効かなくとも、少なくとも一時の希望が得られるものにはみな価値があり、その限りでは民間療法であれなんであれみな等価だということになるだろうか。私を含め非正統的とされるものの肩をもってしまいがちな人は、こうした態度に親近感をもつ。ただ、どのような療法であっても正と負の面があり、効果に比して支払うものが大きいことがある。

負のものはまず薬剤等の副作用である。わかっていてあえて使用することもあるが、予測されない作用が出る場合があり、予期しうるのに本人に知らされない場合もある。ALSの場合には副作用で重篤な状態になった人がいることが報じられたことはないが、他の病気では副作用で状態を悪化させたり命を失うこともある。そして、医療保険で支払われることもあるにせよ、費用がかかる。さらには本人は時間を費やし、治療を受ける時は他の場にいることができない★02。そして結局うまくいかなければ、失望がある。

だから、ひとときの希望でも与えるものであればそれでよいとは言えない。効果がある見込みがないことがわかっていて、それを隠して提供し、そこから利益を得るなら、それは不当な行いだとされるだろう。医療者・医学者の側にも、非正統的医療に対する自らの優位は現状において存在しないことを認めながら、しかし詐欺師に比べれば真面目にやっていると思う人たちがいて当然ではある。

103 永松啓爾（大分県立病院院長）。《原因の解明されていない現在、適確な治療法は存在しないし、今日まであらゆる試行錯誤を重ねた治療法にも確実に有効といえるものはなかった。従って藁をもつかみたい患者や家族が、特異な宗教、民間療法に貴重な財産、時間、労力を費すことに異義をとなえる資格は医師には

★02——受け取りと支払いの両方を見るべきこと、しかし後者がしばしば計算されないことについて立岩[2001b]。脳性麻痺の人たちがなおそうとされた（がうまくいくことはなかった）経験について古井[2003]。また例えば、聴覚障害の人に人工内耳を装着することはどうなのか（cf. 上農[2003a][2003b]）。精神障害者が薬を使うこと／使わないことはどうか。様々に考えるべきことがある。そしてこのことを考える時には、それが誰に益をもたらし誰にはもたらさないのか、誰が支払い誰は支払わないのかに留意する必要がある。関連する本を立岩[2005]で紹介した。

ない。しかしある根拠に基づく仮説を立て、疾患の回復、進行の停止、あるいは少しでも進行を遅らせる目的の研究と試行は、世界的規模で日夜続けられている。》（永松［1998:215-216］）

ＡＬＳの場合、なおって得るものがとても大きいと感じられるために、支払い失うものは相対的に小さく見られることになる。さらに結果として得られるものがまだなくとも、その希望のある間は、希望があること自体がよいことである。これらはみな当然のことだと私は思う。

けれども一つには、ＡＬＳであるままで得られるものが――もっと多くできるのに、この社会の出来具合のために――少なくされていて、その分なおることの価値が高くされ、そのために、なおるために支払ってもよい代償も高くなってしまうことがある。つまり、なおらない状態での暮らしが困難である分なおることへの期待が大きくなり、なおるために払う（が今のところその結果は得られない）支払いも大きくなってしまう。

そしてその暮らしの困難は、今のところ医療によって除去することはできないが、社会の側で別の手立てをとれば軽減することはできる。できるのに実際にはなされておらず、困難は減らず、それで支払いも大きくなる。なくてすむ支払いは少ない方がよいのだから、この状態はよいことではない。

5 なおすための空間になおらない人がいること

第二に、なおすための空間になおらない人がいることによって、その人はよく生きていくことができなくなることがある。

医療者に限らず、命を救ってしまおうとすることはあり、何かを止めたら死んでしまうだろう時にそれを止めるのをためらうことはある。そして医療者はそうした場面に立ち合うことが多く、また命を救うのが仕事とされている。例えば、救急車で運ばれた意識をなくしている人に救命のための処置をする。それは義務であるともされる。しかし人を救おうとする一般的な性向や、一般的に医療が果たすべき職務としての救命や生命の維持という契機を別にすれば、医療が積極的に関わろうとするのは、一つには収益に結びつく場合、少なくとも経営に資する場合であり、一つにはなおせる可能性のある場合であり、どちらでもないときには違ってくる。

収益の有無、多寡はその時々の制度のあり方に左右される。例えば比較的経費をかけずに病院に留め置くことができ、医療保険等からの収入が経費を上回るなら、その人を病院に引き止めておくことは経営上は有利なことがある。他方で受け入れることが損失につながる場合には受け入れられにくい。病院の側はことさらに利益を志向していなくとも、経営は維持せねばならないから、その人は歓迎されない。それで入院を断られるか、転院・退院を促される。

病院に入院しつづけざるをえないことも、入院できずまた退院せざるをえないことも、社会が設定した条件によるのだから、医療・医療者だけにその責を帰せられることではない。ただ、ＡＬＳの人の場合には、制度が変わっていくらかは事態はよくなっているはずである[457]。だから病院経営上の問題だけがあるのではない。

ＡＬＳはやがてなおる病気になるだろう。だが今のところは原因不明であり不治である。だから少数の研究者にとってはその研究の対象となるが、それ以外の医療者にとっては、日々の身体の状態の維持のために必要なこと以外にすることはそうない。なおすことにその仕事の価値を見出しているなら、なおせない人から価値を受け取ることができない。身体を楽な状態に保つことはＡＬＳの本人にとってはとても大切なことだが、医療の側の関心を引くことではない。

[104] 《医学生の中には、こんな面倒な病気には何をしても無駄だと悲観的になり、腫れものに触るような反応を起こすものと、何とかして治療法を見つけたいと理想に燃えるタイプがあるが、後者も医師となって

時がたつにつれ、理想もしぼんでいく。》(八瀬[1991:15])
なおすことが仕事であり仕事の価値であるなら、なおらないことは無価値であったり価値の否定でありうる。そこから「意味のない延命」という言葉までの距離は比較的近い。[316]に引用する文中には、「学会の権威者」が「ＡＬＳには人工呼吸器をつけるべきでない。なぜなら不治の病であるから」と言ったとある。緊急事態への対応として呼吸器を付けてしまうことがあるが、それは、なおらないから、望ましくないと考えられる。そして、死の方に向けて積極的に何かするのでなく、死にゆくのを見守っていさえすればよいのであればそれほど抵抗感はないかもしれない。いったん呼吸器を付けたら外すことかできないから、冷静に反省的に考えるなら呼吸器を付けない方がよい、本人にそのように決める時間を与えようと言う人がいる。

【105】第6章で紹介する鈴木千秋の本の中に次のような箇所がある。一九七五年。《学友森医師から、「この病気は放置すれば自然窒息か肺炎併発を待つことになるが、それは最も残酷だ。今の状態では気管切開し、栄養は鼻腔注入をすすめる」といわれたが、この日、主治医藤沢医師に伺うと、全く反対の意見を述べられた。／「目の前で窒息状態を見せられれば、無意識に手が動いて気管切開を行なってしまう。しかし冷静に考えればこれはすべきではない。[…]自然悪化に委ねるほかはない。気切手術はこのような老人にはショッキングにすぎるし、声は完全に出なくなる。たとえそれによって呼吸が楽になっても死期は目前にある。》(鈴木[1978:101])
医療者はなおすことが仕事である人たちであり、なおらないことに肯定的になれない。

【106】医者は《治療と成功を好む。自分が有能でないと見られるのは好まない。しかし、障害を持つ患者や慢性的な病人はそれこそ自分の無能の証明である。患者は医者が心理的に距離を置いているのを当然感じる。患者は孤立感を味わう。病院で過ごしたことがある障害者は誰でも経験している。医者から受けるやさしい軽蔑にはほとんど敵意に近いものすらある。》(Gallagher[1995＝1996:353]。立岩[2005]で紹介)

【107】《医者を救済者とみようとする理想主義は、速やかに患者に対する攻撃的な感情に変わってしまい、ついにはラディカルな「最終的」処方を求めるようになる。》(Pross & Gotz eds.[1989＝1993:5]。立岩[2005]で紹介)

そんなことはない、それは言いがかりだと反論する医師もいるだろう。反論する人は真面目な人たちだから、その反論はその人自身に即すれば当たっているだろう。また、右の引用はドイツのナチス政権の時代になされた病者・障害者の安楽死(むしろ明白な殺人、立岩[1997b:236-237,263-265])やその時期の医師たちの行動について記した本からだが、そうした悪行を行なった者たちと自分たちは同列に扱われたくないと思うのも当然のことだ。ただそれでも、こうした傾向があることは否定できない。

次に、同時に、医療の場はなおらず亡くなることが多く起こる場であり、それが日常の出来事である場でもある。それで、その場で働く人たちはなおらないことや死ぬことに慣れていて、それらに耐性がある★03。慣れていること自体はその仕事をする人にとって必要なことでもある。慣れていなければ、いちいち大きな衝撃を受けてしまい、それでは身がもたない。だからこのこと自体をそう責めるわけにはいかない。また、利用者の側からも必要とされることがある。狼狽したり興奮したりしている者たちがいる中で、一定の距離を保ち、ことを円滑に進める役を担う人も必要なことがある。葬儀屋が死者の死を悲しまないことを、たんたんと仕事を進めてくれる人を必要としている私たちは責めたりはしない。

★03——Sudnow[1967＝1992]では病院で死がどのように扱われているかが記述されている。米国の看護職者にインタビューして書かれたChambliss[1996＝2002]には「不幸のルーチン化」という章がある。この二冊ともがこの「ルーチン化」を細かに記述した本である。立岩[2005]で紹介した。むろんこのことは「感情労働」をめぐる議論に関わる(よく言及される本としてHochschild[1983＝2000]、看護の仕事との関わりでは Smith[1992＝2000]、武井[2001]。石川准[2004]でも論じられている)。感情労働に従事する労働者たちもたしかにたいへんだろうが、その影響を受けるのはまずサービスの受け手である。私の関心は、もし実際が本文に述べたようであるなら、では何を誰に任せたらよいのかというところにある。

ただ、そうした人に裁量が任されるなら、困ることが生じてしまうことがあることを、これからいくつかの場面で見る。それはまず、知らせること、知らせないこと、そのあり方に関わってくる。病院ではやっかいなことが起こりすぎるのだが、そこで働く人たちはそのことに慣れてもいるし、慣れないとやっていけないのでもある。知らせたり知らせなかったするそのあり方もこのことに影響されるだろう。そして次に、人が死ぬことについて感じることを少なくせざるをえない人、摩耗し感じることが少なくなってしまった人は、死んだこと、死んでいくことを、慣れていない人に比較すれば、容易に受け入れるかもしれない。この人たちに任せられると、より多く人は死の方に引き寄せられることがある。

以上を乱暴に短く繰り返すと、医療者は、なおらないことに否定的であり、同時に、なおらないで死んでいくことには慣れてもいるということだ。そして社会はそのような場に、(少なくとも今のところは)なおらない人を置いておく。その環境はその人が生きて暮らしていくのに快適なものではない。

6 なおらない間にすべきことができないこと

第三に、もっぱらなおることに関心が向かう時、また医療(加えるに、いわゆるリハビリテーション、看護)という資源だけに頼らざるをえない間、ALSの人たちは、なおらないことを前提にとりあえずしたらよいこと、またすべきことがうまくできず、うまく生きることができないことがある。

技術による解決が望まれるが、その方法は今のところ見出されていない。いずれたしかな方法が見出されるとして、それには相当の時間はかかるだろう。だから、見出されるまでの間は、それはそれとして、ないものはないとしてやっていくしかない。なおらないままで生きていくための方策をとるしかない。だがそのようになかなか事態は推移してこなかった。図式的に言えば、障害者で(も)ある現実に対する力がもっと強くなってよいのに、病者という枠組によってなかなか強くならなかった。

ALSは障害なのか病気なのか。ALSの人は病者なのか障害者なのか。むろん、言葉は様々な意味に使うことができ、それぞれの言葉が示す範囲を変更することができるから、それによって答は変わってくる。ただ一般に、病は健康と対比されるものであり、苦しかったり気持ちが悪かったりする。また死んでしまうこともあり、よからぬものとされる。また障害とは、身体の状態に関わって不便であったり不都合であったりすることがあるということだ。病によって障害を得ることはあるから、両方を兼ねることはある。ALSは病気ではある。そして同時に機能障害が生ずる。ALSの人たちは同時に、病人・病者でもあり障害者である人たちだ。答としてはまずはこれでよい。

そして制度との関係でもALSの人たちは両方である。まずALSは「難病」である。この難病という言葉自体が行政的な呼称でもある。一九七二年に「特定疾患治療研究事業」が開始され、「厚生省特定疾患」に指定された病気（これが行政用語としての「難病」ということになる★04）については、政策として研究を推進することになり、症例を研究に生かすという趣旨で、医療費の補助がなされてきた。特定疾患に指定されている病気にかかった人には保健所に申請すると「特定疾患医療受給者証」が交付される。

そして同時に、ALSにかかると身体の様々なところが動かなくなる。そこでこちらは福祉事務所か役所の担当の課に申請し判定を受け、「身体障害者手帳」を交付されて、障害者ということになる。

ただ、人によって、どちらを強調するか、受け入れるかは同じでないようだ。患者という規定が先に来る人たちもいる。どうしてだろう。事故等で途中から障害者になる人たちもたくさんいるから、障害者である／ないは生まれつきの区分ではないのだが、それでも、障害者という言葉には、あらかじめ他の「一般

★04――これを狭義の難病とし、他の制度によって対応がなされてきたものを含めて広義の難病としている文献（近藤［1991］）もある。

人」と分けられた集団というイメージがあるのかもしれない。それに対して病気の方は、可能性としては誰もがなるものという意識があるのかもしれない。そして、病気については治療のしようがあるはずだ、本来は一時的なもののはずだという希望もまた込められているのかもしれない★05。

他方、障害者でもあることが言われることもある。病者ではなく障害者だという言われ方もされる。

108 《私は呼吸器を装着すれば、その時から患者は病人ではなくなると考えている。頭の働き・感覚は正常であり（寧ろ冴える）、吸引・経管注入・排便・体位交換・及び寝たきりによる痛い、痒い、だるい等々に二四時間極めて手のかかる身体障害者だと思う。／呼吸器を装着後ある時期を過ぎると、やがて長期安定状態に入っていく》（新田・新田［2003(1):83］）

109 本田昌義［95］。《これは私の持論ですが、「ALSは病気ではない。唯、全身の運動神経が犯された障害者です。だから介助があれば何でも出来るのです。」と》（本田［2000:33］）

110 橋本みさお［48］。《ALSは難病であると同時に最重度の障害者でもあるのですから、ハンディが多い分の努力が必要であると思いますし、障害者のニーズに対応するのは福祉行政の責務だと考えています。ALS患者が「社会に生きる」ためには、本人の自覚はもとより　「医療・福祉・行政」の協力が不可欠です。》（橋本［1998a］）

《私は常に、ALS（筋萎縮性側索硬化症）患者を、最重度の障害者であると捉えています。ハンディの大きい者が地域社会に生きるためには、応分の努力をすることは、至極当たり前のことで、その努力に応えることは社会の（行政の）責務と考えています。》（橋本［2001a］）

111 《どうも私は、患者としての自覚に欠けるらしい。／師走に「街頭募金をしましょう」と、熊本事務局長に提案したところ、「街頭でなくても良いでしょう、まして患者さんが寒さの中屋外に出る必要はない」と、何ともつれないお返事でした。／しかし患者扱いされることのない私には、納得できるお返事ではあり

ません。》（橋本［2000a:30］）

【112】《今回、私がこの場で、皆様の貴重なお時間をいただいた大きな理由は、「ALSは死病ではなく最重度の障害を伴う病である」と、伝えたかったからなのです。》（橋本［2000c］。デンマークでの国際会議（→第11章4節）での発言）

まず、病巣が拡大し病状が進行する、あるいは縮小し治癒するといった捉え方より、身体機能の低下、できないことの増加、また固定として捉える方がALSの現実に即しているという認識がある［108］。そして、できないことは補えばできる、そのために必要なものが必要だという主張になる［109］［110］。

また、医療・医療者が対応するのが病気であるともされるのだが、前節に述べたように、ALSの場合、医療はときに必要だが、医療の内部に囲いこまれてしまうとよいことにはならない。そんな思いもここにはあるかもしれない。他の障害のある人たちの中からも自分たちは病人ではないと言われることがある。それは、医療サービスを必要とするのではなく、ゆえに医療機関で医療者に管理される必要もないのだと言っている。このことはALSの人たちについても、いくらかは、言える。

さらにALS協会の当時の事務局長に食ってかかっている橋本の言［111］には、おとなくしていればよいとされることに対する抵抗がある。社会学に「病人役割」という言葉がある。誰もが知っていることに名前をつけただけだから、誰が言ったかなどどうでもよいことだが、パーソンズという人が言ったことになってい

★05——日本の場合、一時的で、回復の可能性のある場合には「障害」として認められない。しかし状態の固定、あるいは進行というこの条件は、たぶんに行政側の都合によるところがある。この条件を置かないと、数が増え、手続きが増えるところがあるかもしれない。しかし社会的な対応がなされるべきものとしての障害という意味においては、障害に持続性という要件を含めるべきではない。《難治性の病気の始まりだといって早く障害者手帳を発行してもらいたくても、症状が固定または永続するという一年半の条件を満たさなければもらえないのです。障害者の法律があまり特定疾患には向いていないように思えます。》（古和［1996:9］）

る（Parsons［1958］［1964＝1973］、その医療社会学について高城［2002］）。

病気の場合には、闘病すること、病気と闘うことはよしとして、それ以外の社会的責務が免除されることがあることが言われる。米国の人類学者が、良性骨髄腫瘍で全身が麻痺していく自らとその周囲の世界とをフィールドにして書いた著名な本には次のように紹介されている。

113 パーソンズの《論文は悲しいことにしちめんどうくさい学術用語で書かれているのだが、しかし何とか翻訳してみれば何のことはない、病気になったことがある者なら誰でも知っていることをいっているにすぎない。つまりこうだ。通常の社会的役割――母親、父親、弁護士、パン屋、学生等々――は、その人が病気になったとたんに効力を一時停止する。その人は〝病人〟という規定を受け、病気の軽重により通常の義務の一部、あるいは全部から解放される。／通常の義務の一時停止とはいっても、病人という役割を演じる者に義務が全くなくなってしまうということはない。いやむしろひとつの大きいやつを背負い込まされる。つまり、回復に向けて努力を惜しまないという義務だ。》（Murphy［198＝1992:31-32］）

それで楽ができる時もあるのだが、それはその人が社会的行為者としては認められにくいということでもある。病人は黙っているものだとされてしまうと、何か言いたいことがある時には困る。もちろん、病人だからといってこの役割を担なければならないということはないのだから、病人のままでこの役割を拒絶すればよいのではある。ただ、病気と治療にだけ関心が向けられると、それ以外の部分に向けられてよい力が削がれるということはある。

ALSは、うまく工夫して身体の状態を保つことができれば、必ずしも苦痛をもたらすものではない。また死がすぐにもたらされるものでもない。そしてなおすというやり方では今のところは生きつづけることができず、対応のしようのないところがある。他方、筋肉が動かなくなって、できなくなることが出てくる。その限りでは障害者であるという性格の方が強い。だが、なおるまでの間、なおらないままで生きていくための手立てを十分に得られてこなかった。

それを、病気としての把握、病人としての認識が強かったせいにしてしまうことはできない。本人たちも支援するた人たちも、生命・生活の維持のために必要なものが何かはわかっていたし、その必要性もずっと訴えてきた。ただ、どこまで腰を据えてそれを言い張れたかである。また支援する側は、医療や看護以外の支援が必要なことがわかってはいても、どれだけそれを現実に動かせたか、有効に機能させることができたかである。さらに、その人たちの「職域」がときにはALSの人の生活を阻害するように働くこともある。このことを第10章でみる。

7 補：医療の社会(科)学について

この本は、ALSの治療法に発見に寄与するものでもなく、またALSの人たちの日常のために役に立つ本でもない。そのような書き物にどんな意味があるだろう。

もちろん、社会科学に直接的な利用法はある。原因究明・治療法開発にしても、医療・福祉サービスの供給にしても、社会関係の中にあり、社会制度、社会的資源の配置のあり方に関わっている。それがどのようになっているのか、これからどのようにしたらよいのかという問題があり、そのために調べたり、考えたりすべきことがたくさんある。こうした意味で社会科学が仕事すべき領域はあるし、広がっている。そして私も、おもに介助に関わるところですこしの仕事はしてきたし(安積他[1995]所収の拙稿、立岩[2000b])、またこの本でもいくらかのことを述べるつもりだ。

ただ、社会がどうなったらよいかを考えるためにも、いくらかは引いたところから見る必要があると思う。すぐに役に立つ学——それがどんなものかは、実際にはそう自明でないのだが——とはすこし異なったところに位置する学もあってよい。例えば社会学では、医療のための社会学(Sociology for Medecine)、医療における社会学（Sociology in Medecine）とすこし異なり、医療を対象とする社会学（Sociology of Medecine）といった言われ方がされることもある。それは、医療の側の言うことに反対するということでは必ずしもないのだが、少なくともそのままに肯定的に受け止めないこと、批判的であること、そのような姿勢を有している。

それはとくに一九六〇年代以降の医療批判の流れとも連関している。先駆的な著作として、『脱病院化社会』と訳書の題名がつけられたイリイチの本（Illich［1976＝1979］）がよくあげられる。例えば「医療化」という言葉がある。医療を供給し推進する側にとっては、医療が広がっていくことはよいことであり、当然のこととされる。だから、「医療化」という言葉に批判的な意味合いが込められうることにはなかなか思いが至らないのだが、少なくとも人類学や社会学ではこの言葉にあらかじめ肯定的な意味はない。

その人類学者や社会学者たちは、それほど妙なことを言ってはいない。むしろ、言われてみれば一つひとつもっともなことが指摘されている。ただ、各々性格が異なった様々なことが言われ、私の思うところ、多様な論点があまり整理されないままになっている。例えば、健康や身体に対する自律性が失われてしまいそれが医療の専門家に管理されてしまうことが問題にされる。また、それまで存在した身体観や健康に関わる技術が別のものに置き換えられることが問題にされる。近代的な技術が病を解決しないことが言われる。そして、精神病・精神障害とされるもの等、何もかもが病気にされてしまうことが問題にされる。さらに、医療、そして政治・経済、社会の側から個人の身体への介入がなされ、健康に向かわせる力が働いていることが批判的に捉えられる。

このこととALSとはどのように関わっているか。ALSの人たちは治療法が見つかることを切実に望んでいる。そして、ALSは近代医学の延長線上に治療法のある病気だと思うとさきに述べた。となるとALSの場合は、近代医療・医学を批判したりその限界を言ったりする議論とは関係がないだろうか。そうとも言えない。かなり関わる部分がある。他方、ALSの側から見ていくと、近代医学・医療への批判にも、その言い方によっては紋切り型で乱暴な部分があることがわかる。以下このことを四つに分けて説明する。

第一点。技術の効用について

近代医療に対する批判的な言説は、一つに、それが効果がないこと、健康に寄与していないことを指摘した。例えばある種の感染症、例えば結核が減少したのは特効薬とされたもののためでなく全般的な栄養状態の改善によることが指摘される（佐藤純一［2001］等）。それはその通りであることを認めよう。そしてこうしたことを指摘することは、医療に対する過度の期待をさます意味で有効である。

ただこのことは、医療にときには効果がある場合を否定するものではない。そして、近代医学もまた必ずしも演繹的な体系として存在するのではない。基本的に特定病因論をとる等、いくつかの特徴があげられる（佐藤純一［1999］等）ものの、例えば偶然に効用が認められた方法が、因果関係はその後に検討されるにせよ、採用されることはある。効果があるとなれば、ときには別の体系に属するとされる方法も取り入れられる。こうして近代医療は自らの範囲を拡大させていく。

114 《現在、世界的にALSの治療研究は、一生懸命行われており、わが国でも、もちろん行われております。どんな治療であっても、それが今の医学できちんと説明がつかないような治療であってもいいわけですが、確実に効くと考えられる治療があれば、それは国際的な機関に報告をして、みんなでそれを検討するということになっています。》（柳沢［1994:22］）

つまりは効果のあるものが医療であり、近代医療であるとなれば、それが成功を収める領域はしだいに増えていき、批判の妥当する範囲は狭くなっていく（立岩［2002-2003(1)］［2003f］）。

学界・業界は常に自らの仕事を広告し宣伝するから、言われることは誇大であることが多い（私やその同業者が研究資金の獲得のために書く書類を読んでみればよい）。だから、言うことの真偽を冷静に評価することは必要でとても大切なことである。また、後追いになってしまうにしても、各種の治療法について語られたこと、そしてなされたことを記録しておく必要もあるだろう。技術を実際に使う側は、間違いや有効でない技術について知る必要はないと思うし、それを記録し記憶していたいとも思わないだろう。だから、その人たちに委ねていたら失敗の記録は残らない。代わりに別の場にいる人たちが記録しておく必要がある。

だが、効能のなさの指摘も、それをもって医学・医療総体の批判に向かおうとするなら、うまくいかない。別言すれば、こうした批判は局所戦として有効なのであり、そのことに固有の価値・意義がある。近代医学・医療が有効でないという主張を全面的に展開してもうまくいかない。むしろ、その主張は反論されてしまうから、批判の力を弱くしてしまう。

ＡＬＳの場合はどうか。やがて技術が解決するだろうが、まだその技術が存在しないという限りでは、現実は医療技術による貢献を言う手前のところにあって、技術の効力をめぐる議論と関わりがないようにも見える。だがそんなことはない。

一つに、現在にいたるまでなされてきた様々な原因論や療法とそれをめぐる言説を、非正統的なもの、非近代医療とされるものも含めて、吟味する意義はある。本章の1節・2節のいくつかの引用はその材料の一部である。また第1章で書いたことも、少なくとも医療を提供される側にとって、実際になされてきたことの消去・忘却は不利益だと考えてのことでもある。この作業はこのあと第二点としてあげる得失の計算にも関わってくる。

もう一つ、治療法に関してではないが、やはり技術による成功という理解の仕方はあり、その問題がある。ＡＬＳの人たちは人工呼吸器を付けて生きられることになり、それはその技術があったからだ。このことは全面的に認めよう。しかし、その技術の進展が生存者の増加をもたらしたとする理解は間違っている（このことを第6章で見る）。技術は既に存在していたが使われず、それが使われるようになったのはその後であり、それには技術そのものとは別の要因が関わっている。だから、技術の進展によって生存がもたらされたと説明されることに対する批判は、ALSについても当たっている。にもかかわらずそのように説明されてしまうことも第6章で見る。

それはただ要因がどこにあるかということではない。技術が出現し、それで使用が可能になったということなら、それ以前には技術は存在しないのだからそれ以前には生きられなかったのはどうしようもなかった、仕方がなかったということになる。しかしそうでないとすると、理解は異なってくる。技術だけによる説明は、別の要因、別の力の作用を隠していることになる。それをそのままにするなら、やはりALSの人の生き死にに関わってくる。

第二点。なおすことと補うことの利得と損失について

技術の有効性への懐疑と別に、技術が有効な場合も含め、なおすこと自体への懐疑が示されることがある。だが何を疑っているのか、実はそれほど明瞭ではない。どうしたってなおる方がよいではないかと、例えばALSの人から言われて当然だ。それにどう応えるか。

「障害学」というものがあることになっている★06。そこで「医療モデル」対「社会モデル」という図式が使われることがある。個人の身体の水準でなく、社会の水準で解決がはかられるべきだと言われる。そしてこうした認識は学問にまず現れたというより、障害者の社会運動で言われた。また、問題を個人の、個人の身体の水準に押し込めてしまうというこの指摘は医療批判の中からもなされてきた。このような主張をど

★06――本として石川・長瀬編[1999]、倉本・長瀬編[2000]、石川・倉本編[2002]。それらに私は、「自立生活運動」と「自己決定」についての文章(立岩[1999a])、日本ALS協会山梨県支部で行なった講演(立岩[2000e])、障害は「ないにこしたことはない、か」について考えた文章(立岩[2002d])を載せてもらった。他に英国で出版された本の翻訳としてBarnes; Mercer; Shakespeare[1999=2004]。他にOliver[1990]の訳書の出版が予定されている。

う考えるか。

たしかに医療そしてリハビリテーションは、なおすことを第一に置き、それが不成功に終わるか、不十分であった場合に補うことをしてきた。いわゆる福祉はいわゆる医療という技術が終わったところで始まるとされる。医療においてすべきことを行ない、それに限界があった場合、その上で、時にその中間に位置づけられるリハビリテーションを通って、福祉に渡される（各々の業界の存在意義を主張し、自らの領分が広いことを強調する人たちはこうした位置づけを好まないだろうが、実際にはそのように捉えられている）。しかしこの順序で考えなければならないか。なおすより補うことが優先されるべき場合があるのではないか。まずこのことが言われた。それは重要な指摘だった。

では常になおすことより補うことの方がよいという主張になるだろうか。なおらないのに無理してなおそうとされたらよいことはないから、なおらないと決まっている場合にはそう言える。しかしなおる可能性がある場合には違ってくる。やはりなおった方がよいことはある。ならばこの主張は間違っているのか。そうではないはずだ。個人を問題にするより社会を問題にするべきだという主張をどの水準で捉えるかである。私の考えでは、以下のように理解した場合にその主張は有効である。立岩［2002d］で簡単に述べたことをさらに短くして述べる。

なおそうとして、とても痛かったりそのまま死んでしまうこともある。そのことを考えると、そのままでいる方がよいこともある。ただ病気はともかく痛かったり気分が悪かったりする。その身体のその状態は私から離れない。だから、私にとって何もしない方がよい場合は多くはない。身体に何かを、それが有効なら、行なった方がよいことが多い。他方、不便である部分については、自分の身体をなおす、自分の身体に何かを付ける、身体の外部の装置や設備、人で対応するといった手段があって、そのための本人の支払いのことを考えると、自分の身体をなおすことが本人にとって常に最もよい手段だとは限らない。自分がするより人にさせた方がよいという場合が、むろんそんなことを口にするとこの社会ではすぐに非難を浴びるのだが、ある。なおすことと補うことと——そもそも両者の間は連続的だ——のどちらがよいかはあらかじめ決まっていない。なおすことの方がその人にとって負担の大きいことがあるなら、補うことの方がよいこともある。「誰にとって」、を考える必要がある。多くの場合、自分をなおすのは自分に負荷がかかり他人にはそうでない。自分の身体を訓練してできるようになるのも、同様であるか、ときにはもっと負荷がかかる。他方、他人が補ってくれるなら、そのことについての心理的負荷——これは現実には、とくに私たちの社会では、大きく作用する——を脇に置けば、自らの負担は少ない。その分は他人の負担になる。つまり、普通に思われているのと異なり、なおすことはその人自身にとって疑いなくよいことであるとは限らず、むしろ他人にとって都合のよいことであることがある。だからなおされようとすることに対する当人たちの批判はけっして奇妙なものではない。

直接の介入の対象は身体であることも社会であることも、両方であることもある。またあってよい。だから社会モデルという提起を、身体をなおすか社会環境を整えるかという二者のうち、後者を言っていると解釈すべきではない★07。問題は、そのいずれについても、どこが責任をもち負担を負うかである。社会モデルの主張とは、本人にもっぱら負担を求めるのでなく、社会がそれに対応すべきであるという主張だと解した時、有意味で有意義なものになる。そしてこの立場から、なおすこと——その身体的・精神負担は本人が引き受けることになる——を無条件に肯定すること、社会的に対応し補うこと——それについては社会が負担を負うことになる——を常にその次の順位に置くことが批判されるのである。

こう捉えれば、ALSは文句なくなおった方がよい病気だからこの種の議論には関係がないとは言えないこともわかる。たしかにALSはなおった方がよい。しかし医学・医療が将来この病をなおすことになったとしても、なおらない間は、それはそれとして生きていくしかない。その時、医療あるいは医療への期待だけが前面に出ることは、マイナスに作用することがある。そして、どんな状態にあるにせよ、どんな手段を使って生きていくにせよ、生きるに当たっての負担を自分で抱えなくてよいという立脚点は大切なはずだ。

そして同時に、もうなおらないことに決まっているというところからの議論は、技術の否定というところに行きかけることがあるのだが、そのように捉える必要はなく、今述べたように考える方がよいことは、例えばALSの人の側から見たときにはっきりもする。そしてそれは、技術や、生きられるようにする技術、そのことに関わる社会をどう考えるかにも関わる。次にこのことについて。

第三点。技術をどこで問題にし、どこで肯定するか

ALSの人たちは技術を否定しないし、私も否定しない。少なくとも人工／自然という図式を安易に使うべきでない。このことをこの本で述べる。そしてこのことの確認は、医療批判の言説とこの本でこれから問題にしようとする「自然な死」を称揚する言説とがときに親和的であってしまうことを問題にし、その関係を整理しておく必要を示すものでもある。

例えば「生-権力」「生-政治」といった言葉がよく使われてきたのだが、それは、医療を押しつけられること、健康へと強制されることがこの社会にあることを指摘し、それを批判するという文脈の中にあった。指摘され批判の対象となった事実は事実であり、実際にいくらもあったし、現在もある。しかしそれは事態の半面である。起こってきた事態は生きることへの強制と単純に捉えられない。

よりすなおに見れば、医療は、というよりこの社会・時代は、生かす人は生かしてきたし、死んでもらいたい人は死なせてきたのである。良い生・殖（優生学 eugenics）と良い死（安楽死 euthanasia）はきちんとつながっている。ところが「生-権力」を一面的にしか見ないなら、かえって存在し進行してきた事態から距離をとれなくなり、時代と癒着してしまう。つまり、なおすことを「権力」の作用とし、生かす権力への抵抗を語ることによって、「自然な死」を賞賛する言説と結びついてしまうことがある。批判的に語られるものとしての「医療化」、医療の過剰という理解は、「たんなる延命」といった言い方とある親和性をもってしまう。このような短絡を私たちは避けるべきであり、歴史と現在について慎重である必要がある。市野川容孝がこのことを言いつづけてきたし（市野川［1993］［1994］等）、私もそう考えている（立岩［1997b］第6章）。

ALSについて知ることは、こうした単純にすぎる把握に代えて、より現実に即して理解することを促す。一つには考えることをすべきだし、一つには起こっていること、働いている力学を冷静に見ていくことが必要になる。そこに存在する利害を明らかにする必要がある。医療者、とくに医師たちは自らの集団を形成し、その独自の利害を有し、それを維持し拡大しようとする。それによって利用者の側の利害とは合致しないこ

★07——なおらないものをなおそうとしても無理で、なおる者／なおらない者として病者／障害者とをさしあたり分けることはできる。ただ必要のない時には、病者にとっても医療者や医療の場は不要である。また、医療を必要とすることが人としての独立性が低く、依存度が高いことを意味するのでもない。医療者であれ福祉サービスの提供者であれ、その行いの中には不当な干渉として排すべき部分がある。病者と障害者はいっしょに言うべきことがある。小児科医の石川憲彦の次の文章をそう解することもできる。《『障害』は病気ではない。だから直す対象として『障害』をとらえることが誤っている」という障害者からの指摘は正しいと思う。しかし、病気と「障害」との差異を強調することだけでは不十分である。それは、たちまち「障害」だけを孤立させることになる》（石川［1988:35-36］）

医療でなく福祉サービスは必要だとなれば、「医療モデル」に「生活モデル」を対比させたりする福祉業界の人には歓迎されるかもしれない。ただ単純には対応しない。まず、医療であれ福祉であれ、それが専門家によって押しつけられるへの反発がある。両者ともが批判の対象となりうる。何をなすか、その責任をどこが負い必要な資源を供給するかという問題があり——このことを本文で述べた——、それと分けて、その上で、なされることについての決定権を誰が有するかという問題があるのだが、決めるのは医療の専門家でも福祉の専門家でもなく本人だと主張された。つまり障害学、というより障害者運動の主張は、「本人が決めることを社会が支える」というものである（立岩［1995a］）。ただ、さらに、「本人が決める」で話は完結するのかという疑問が残る。人工呼吸器を付ける／付けないという問題はここに位置する。

とがある。このことについて例えばフリードソンの古典的な著作（Friedson［1970］）があるのだが、この議論が妥当する部分があることを第10章4節で見ることになる。

そしてむろん、病に関わって社会にある関係は、直接の医療の供給者と利用者との関係に限られない。例えば費用を負担する側と使う側がいる。その徴収と配分の決定に関わる機構がある。ここにどんな力が働いているのかを確認しながら考えていく必要がある。そしてこれが第二点として述べたことに、またこの章で述べたことの全体に関わっていることもまた明らかである。

第四点。事実の蓄積の不十分さについて

事態をどう把握するかにも関わり、基礎的な事実の記述の蓄積が十分になされていないと思う。例えばゴッフマンという人が本を書いた（Goffman［1961＝1984］［1963＝1980］）。彼のものの見方についてはいろいろなことが言えるだろうけれど、それ以前に、例えば精神病院について、まったく知らないではないにせよよくは知らないことが彼の本にはたくさん書かれている。この国では、彼や彼の本についてはいろいろと書かれるが、彼のように調べて書いた本はあまりない。医療人類学の領域には池田［2001］といった重要な例外があるが、医療社会学については入門書や概説書は様々ある（黒田編［1995］［2001］、井上他編［1996］、佐藤・黒田編［1998］、進藤・黒田編［1999］、山崎編［2001］、等）ものの、医療制度、保険制度や医師会についての研究をさしあたり別にすれば、長いものは少ない★08。

医療の領域では調査自体が難しいという事情があるだろう。むしろ「福祉」に関わる領域の方に出口［2001］［2002］、天田［2003］［2004］等のすぐれた研究があるのも、日本の場合、この領域の方が医療に比べればまだ受け入れに協力的であることが関係しているかもしれない。しかし何もできないわけではないし、また何もしないでよいとも思えない。供給者側から情報を得にくいなら、利用者側から得ることもできる。むしろ利用者側を調べることで供給者側をすべて知ることができるのではないが、調べられるところから調べればよい。

例えばこの本では主にALSの当人によって書かれ公表された文章が使われている。そのために固有名詞を落とさずにすんでいる。それでは不公平だとか偏っていると供給者側は思うかもしれないし、それは当たっていることもあるはずだ。しかし、むろんその人たちには反論する自由があり、実際はこうだと言えばよく、またこちらも調べてくれと言えばよいのである。そしてその人たちは反論する力を奪われている人たちではない。

★08——私は英語圏の生命倫理学の理論はあまり評価しない(立岩[1997b])。ただ、そうした地域の人類学者や社会学者が一つのことについて調べられるだけのことを調べて、大きな本を書いてしまうことには、まずは単純に、感心する。例えばPTSD(心的外傷後ストレス障害)についてYoung[1995=2001]。この書を含め、この節にあげた文献の多くを立岩[2005]で紹介している。

第3章 わかること

1 わかることについてわからないこと

早くに亡くなると医師に（多くは家族が）言われたこと、本にもそう書いてあったこと、しかし実際にはもっと長く生きている人が多くいることを——それをどう解したらよいのかはさておき——第1章に記した。病気について知らせることを「告知」といい、病名を告げることを「病名告知」という。ALSの場合、告知はどのように、誰になされるのか。その人はどのように知ることになったか。この章ではそれを見る。やはりおもに当人たちが書いた文章を用いて、記していく。

知らされたり知らされなかったりした人たち、そして今は知っている人たちが、知ることについてどのように考えているのか、どんなことが言われてきたか。その歴史があり、そして言われてきたことは一様ではない。これについては次の第4章で見る。まずは知ること／知らないことの実際がどのようであったのかを記述する。次のようなことが気になる。

ここ何一〇年の間に——その実態は別として——語られるようになったことは、本人に知らせないことから知らせる方向への変化だった。ALSについてみても、知らせるべきではないとされていたのだが、知らせた方がよいという具合にたしかに、しかしいつのまにやら、変わってきている。後に私もまた、少なくともこのALSについては、本人が知った方がよいこと、本人に知らせるしかないことを述べるだろう。だが、病（の可能性）一般について、知らせることが正しいのか、よいのか。それはよくわからない。知る、知らせることについてむろん様々のことが語られてきたのだが、よくわからない。告知という問題はまだ解かれていない★01。

かつては知ることができなかったこと、知ろうと思ったことのない多くのことが、知りうることになる、なってしまっている。自分のことは自分で知らなければならないという言われ方がある。しかし、私は何月か何年か後に死ぬ（可能性が高いこと）を知らなければならないのだろうか。知らなければならないという主張もまた、なにか特別の信仰からなされるものではないか。

それなら知るか知らないかを自分で決めればよいではないか。知る権利の中には知らないでいる権利も含まれるはずだ。それでよいだろうとは思う。ただ、知るか知らないかを選ぶということにおいてすでに、何かがあるらしいことは予想されることがある。知ろうと思えば知ることができるということ自体を知らないでいることは難しい。告知の是非について論ずるということは、誰かに本当のことを言うかそれとも嘘をつくかを、その誰かが聞いているということでもある★02。

また、自分についてては告知してほしいが、他人に対しては知らせたくないという態度が非一貫的だと評されることがあるのだが、そうだろうか。

★01――静岡県内の一八施設から回答のあった調査では、ALSの病名告知について、「行なった方がよい」が七施設、「場合によっては行なった方がよい」が七施設、「行なわない方がよい」が四施設。この調査結果を報告する溝口功一（国立静岡病院）は、自らの病院では、まず家族に説明し、本人に対する説明への家族の同意を得るよう努力する、同意が得られなければ説明しないという方法をとっているという（溝口［1998］）。同時期、聖隷浜松病院では、入院時のアンケートによって患者の意思を知り、それに従っているという（渥美［1998］）。また福永秀敏（国立療養所南九州病院院長）は本人への告知を求める意見を肯定的に紹介している（福永他［2002］）。少なくとも告知がなされている病院の名がわかれば、そこで検査を受ければ、本人が知ることができるということになる。知らされること、また知らせることについて、ALSの人と医療者に聞き取り調査を行なった結果の報告と考察として北村・田中・土屋・植竹［2004］、田中・土屋・北村・植竹［2004］。

告知について私が今まで記したのは、立岩［1997b:167-168］（第4章★09）、［2000d:181-183］（「生命の科学・技術と社会：覚え書き」）だけ。近年訳書が出たものとしてHind ed.［1997＝2000］、Faulkner［1998＝2000］、等。例えば自閉症の障害があるとわかってしまった方が、わかれば「なおる」わけではないとしても、よいことがあるとニキ［2002］は言う。こうしたことも含め、知ること（知らないこと）、わかること（わからないこと）の意味について、考えておいたらよいことは多い。

そしてこの告知の問題を一般論として語ることができるのだろうか。病がなおるのかなおらないのか、また致死的であるのかそうでないのか、進行の速度は速いのかそれともそうでもないのか、そうした事情――そしてALSの場合、第1章で見たように、その事情についての認識自体が変わってきている――によって、やはり変わってくる、変わってくるしかないのではないだろうか。

こうした問いへの答が出るか出ないか、わからないのだが、まずしばらくは追っていく。実際に起こっていることはいかにも起こりそうなことである。また現在、たとえば癌にかかった人のまわりにもいくらでも起こっていることではある。意外なことはそう起こらない。しかしそうして当たり前に起こっていることからなにか考えることがあるはずだ。それを見て、そして考えようと思う。その中で、知らせることが無色の、中立の行いであるべきなのか、あることができるのかという問いについても考えてみよう。

ALSであることを知るに至る経緯は様々なので、この章は長くなってしまう。知らせるか、誰に知らせるか、どのように知らせるか、これらについて考えてみたことは次章に記すから、複雑でもあり単純でもある現実の確認が面倒な人は、次章に進んでもらってもよい。

2 医師がわかる／わからないこと

この病には症状の自覚がある。例えば力が入らなくなる。それでいったいこれはなんだろうと思う。これからどうなるか心配だし、もとどおりになりたいと思う。いったいどういうことなのか、本人もまわりの人も知りたい。それで病院に行くことになる。これに医療側はどのように対応するのか、対応してしまうのだろうか。まず、医師はその人がALSであることがわかるのだろうか。

115 《神経内科の専門医であれば、患者さんが来られまして、お話をして診察をハンマーですれば、殆ど診断はついてしまいます。あとは色々な検査を加えて［…］他の病気で非常に似た症状を出すことがありますので、そういったことを除外して行く。要するに他の病気であって欲しい、治療可能な他の病気を見つけたいということが私たちの願いですので、いろんな検査をやられることがあると思いますし、実際に患者さんや現在ご遺族になられた方は、患者さんの始まりの頃に病院に行って、いろんな検査を受けたという記憶があるかと思いますが。その中で大切なのは頸椎症で、手が痩せてくる。感覚も障害されたり手に痛みが出たりするのですが、たまにですが筋肉だけ痩せてくるタイプがあるんですね。ですからそういう時なんかはこの病気（ALS）と最初から診断されて、「あなたはALSです」と云う宣告を受けてしまうことも中にはあるかも知れません。でもこれはキチッと検査をして診察すれば証明できますし命にかかる病気ではありません。》（田代［1997］。講演者は北海道大学医学部神経内科教授）

116 ALSの《疑いとした場合、これを確実にする検査法など存在しない現在では、あとは経過を観察する以外に方法はない。多くの医師はこの時期、自分の診断を信じつつも誤診である新しい証拠になる現象が出現すればどんなに患者に喜んでもらえることかと祈りつつ、複雑、不安な心境にある。また自分より優れた医師により決断を得たい心境にもなる。患者が藁をもつかむ心境であちこちの病院を走りまわる気持ちに、まったく同感できる。／しかしALSの進行は確実で具体的であって［…］診断は確診となり、この間に告知の重荷が患者、家族と医師の間に重くのしかかる。》（永松［1998:214-215］。筆者は大分県立病院院長）

117 《典型的なALSの診断［…］自体はそれほど難しくない。／この場合、重要なのは［…］除外診断

★02——子どもの場合は事情が違うかもしれない。大人たちが本当のことを言わないことを子どもは知らないことがある。ただそれにしても、知らされない中で何か不思議なことが起こっていることを子どもたちは感づいてはいるし、やがて知ることになる。田代による小児がん病棟のエスノグラフィーとして田代［2003］。筋ジストロフィーの子どもの入院する病院で死が知らされないこと、知っていること、知ろうとすることについて緒方［1998:132-150］にも若干の記述がある。

（鑑別診断）である。［…］鑑別が十分になされないと、たとえば、脊髄の病気とみなして手術をしてしまい、術後にALSと分かって、後悔しなければならなくなるケースもある。逆に、はじめはALSと診断されていたが、脊椎の病気と分かり、手術して喜ばれた……というケースも私は経験している。》（畑中［1999:31–32］。筆者は国立療養所高松病院院長）

第一に、この病気の診断はそう難しくはないと言われる。ただ、何かの検査をしさえすればそれだけで診断が確定するわけではない。そして他に類似の病気がなくはなく、また時間とともにはっきりしていくから、初期には確定できない。他の病気を疑うことができる（その可能性を除外していくのが除外診断。鑑別診断という語も同義に使われる）。そのことにも関わって、第二に、ALSは深刻な病気であるから、ALSと判断し、さらにそれを伝えるのはためらわれる、できれば伝えたくないと思う。この両方があり、ときに混じる。

第一点から。すぐに診断がつく場合もある。

【110】井上真一［49］。《八五年手に異常を感じ、八月下旬、総合市民病院整形外科に行きましたが、すぐ神経科に廻されました。外来検査だけで、数日後には病名がはっきりわかりました。》（井上［1991:20］。「総合市民病院」は横浜市総合市民病院）

ただ、わかる人にはわりあい簡単にわかるとして、そんな医師ばかりではない。医師の側が診断できない、少なくともすぐには診断できないことがあるようだ。ALSの人の数は多くなく、普通の医師はそうALSの人を見たことはない。この病があることは知っていても、現実にALSを疑うこと、その人がALSだと想定することはなかなか難しいのかもしれない。診断が間違っていたと言えるかどうかの判断は置くとして、様々に診断され、手術等がされそうになったりする。また多くの人はいくつかの、いくつもの病院を経、ただわからないと言われ次に回されることもあれば、間違われることもあれば、結局わからないこともある。

そして第二の要因が絡む。ほぼわかってはいるが確実ではないからなのか、ある程度または確実に見当はついているのだが自分から言うのはためらわれるということなのか、ときにその境界は微妙ではあるにせよ、やはり次にまわされる。さらに神経内科の神経難病の専門家の方が説明に慣れていて、上手だと思う、あるいは思うことにするという事情が加わるかもしれない。確定は慎重に専門家にしてもらう、ついでに（あるいはむしろ主な事情としては）告げる仕事をそこに委ねる。[122]は、ただたんに後者であるように患者当人には思われた（「運動ニューロン疾患」という説明の仕方については後にふれる）。[125]についても、最後から二番目の埼玉医科大学の医師はわかってはいるようだ。

【119】一九七三年、川口武久[35]。《神経痛、椎間板ヘルニア等の診断をされたのですが、一向に回復する気配は見えず精密検査を受けました。検査の結果は「脊髄の手術をする必要がある」と言われ「これで治る、早く治したい」との一念だけであったように思います。ところが、最後の造影剤撮影において何処にも異常が見当らず、手術は中止になり、つけられた病名は「脊髄痙性麻痺」でした。／その日から、病院を転々と彷徨する日々に変わって行きました。何処に行っても頭を抱え首をかしげるばかりで、本当のことは教えてもらえませんでした。》（川口[1989:132]）

【120】一九八二年。《お正月休みに、ある大学病院に行きましたが、四十肩・五十肩という診断でした。／でも、悪くなるばかりで、首も回らないほどになりました。やはりおかしいと、五月、北里大学病院に精密検査のため入院したところ、「筋萎縮性側索硬化症」とのことでした。》（折笠智津子[1986:12]）。折笠美秋は一九八一年に発症、妻が告げられ「家庭医学の本」[27]を読み、医師の説明を聞く。北里大学病院に入院した本人の書に折笠美秋[1989]）。

【121】一九八七年、大川達[53]は健康診断で握力が落ちているのを知る、さらに状態が進み、八八年《六月［…］初めて病院へ――。しかし、検査するだけで、結果は知らせてもらえなかった。／［…］一〇月に［…］

本格的な病院通いを始めた。徐々に四肢の筋力が低下。一三か所の病院をまわっても、病名は知らせてもらえなかった。ほとんどの病院でいやがられているように感じ、いっそう強い恐怖心を抱いた。[…]／数多くの病院を渡り歩くうちに大川さんは、医学書で自分の病名はALSだと知った。》（豊浦[1986:41]）

122 一九九三年。《一二月、T医大神経内科を紹介され受診。頭や頸椎のMRI（核磁気共鳴診断装置）を撮っても異常がなかった。筋電図の結果、運動ニューロン疾患と告げられる。不安になり、いろいろ質問すると、医師はめんどうくさがり、答えるかわりに、S病院やK病院など神経内科のある民間病院の名前を挙げて、「紹介します」と逃げる。／翌九四年三月、S病院に検査入院。ALSと病名を告げられた。本人には病名告知のみで、病状の説明や予後は知らされないまま五月に退院。》（大阪府の六六歳の男性、豊浦[1996:67-68]）

123 一九九五年、後藤忠治[85]。《病院通いが始まる。接骨院、整形外科（二ヶ所）、総合病院数カ所を回りある整形外科医で、「ひじの骨が神経を圧迫している」とのこと。この骨を削り取れば簡単に治ると言う。紹介状をもらい総合病院へ。ところがMRI、筋電図などの検査の結果東北大学付属病院・神経内科へ検査入院。》（後藤[2000b]）

124 一九九五年。《一二月、脳神経外科、内科の医院を受診しました。頭、首のMRI、レントゲン、心電図、神経電動速度の検査を行いましたが、はっきりしないということで、別の病院を（神経内科）紹介されました。／平成八年一月、ここでも同じ検査。もう一つ検査したいのだが、設備がないし、大学の教授とも相談したいので、福島県立医大まで来てくれとのこと[…]／二月、福島医大へ。その結果、「神経の変性による運動神経疾患」[…]咳止めの薬の中に、この病気に有効な成分が含まれているという報告があるので、これでしばらくは様子をみましょう、とのことだったが…[…]／四月、先生が代わり、こんどは東北大学の先生が担当となり、大学病院に入院して検査することとなった。[…]五月二三日、大学病院に入院。

今までと同じ検査を繰り返し、六月四日に「筋萎縮性側索硬化症」と、診断された。》（小野寺［1996:63-64］）

125 一九九七年。指の異変を自覚、ある総合病院の整形外科で「右腕尺骨神経の異常」と診断、翌九八年一月に手術することになったが、会社の責任者から「神経系統の手術は後遺症の心配があるから別の病院で検査してもらったら」とのアドバイスがあり手術を中止、川越市武蔵野総合病院で「血流をよくする治療」を四月から一〇日間、変化がないから尺骨神経ではない。埼玉医科大学で再検査した方が良い。五月一日埼玉医科大学整形外科で診断、《「これは大変に難しい病気です」、「この病気に詳しい先生がいるから大宮自治医大に行きなさい」とＪＡＬＳＡ四〇号を出して「病気の勉強をしなさい」》と言われる。五月二七日、自治医科大学でＡＬＳと診断される。（鈴木将義［1999:20-21］。『ＪＡＬＳＡ』は日本ＡＬＳ協会の機関誌）

126 一九九九年。四月、疲労感、喉の異常、九月、かかりつけ医が甲状腺機能障害と診断、筋力低下、声が出にくい。《一一月：甲状腺機能障害治療薬効果無、病院巡り、耳鼻科、脳外科、総合病院、整形外科、内科…原因不明そして神経内科、とたらい回し／一二月：総合病院の神経内科にて運動ニューロン病、確定診断の為、国療徳島病院へ転院、二〇〇〇年一月：勤務先へ休職願い／徳島病院へ検査入院／二月：ＡＬＳ告知》（大岩［2001］）

次のような場合には、誤診というより偽っている。そしてその行いは、他方では、本当のところを別の人に伝えることによって、間違っているあるいは偽っていることから免れている、と伝える側の人には思われているのだろう。

127 一九八九年、杉山進［**54**］。《脳梗塞の軽いもので、治るにしろ悪くなるにしろ、進行の程度は年単位とのこと。勤めを続けながら通院するようにと診断された。／その後、念のために妻へも話しておきたいから呼んでほしい、と言われる。》（杉山［1998:15］。一九八八年六月に自覚症状、翌年一月の診断）

3

医師から伝えられる／伝えられないこと

この病の診断自体は難しくないはずだ。しかしわからない医師にはわからず、また深刻な病であると考えられるためにALSと告知することがためらわれもするらしく、紆余曲折あってALSであることをようやく知ることになった例をいくつかあげた。

ALSに自覚症状はある。そしてだんだんと進行する。ならばこれは何だろうと思うだろうし、自分はこれからどうなるのか心配にはなるから、聞きたくはなる。同時に、たんに知りたいのでなく、わるい知らせでない知らせを得たいと思う。他方、知らせる側――診断したためにその結果を知っていて、それを言うか言わないかをひとまずは選択できる側であり、そして、事実選択できることは選択してよいことを意味しないのだが、たいていはそんなことを考えない側――は、まずごく簡単に言って、何かは知らせなければならないと思うと同時に、この病が深刻であると考えるために知らせるのをためらう。現実は両者の間で決まることになる。

一つには、その病気がどんなものであるかを、そして（それを知る手掛かりとなるだろう）病名をはっきりとは伝えないこと、ALSとは言わないこと、違うことを言うこと、曖昧にすること、間違ってはいないがそのものでないことを告げること、人を見て様子を見て、徐々に伝えることだ。もう一つ、本人には知らせず、別の人に、多くは家族に知らせる。実際にはこれらが様々に組み合わさり、なかなかに多様だが、よくあるのは、家族には実際のところ（と思うこと）を伝え、予後が深刻であることを伝えるが、本人には別の病名を告げる、曖昧な病名を告げるというやり方だ。本人以外への告知、家族に与えられる位置については後に残す。ここではまず、本人への対し方から見ていく。

医師から比較的あっさりと告げられることもないではない。

128 一九九一年、順天堂大学病院で。《週一回の回診の日がきた。［…］教授が最後に来て私の前に腰掛けて二、三、話をしてから私の病名を話してくれた。教授は、「筋萎縮性……何たらかんたら」と言う。筋萎縮性側索硬化症——一度では、とても覚えきれないような長い病名であった。》(宮下［1996:30］)

ALSはまったく一般的な病気ではないから、病名が告知されただけではそれがどんなものだかわからない。そこでしばらく止まってしまうこともある。宮下健一（長野県）はそうだった。

129 《それを聞いて私は教授に、その病気がどんな病気で、どうなって行くのか聞きもしなかった。私が、そうですかと答えただけだったので、教授もあっけにとられたようだった。／私は、この病気はたいしたことがなく、きっと治ると思っているので、自分でいろいろ心配するより、専門家である先生方にまかせておけばいいと考えている。ただ私のやることは、先生の指示の通りやればいいと思っているのだ。》(宮下［1996:30-31］)

もっと切羽詰まってとにかく医師から聞き出す人もいる。

130 金沢（大分県）は一九九〇年に聞き出す（聞き出さなければならなかった事情については［135］）。《県立病院のN先生の所へ行き、強く迫りました。「本当の病名を教えてほしい」と。農業を続けてゆく上でどうしても知っておきたい、悪い病気なら、それなりの覚悟をしなければならないからと嘆願し、初めて、「筋萎縮性側索硬化症」という大変な病気であることを知りました。》(金沢［1991］。その前のことについては［193］)

他に本人に説明がなされた場合については後で見ることになるが［175］～［177］、その例は少なくとも過去には少なかった。ALSかと聞かれて黙ってしまった医師もいる。

131 一九八九年七月《妻と東京大学病院へ行く。叔母も紹介状を持って、同行してくれた。／簡単な診察を受けた後、私の方から、私の病気は筋萎縮性側索硬化症ではないのですか、と尋ねた。先生は無言。さらに、医学書には治療方法がないと書いてありましたが、優秀な先生たちが研究をしているでしょうから治療方法がまったくないとは思えません。まだ公式に認知されていない方法でもいいですから試してください、とも頼んでみた。しかし、先生の返答は、「この病気には、そんな展望はまったくありません。治療を求めて病院を探し回るのは無駄ですから、やめた方がいいですよ」というものだった。》(杉山[1998:23])

本人に病名がそのまま知らされることは少ない。とはいえたいていは医師も何も言わないわけにもいかないから、何かは言う。

132 杉山進は、一九八八年六月に症状を自覚、医師に尋ねたが答のなかった八九年七月[131]の前、八九年一月には次のように言われた([127]でも引用)のだが、同時に妻には別のことが伝えられる[11]。《脳梗塞の軽いもので、治るにしろ悪くなるにしろ、進行の程度は年単位とのこと。勤めを続けながら通院するようにと診断された。/その後、念のために妻へも話しておきたいから呼んでほしい、と言われる。[…]/私が自分の病気についてほとんど知った後になって、妻が九州大学病院の先生から説明された診断内容を聞いた。私の病気は急激に年をとる病気で、中には五年から一〇年も生きる人もいるが、ほとんどの人は三年以内に死ぬ、と言われたそうだ。》(杉山[1998:15])

もちろん彼は脳梗塞ではない。ただ妻への説明を見れば、「急激に年をとる病気」という言い方をしているが、医師はALSと診断している。本人には言わず、家族にはALSと病名を告げることは多い。そのときその診断は誤診ではないことにもなる。それにしても脳梗塞という言い方はほかでは見なかった。他方、筋肉、神経、運動神経の病気だと言われることは、それはそれで間違いではないのだが、多い[133][134][159]。また「急激に年をとる病気」「老化が速くなる病気」「急激な脊髄の老化」「運動神経の老化」「筋肉の老化が速い病気」「老人性硬化症」といった言われ方もよくなされる[132][135][138]〜[140][177]。

133 《担当の女医さんが来たので、私は病気について相談した。[…]先生は、私の運動神経に問題がおきていると言う。神経だけに目に見えず困ったものだ。》（宮下［1996:29］）。一九九一年、順天堂大学病院で、別の医師に病名を知らされる［128］前に）

［134］奥村敏（大阪府）。一九九一年《一月から岸和田市民病院で受診するようになったのですが、先生は直接病名は言われず、筋肉の神経がおかしいようだとだけ聞かされました。しかし、その時点で既に家内には病名とどういう病気かは告げられていたようで、この時には家内は相当悩み苦しんだと思います。》（奥村［1995］。その後について［152］）

［135］後にN先生から病名を聞き出す［130］金沢は、一九八八年《春、ろれつがまわりにくく、食事がうまく摂れなくなりました。一週間入院して検査し「老人性硬化症」という診断を受けました。どうも腑に落ちないので、ある時、県立病院のN先生に診ていただきました。二週間の入院検査の結果、妻にはALSと病名をはっきり告げられたようですが、私には教えてくれませんでした。》

八九年、《どうにも納得がゆかず、九大で診察を受けましたが、ここでも「老人性硬化症」という診断で、普通の人より一〇年早く年をとるのだという。だから、心の準備をするように、とのことでした。》（金沢［1991:24］）

また「運動ニューロン疾患」「運動ニューロン病」［136］〜［142］［147］［156］［172］、「筋萎縮症」［143］［144］［150］、「神経性の筋萎縮」［145］、「神経原性筋萎縮症」［146］［151］といった説明の仕方があり、「脊髄性進行性筋萎縮症」［144］「脊髄性筋萎縮症」［147］といった言葉もみられる。それらは間違いではない。運動ニューロン疾患という語のある家庭医学書等はある★03。その記述の仕方にいくらかの幅はあるが、例えば、運動ニューロン疾患の中に、(1)ALS＝筋萎縮性側索硬化症、(2)進行性球麻痺、(3)脊髄性進行性筋萎縮症が列挙され、(3)がより症状の進行の遅いものと解説されることがある。また(2)と(3)はALSの部分症状とされることがある。そうした記述がある場合には、ALSと運動ニューロン疾患とのつながり、同一性がわかることがある［136］

[168]。なお球麻痺の「球」とは延髄のことで、球麻痺とは延髄の運動核の麻痺で、嚥下障害、舌の運動障害、構音障害などが起こる。

136 《ＡＬＳと確信したのは、小長谷正明著『神経内科――頭痛からパーキンソン病まで』（岩波書店）を新聞広告で知り、書店へ行き買い求めました。『神経内科』の一三ある章の中から、最も疑わしい「筋萎縮性側索硬化症」の章を読みました。／「[…]ブラック・ホールの理論的発見者で、車椅子の天文学者として有名なホーキング博士もかかっているといわれている。ただし、ホーキング博士は二〇歳ころの発症であり、発症してから二〇年以上になっても指でコンピューターの操作ができて、人工呼吸器を使っていないなど、ＡＬＳとしては早期発症でかつ進行が遅い。特殊なタイプのＡＬＳ、あるいはべつの運動ニューロン病のようにも見受けられる」／運動ニューロン病！　告知された運動ニューロン病と、筋萎縮性側索硬化症とが、実は同一だったのだと確信せざるをえなかった。あらゆる記述が、自分の身に起きていることと、同じでこの時ＡＬＳと確信しました。》（鎌田[199?a]。小長谷のこの著書の一部を[33]で引用）

137 《「問い詰められて、そんなにかわせるものなんでしょうか。」「なんとか、かわしているみたいです。運動ニューロンとか、そういう難しい言葉をつかって。」「難しいことを言って、ケムに巻くわけですね。患者たちはとりあえず引き下がるんですか。」「引き下がっているみたいです。でも、今はすごく情報があるから、自分で調べたりして、ある程度の見当をつけている方もいると思います。》（難病医療専門員へのインタビューより、玉井[2004:115]）

けれども、運動ニューロン疾患という言われ方のためにわからないこともある。小長谷の本を読んでわかった鎌田竹司[136]も、それ以前はわからなかった。

138 一九九二年七月、《あまりにも階段の上り下りがきついので平成五年一〇月一五日から一カ月間、古川市立病院に検査入院。階段を上るのがきつくなったのは、筋肉炎ではないかとの診断でした。専門的な検査を受けるため一二月五日仙台市の神経内科専門の広南病院へ転院、一二日後一二月一七日に結果が出ました。／私と妻を前に医師は、「運動ニューロン病に間違いないでしょう。」運動神経の老化が普通よりずっと激しい病気です。難病の一つですから医療費の負担はありません」脳や脊髄の断層写真などを見せられながら、病気の説明を受けた。／医師は最後にいった。「医療費免除などの説明をしますから、奥さんだけ残ってください」医師は妻に別室で「三年ほどで動けなくなり、長くても、あと五年……」と告げられて平静を装って病室へ戻って来たと後から聞きました。」／その後、総回診のとき、ピクピクと筋肉が跳ねているのを指して「間違いないですねえ」と小声で頷きあっているのが私にも聞こえ、運動ニューロン病とは、そういうものなのかとただ聞いていました。／「運動ニューロン病」を知りたく病院近くの書店に行き、分厚い医学書を開いて「難病」のページを見たが「運動ニューロン病」は、その医学書のどこにも載っていませんでした。》(鎌田[199?a])

139 亀山晴美(岡山県)。一九八一年は《忘れることのできないあらたな運命の始まりだった。この年九月に入院、検査の繰り返しであった日々もCTスキャナーで終わりとなり、病名判明、即退院と決まった。翌日、迎えに来た夫と一緒に、不安と期待を込めて主治医の説明を聞く。／「病名は運動ニューロン症、投薬を続けながら様子を見、月一度の診察をします。残念ながら原因がわからず、はっきりした治療法が確立されていませんが、今わからなくても、研究が進んでいるので必ず判明します。気を落とさないでください。当分は仕事を続けてもいいが、無理をしないで、次の日に疲れを残さない程度にしなさい。身体の機能も体

★03——これまで一一種類の家庭医学書等を見た。「筋萎縮性側索硬化症(運動ニューロン疾患)」「運動ニューロン疾患(筋萎縮性側索硬化症)」「運動ニューロン疾患(筋萎縮性側索硬化症・脊髄性筋萎縮症)」と記されているものもある。ホームページで紹介・引用しているが、さらに調べられ、ALSの人たちについて研究する人によって論文にまとめられるはずである。

力も老人のように衰えていきますので……。頑張ってください」／と、あたたかい励ましを受けた。》（亀山[1987:24]。その後について[165]→[147]）

140 和中勝三[61]は一九九一年《九月に最初の告知を受けました。／私には、急激な脊髄の老化と説明を受けましたが、診断書を見ると運動ニューロン疾患と書いていました。何も知識が無かった私は難病欄を見て、運動ニューロン疾患て書いていないか探しましたが、書いていなかったのでラッキーと喜び、治る見込みがあると信じて、他の病院を転々と診察に回りました。／何処の病院へ検査に行っても先生に質問してもはっきりと答えてくれずに、困ったような顔をしてうなずくばかりで、かえって迷惑そうに感じました。／病院を転々と回っていると、自分でも治らない病気ではないかと感じ始めてきました。／平成四年一〇月に「筋萎縮性側索硬化症」と告知を受けました。》（和中[1999(?)a]）

141 一九九五年に発症し入院した後藤忠治（宮城県）[123]は《医師からALSと告知された記憶は無い。検査入院の時、「運動ニューロン病」と告知されただけです。治療方法が無いと言うだけで具体的な説明はありません。ただこの病気が命にかかわる重大な病気だと感じました。妻は退院の日に告知されたそうで、ずっと後に成ってから話してくれました。どんな気持ちで何処まで説明受けたのか。今も聞いていません。今となっては聞いてもしょうがありません。／しかし、今思うと私はこれで良かったと思っている。》（後藤[2000b]。その後書類からALSと知る[154]）

142 大岩日出夫（徳島県）も運動ニューロン病と言われ、後に別の病院でALSと告げられた。《九九年四月：公私共に超多忙、疲労感、喉の異常。九月：かかり付け医にて甲状腺機能障害診断、筋力低下、声が出難い。／一一月：甲状腺機能障害治療薬効果無、病院巡り、耳鼻科、脳外科、総合病院、整形外科、内科……原因不明そして神経内科、とたらい回し／一二月：総合病院の神経内科にて運動ニューロン病、確定診断の為、国療徳島病院へ転院／〇〇年一月：勤務先へ休職願い、徳島病院へ検査入院／二月：ALS告知》

（大岩［2001］）

こうした言い方がそのままにALSと伝えない伝え方であることは、伝える側にも意識されている。

143 一九七九年、菅原和子（岩手県）［41］は、脊髄の病気のようだと言われ神経内科を紹介され、その日書店で買った家庭医学書の脊髄の病気にALSを見つけ［24］、翌日紹介された岩手県立中央病院を訪れる。《「先生、私は筋萎縮性側索硬化症ではないでしょうか」／先生は少し驚いたようだったが、「いや、違いますよ」と細い目で笑って言った。／「筋萎縮性側索硬化症というのは、アミトロ、ALSとも言いましてね、脊髄のほかに延髄も侵され、物が飲み込めなくなってむせたり、言葉がもつれてくる病気です。あなたは舌の萎縮もありませんし、ちゃんと喋れるでしょ。アミトロではありませんよ。／でも、たしかに筋肉がやせているので、一応〝筋萎縮症〟といっていいでしょう。これにはいろいろなタイプがあって、まだ一回の診察で断定的なことは言えませんが、あまり心配しないでしばらく通ってみて下さい》（菅原［1989:13-14］）

144 菅原を担当した鈴木孝輝（岩手県立中央病院第一内科）。《菅原さんの病気の進行は急速で、四肢の筋萎縮、線維性収縮（筋肉のピクピクした痙攣）が明らかで、運動神経疾患であることは、臨床所見だけで十分診断できました。／しかし、嚥下障害、構音障害、舌萎縮といった球麻痺症状はみられず、腱反射も低下していましたので、ALSの仮性多発性神経炎型かSPMA（脊髄性進行性筋萎縮症）が考えられました。SPMAはALSより予後が良好ですが、運動神経疾患として包括されます。私はALSの患者さんには、初診の時は直接病名を告げず、包括的な意味で筋萎縮症と言うようにしています。また経過にはかなり個人差があることをお話しし、ALSの予備知識を持った患者さんが落胆しないように心がけています。事実、ALSであっても、一〇年以上頑張ってる患者さんが全国には何人もおられます。》（菅原［1989:14-15］）

145 土屋融（山梨県）は一九九一年二月に発症、三月山梨県立病院、八月一日国立王子病院、八月一六日山梨県立中央病院神経内科で診察・入院。二二日《昨日の筋電図検査の結果、神経性の筋萎縮ということ》

（土屋［1993:174］）、九月二五日《昨日は、病気のこととこれからのことについて主治医の先生と話す。大変な難病とのこと、現代の医学をもってしても適切な治療はないとか。愕然として昨夜は一睡もできず。今日も身体が重い。》（［:176］）

146 土屋融を担当した石原修（山梨県立中央病院神経内科）。《ご自身は病名を知っておられます。入院当初よりカルテの上ではこの診断がついていましたが、主治医からは病名は告げられていませんでした。／私どもの病院に転院後、一カ月のお付合いの中で、土屋さんが何事にも挫けず、どんな状況でも堅い意志をもって生きていくことのできる方だということがよくわかりましたので、ご本人に疾患の説明をすることにいたしました。／まだ原因のわからない疾患で、決定的な治療法がないことをお話ししましたが、病名はそのままは伝えず、神経原性筋萎縮症として説明させていただきました。「筋萎縮性側索硬化症」は患者さんと家族にとって、それだけ重い荷物となる病気です。ご家族には病名を告げ、姉上がＡＬＳ（筋萎縮性側索硬化症）協会に入会され、姉上より送られた協会の出版物などを通して、この病名は本人の知るところとなりました。》（石原［1993:4-5］）

147 一九八一年、亀山晴美は運動ニューロン症と医師に言われる［**139**］が、一年後、「脊髄性筋萎縮症」と人に聞き［**165**］、再び病院に行く。《病院で主治医にうかがう。が、あくまでもニューロン（神経）症であり、似ているのは、同じような症状を引き起こしているからだ、難病には違いないので、医療費免除の手続きをする、というご返事だった。／頭の上に馬鹿がつくほどお人好しの私も、さすがにこの回答は鵜呑みにできなかった。》（その後、書類の申請時に病名を知る［**148**］。亀山［1987:25］）

4 書類・カルテから知る

他に、書類の記載から、またカルテの記載から知ることがある。ＡＬＳは特定疾患と呼ばれるものの一つで（第2章6節）、申請して認められると「特定疾患医療受給者証」が交付され、医療費の本人負担分がなくなるか軽減される。その申請・受給に際して病名が記され、それを知ることがある。そこから、また他の書類から、病名、ときにはその予後が知られることがある。

148 一九八二年、亀山晴美[147]。《保健所から送られてきた特定疾患医療受給者証には［…］筋萎縮性側索硬化症という、聞いたことのない病名のゴム印が押されていた。すぐさまこの病名をさぐってみると、なんのことはない、田舎の本屋の医学書にも載っていた。／そこには、死に至るまでの経過が赤裸々に解説してあった。その一字一句が、言い表せないほど胸に刺さった。》（亀山［1987:25］）

149 一九八四年、塩崎清江（新潟県）。《休職のための診断書で、初めて本当の病名を確認した。当初より自分では認識していたつもりだったのに……。愕然とし、目の前が真っ暗になった。》（塩崎［1987:25］）

150 篠原糸美（高知県）は、一九八五年三月、高知医科大学神経科に《行っても、私が一方的に容態を言うだけで、先生は「しばらく様子をみましょう」の一点ばりで、通院する意味がないような気さえしました。」一〇月、精密検査のため再入院。「病名診断のための入院でしたが、検査はすれども、先生方からは何も教えてはもらえませんでした。退院の日が迫っても、病名はご主人に話してありますから、とのお言葉でした。私は、自分の病名を知り、病気を理解して生活したいと渋谷先生に訴え、無理にお願いしました。別室に呼ばれ、病名は「筋萎縮症」、現代の医学では特効薬もなく、治療法もない難病であると知らされました。すでに覚悟していたこともあって、病名を聞いても、「ああ、やはり」という気持ちで、さほどの驚きはありませんでした。［…］二週間後に退院しました。》（篠原［1990:22-23］）

《「筋萎縮性側索硬化症」という正式な病名を知ったのは、退院して一週間ほど後のことでした。ある日、県の保健機関から一通の封書が届き、開けてみると、特定疾患（＝難病）認定通知書が入っていました。その病名欄に、「筋萎縮性側索硬化症」と書かれていたのです。幸か不幸か、その頃テレビで三度もこの病気のことが取り上げられ、それを見た私は、病気の恐ろしさと一部始終を知ったのでした。なぜだか、涙をぼろぼろ流しながら、テレビを見たのを覚えています。》（[:8]）

151 一九八九年、杉山進[**132**]。《市立図書館に行き、係員に医学書を出してもらう。九州大学病院に入院する時に書いてもらった診断書の病名と、生命保険会社に入院手当金を請求する時に書いてもらった証明書の病名を頼りに、目次を調べた。診断書の病名は「神経原性筋萎縮症疑」、証明書の病名は「運動ニューロン疾患」である。》（杉山[1998:22]）

152 奥村敏[**134**]。《検査の結果自体も先生からはっきりした説明もなく、医療費が無料になるので、特定疾患と身体障害者手帳の申請をするようにと言われ、申請することになったのです。そして特定疾患受給証が来た時に、家内にしてみれば病名は私には隠していたために、どうしようかと思い悩んだものの、いつまでも特定疾患受給証を見せない訳にもいかず、その時に私は正式な病名を知ることになったのです。そしてその特定疾患の病名欄には、筋萎縮性側索硬化症と書かれてあり、「ああ、やはりそうだったのか」と思いました。》（奥村[1995]）

153 妻はこのことを次のように言う。《特定疾患医療受給者証の申請ということから主人に病名を知らせざるを得ず、悩んだのですが仕方ありませんでした。もちろん受給者証を見せただけで私は何も知らないふりをしていました。でも主人は自分なりに調べて病気のことは知っていたようで、その時も特に驚くようなこともなくいつもと変わりなかったのです。私が先生から病名を告げられていることを話したのは最近で、在宅療養に移るにあたっていろいろな方とお話をするようになってからのことです。》（奥村[1995]。奥村は一九九〇年に発症、一九九一年にこうして病名を知る。九三年に人工呼吸器を装着、九九年に逝去）

154 《平成七年春発病してはじめて、自分が筋萎縮性側索硬化症と知ったのは平成八年一二月に届いた特定疾患医療受給者証からでした。》（後藤[2000b]。[**141**]に続く文章）

155 塩崎清江（新潟県）は、一九八四年《休職のための診断書で、初めて本当の病名を確認した。当初より自分では認識していたつもりだったのに……。愕然とし、目の前が真っ暗になった。》（塩崎[1987:52]）

156 一九八六年頃、東御建田郁夫[50]。《実は、まだこの時点で私にはALSのことは知らされていなかった。障害者手帳には「運動ニューロン病」と記され、正確な病名がわからないようにしてあったり、特定疾患認定証は妻が持っていて、私の目には触れないように気を配っていたからである。》（東御建田[1998:23]）

157 平山真喜男（宮崎県）も、一九九〇年六月に埼玉医科大学附属病院神経内科で家族がALSの病名告知を受けているが、本人は、その二年半後、一九九三年一月宮崎県立宮崎病院神経内科を受診したとき、保健所に提出する診断書でALSと知った。（平山[2002]。その後について[306]）

病名だけでなく、書類からこの病の行方を知ることになる場合もある。

158 医師にALSかと聞いて答のなかった[131]杉山進は翌月、一九八九年八月《とりあえず難病の申請だけはしておこうと、保健所へ行く。担当者に病名を告げ、申請用紙をもらいたい旨を伝える。……／車の運転席に戻ってから、申請書類を見て驚いた。／「構語障害」「嚥下障害」／「呼吸障害」／など、予想もしていなかった症状の項目がずらりと並んでいる。即座に、死が近いことを覚悟した。その瞬間、頭に浮かんだのは、「親はなくても子は育つ」という言葉だった。／その後は、胸につかえていたモヤモヤが落ちてすっきりした気分になり、東京大学病院で受けたようなショックはなかった。》（杉山[1998:24-25]）

そしてカルテから情報が漏れることがある。

159 川合亮三（長野県）[73]は一九七一年に症状を自覚し、「軽い脳軟化症」（N病院）「小脳の機能不全症」（T大学付属病院神経内科）と言われる。再度T大学付属病院を訪れた時にはそれは否定され「運動神経の病気」だと言われ、K大学付属病院に検査入院し、《運動神経が冒されてゆくために、筋肉が萎縮する結果、言語障害や手足の運動機能がそこなわれるものである》（川合[1987:43]）と説明される。

《本当の病名は、患者の耳には入ってこない。しかし、今まで診療をしてくれた数多くの医師の目の色から、不治の病と悟っている。／カルテをちらっと眺めたとき、筋萎縮××硬化症と読めた。×××のところがメモ用紙に邪魔されて、全部は読めなかった。》（[:6]）

160 中島貴祐[39]は一九七七年に発病。《私は病名を告知していただけませんでした。私が病名を知ったのは、発病して四年目に入院の診察の時に、カルテの表紙にＡＬＳと書いてあったのを見たからです。／それから、テレビでこの病気のドキュメンタリーやドラマを見て、病気の進行が分かりました。／私は病気のことが徐々に分かり、とてもとてもショックでした。自殺の方法を考えたりしていました。／患者には病名を知る権利があります。どうか、患者が希望したら告知して下さい。お願いします。》（中島[2001a]）

161 小林富美子（新潟県）[47]が知ったのは一九八四年頃。《偶然カルテから病名を知り医学書を見ました。原因わからず、治療法なし、二、三年の命と書かれており、あまりのむごさに、三日間床に伏し、枕をぬらし、涙が枯れるまで泣きました。》（小林[1991:34]）

162 鈴木淳（宮城県）は一九九四年《三月主治医の斉藤助教授にＡＬＳ（筋萎縮性側索硬化症）であることを告げられる。／そんなことは二年前からカルテを盗み見てすでに分かってることだ、治らぬ病気と知りこの二年間必死で生きて来た、今更告知されても私は驚きはしなかった。》（鈴木[1997]）

そしてこんなこともあるらしい。

163 川口武久[23][35][119]は一九七八年頃、《発病から五年目、遂に病名を知ることができたのです。そこは、難病専門の病院に変わろうとする診療所でした。主治医は私に「治る」と言われ、暗示をかけて一時的に回復に向かった時期を経て、私の目の前にカルテを置いて行かれたのです。気が咎めましたが、恐る恐る見せてもらったのです。そのカルテには「運動ニューロン疾患ＡＬＳ」と記入されていました。初耳の病名です。聞くに聞けず、こっそりと医学書を調べて見ました。／「変性神経疾患で進行性、原因は不明、治療方法は全く無く予後は不良、発病から三、四年の命である」と記してあり難しい解説は分かりませんでしたが、まさかこれほどの難病だとは思いもせず、身体が深く沈んで行くようでした。いくら早期に発見しても成す術も無く、ただ死を待つだけの病気に思えたのです。これでは簡単に病名を教えてくれないはずです。／このように直接では有りませんでしたが、家族よりも早く知るところとなり、余りの残酷な宣告に家族には黙っていることにしました。》（川口［1988→1989:133］）

5　医療の方からでなく知る

結局、病院では病名がわからないこともある。また病名は医師から直接、あるいは間接に聞いたとして、それだけで何がわかるというものでもない。正確なあるいは不正確な病名を手掛かりにして、あるいは医療側からの情報の提供のないまま、自力の部分を足してより具体的なことを知ることになる。様々な経路を通って、紆余曲折を経て、だんだんと、あるいは突然——すこしずつ感づきながら、しかし衝撃的なのは一度ということも多い——病気のことを知ることになる。

自分で調べてわかることもある。今ならインターネットで検索すれば様々な情報が出てくる。実際インターネットで知った人もいる。

164《小出喜一さん（五二歳）は四年前に、ALSを発病した。病名不明のまま、自身で自覚症状などから世界中のHPで検索などしながら、自力でALSだと知る。》（小出［2001:4］）

このような知り方は——様々に生じる誤解を含めて——これからもっと増えるはずだ。私が書いていることの本や、それと連動させて作り公開しているホームページのファイルも使われることがあるだろう。知られることを意識せざるをえずに私は書いているし、知られても大丈夫だと思うから書くことができてもいるし、知ってもらうためにも書いている。
　そしてもっと直接に、人から聞くことがある。
165 亀山晴美は医師からは運動ニューロン症と言われた[139]。《自宅に戻った私は、入院の疲れをいやす間もなく、普段の生活に追われ、先生の言葉も深く考えずに聞き流してしまって、わが身を返り見る余裕もなくすごした。／フッと気がついた時、階段をはって昇っていた。退院後一年、病魔は確実に身体を蝕んでいたのである。[…]／打ち消しても浮かんでくる不安から、近くに来ていた健康器具の試用会に行ってみた。意外にも、販売員から病気の内容と行く末を聞かされるとは……。／「これは治らん、早くて一年そこそこ、二～三年で死亡と書いてある。奥さん若いんで何とかせんと大変だ」／家事と育児に専念しつつも、どこか心は別のところにいた。先行きに対する不安は、いつか私を泥沼の中へ引きずりこんでいた。ぎりぎりの状態の中で何かをつかもうと専門書をあさる。ウソであって欲しいと。運動ニューロン症で調べたから出ていないので、脊髄性筋萎縮症が病名だったのだ。症状もピッタリ一致する。難病に侵されていたとは……。先生にはっきり問いただささなくてはならない。》（亀山[1987:24-25]。医師からはふたたび同じことを言われる[147]）。
166 宮下信一はALSと医師から告げられたが[128]、それがどんな病気かを聞かなかった[74]から、わからなかった。どうやら大変な病気らしいと思ったのは人から聞いてのことだった。《あるところで見知らぬおばさんに、妻といっしょにいたところを声をかけられた。そのおばさんによると、私の歩く姿を見て、おばさんの親戚にちょうど私と同じような病気の人がいて、その人はいつも何かを引っぱったりして、部屋の中で一生懸命に運動していたそうだ。ちょうど今の私の状況と同じようだ。私は、それからどうしているかとたずねたら、その人は、いとも簡単にずいぶん前に死んだと答えた。／それを聞いた私は、後頭部をいきなり何かでなぐられたような衝撃を受けた。》（宮下[1996:50-51]）
《ある人に、また言われた。その人の親戚にちょうど私と同じような症状の人がいて、よくにていると言う。

そこで私はよせばいいのに、その人はどうしているかと尋ねたら、いとも簡単に死んだというではないか。そこで私は、ガーンとした衝撃を受けてガク然とした。これで二度目になる。なぜか私の心にポッカリと大きな穴があいたようで、しばらく埋まりそうもない穴になってしまった。／私の頭から死という言葉が離れない。このままだとこびりついてしまう。》（[:56-57]）

そしてさらに多くの人は本を読むことになる。手元の本を調べたり、書店で買ったり、立ち読みしたり、図書館で調べたりする。自分自身の状態から、また部分的な知識に基づいて知ろうとする。そこに書かれていることは様々であり、変化してきてもいるが、おおむね悲観的であることを第1章で見た。

167 東御建田郁夫[50]は、一九八六年、病院の神経科を紹介されたので、《帰宅してから『家庭の医学』を取り出して調べてみた。神経系の病気を順にあたっていくと、たくさんある病名のなかで、たった一つだけ該当するものがあった。／「この病気は進行性で発病して五～一〇年で呼吸困難に陥り、やがて死にいたる……」、ここまで読んで愕然とさせられた。／「そんなアホな！」――スミからスミまで何度も読み返してみたが、他に該当する病名は見当たらない。当然のことながら心理的な拒絶反応が働き、否定するための材料を必死で探している自分がいた。》（東御建田[1998:19]、[30]でも引用。医師は病名を知らせず、書類にALSと記載されるが、妻は夫の目にふれないようにする[156]）

運動ニューロン疾患という語がALSとつながることもある[136]――次にみる杉山の場合には「予後不良」という素気ない表現はそのままには伝わらなかったのではあるが。

168 脳梗塞だと言われたこともある[132]杉山進は、医師から聞いたのでなく、証明書に「運動ニューロン疾患」という語を見つけ出し[151]、一九八九年に本を読む。《〃運動ニューロン疾患〃という項目が、私の目に飛びこんでくる。夢中でそのページを開くと……、あった。病名は「筋萎縮性側索硬化症」で、症状はそれまでの私の症状とまったく同じ。自分がこの病気であることを、確信した瞬間だった。／だが、これまでの私の症状と同じことしか書いていない。後は、「予後不良、治療方法がないため国の難病に指定されていて、申請をすれば医療費がただになる」とだけ書かれている。/〈予後不良〉だけではどういうことか分からない。もう一冊本を出してもらって調べるが、やはり同じことしか書いてない。/これ以上何冊調べても同じだと思い、そのページをコピーしてもらって、家に帰った。/結局病名だけは分かったものの、こんなに恐ろしい病気だとはまだ気づかなかった。治療方法がないと書いてあっても、現在の医学の急速な進歩に、医学書が追いつかないということは十分考えられる。》(杉山[1998:22-23])

またALSという病名を、多くの場合は家族経由で知った後、本を読む。

169 《発病一年半経過した頃、次第に左手が鷲手状になった(妻が主治医の先生から病名を告げられる)。/盛岡市内の書店で二冊の医学書(神経疾患・神経筋疾患ハンドブック)を買い求め、自分の病気の概略を知る。》(佐藤勉[1991:19])

170 橋本みさお[48]が本を読んだのはすぐにではなかった。彼女は当時の住まいに近かった東京大学附属病院に通うのだが、結局わからずじまいで、次にやはり近かった順天堂大学病院にかかった。そこにたまたまいた医師がALSの研究者だった。《精密検査は、三週間ほど。結局、外科的な要因は、見つからず、専門医の帰国を待って、ALS(筋萎縮性側索硬化症)の、診断を受けた。末期ガンの告知と同じだからと、主治医は、夫に口止めしたらしいが、五分もたたない地下の食堂で、「先生はなんて?」の問いに、「筋萎縮性側索硬化症という筋肉の動きが、悪くなる病気らしい」と教えてくれた。「ふぅーん」と、答えた私は、退院の嬉しさと、病名がわかった安心感で、病気に対する興味は、失せていて、頭中、娘だらけの生活に戻ったのです。/[…] 病名は知らされたものの[…]雑事に追われ、週三回の注射の時以外、忘れていたのですが、一〇日ほど過ぎたある日、いつもの注射の後、幼稚園のお迎えには、少し時間があったので、自宅と病院の、ほぼ中間にあった湯島図書館で、時間を過ごすことにしました。まさかそこで、人生最大のショックを、受けることも知らずに。》（橋本［1997c］）。こうして彼女は、「予後は悪く五、六年で死亡」と書かれた医学書［29］を読むことになる）。

医師が雑誌や本を渡すこともある（他に雑誌により病名が知られた例として［90］）。

171 鈴木将義［125］の続き。埼玉医大整形外科の都築医師が《ＪＡＬＳＡ四〇号を出して「病気の勉強をしなさい」と本をくれました。裏表紙に「日本ＡＬＳ協会筋萎縮性側索硬化症と共に闘い、歩む会」とあり、初めて病名をしりました。／図書館での事前知識はあったので「やっぱり…そうか」とショックは受けませんでしたが、本によって患者自らにより、病名を知るという「先生のやさしい思いやり」に心から感謝しています。》（鈴木［1999:20］）

172《Ｈさんは初診の病院ではなにも言ってもらえず、その後受診した大学病院で一ヵ月の検査入院後「原因がわからない。要は運動ニューロン疾患。変性疾患」と言われた。Ｈさんは、運動ニューロン疾患や変性疾患という言葉の意味がわからず、その説明を求めたが答えてもらえなかった。とにかくその場で「特定疾患の申請をしてください」と言われた。その後通院するなかで徐々にどんな病気かということがわかりかけてきたとき、医師からＡＬＳ協会のケアブックを取り寄せるように言われる。医師は「リハビリの項目だけ、筋肉の訓練だけやってください」と言った。しかし、そこにはＡＬＳについて「ずっと説明が書いてある」。気になって、それについて尋ねても、医師は「Ｈさん、そんなに重症じゃないから。そっちは参考にされなくていいですよ」と説明した。その時、Ｈさんは「そしたらわたしは治る病気かな」と感じたという。》（清水他［2001］。文中の「ＡＬＳ協会のケアブック」は日本ＡＬＳ協会編［1991］、その改訂新版が［2000］）

6 伝え方

ここまで、医師が言わない、少なくともはっきり言わないのを見てきた。逃げている、もっときちんと伝えたらよい、もっと上手であってほしいと多くの人が思う。そしてその不満は、実際にはひどく困難な病であると判断していることを隠し、この病についてわかっていることを十分に伝えないそのあり方に対するものだけではない。

173 土居喜久子が症状を自覚したのは一九九〇年二月。五月一四日大分県立病院神経内科で一〇万人に一人のたいへん難しい病気という診断を受け、夫の巍には筋萎縮性側索硬化症という病名が告げられた（土居・土居［1998:220–221］）

《大分で一番権威ある神経内科の先生を紹介されて、診察を受けたのが平成二年五月一四日でした。／一人で行ったので詳しくは話されませんでしたが、「お気の毒ですが、宝くじに当たったと思ってがんばるように」と言われ、何が何だか分からないまま、ただ事ではないと直観しました。／後日、主人が呼び出されてお話ありました。》（［:112］）

174 関正一（東京都）。《私の発症診断は、Mという病院です。悔しくて、涙が止まらなかった。やっとの思いで家に帰った。担当の先生から、もう治らないと言われ、「あとは般若心経でも唱えていなさい」と言われた。悔しかった。これで先生と私の信頼関係がなくなった。》（関［2001:44］）

本当にこんなことを言うのだろうかとさえ思えてしまうのだが、少なくともこのように本人には聞こえ、受け止められたのは事実だ。医師はもっと上手になればよいということだろうか。そのようにも受け止められようし、あるいは上手になる見込みがないことを示しているようにも受け取れる。本や機関誌を渡して読むようにというのは［171］［172］、自らの仕事を他に委ねてしまっているように思える。いや実際その通りなのだ。しかし、時間がないのでそうしたのだろうが、時間があっても適性がないのなら、かえってその方がよいのかもしれないと考える人もいて不思議でない。

本人がはっきりと説明することを求め、医師がそれに応じた（応じざるをえなかった）少ない例として、ベン・コーエンの場合がある。彼は一九四五年にシカゴに生まれ、七四年に来日、七八年に福井県に移り住み陶芸家となる。

175 《ベンさんが左上肢の脱力を自覚したのは一九八九年三月頃でした。その後、その程度は徐々に進行し、下肢の方にも筋力低下がみられるようになりました。四か月後の七月一五日、福井県立病院を受診し、筋萎縮性側索硬化症と診断されました。この時、ベンさんは診察にあたった宮地医師に告知を強く求めました。／病名を知らされた時、同伴していた夫人もろとも転倒するほどのショックを受けました。／その後しばらくは呆然自失の日々が続きました。当時の夫妻を知っている友人の窪瀬さんは、「もうそれ以上二人で持ちこたえられるような状態ではなかった」と言っています。告知された直後の気持ちをベンさんは日記に次のように書いています。

七月一六日／昨日は不安になるような出来事が引き続いて起こった。身辺の整理をすることが大仕事のように思えた。死を迎えるということの現実的な局面に対処しなければならない。／不思議なことだが、健康で長生きできる人たちを羨む気持ちはない。昨日は英語を習いに来る生徒が美しく見えた。彼女たちの顔を覗き込みたくなるほどだった。教えることに集中するのが難しかった。しかし再び恐怖感に襲われた。》（ベンさんの事例に学ぶ会編［1994:13-14］）

自分のことは自分で知らなければならない。彼はそう思っていたようだし、医師の側も、西洋の人はそんな人たちであるらしいことを知っていたから、伝えたのかもしれない。彼がその後のことをどのように考えて九二年までを生きたのかについては、右記した本に記されている。［506］でもすこし引用する。

近年になると次のような告知のされ方もなされているところがある。

176 佐々木公一（東京都）［20］は一九九六年春に症状を自覚、府中神経病院で《一一月、筋萎縮性側索硬化症との告知をうける。神経病院一〇階、小さな会議室。主治医、看護婦、看護婦長、ソーシャルワーカー、リハビリ担当者、それに妻と私。この時点では、事前に医学書などを読んでいたこと、とはいえＡＬＳの進行性をリアルには思い描けなかったこと、学生運動の中でだが、「死に直面」というような経験があったこと、などの理由から、あまり大きな動揺はなかった。しかしその直後の主治医と担当看護婦のやさしい言葉には、つい泣けてしまった。車やバイクで走っている時、長男とジョギングもキャッチボールもしてやれなくなるのか、と思った時、涙が止まらなくてこまったことが何回もあった。》（佐々木［2000］［2000-a（52）］）

本書で今までずっと見てきたのは、（同じ病院であっても）個々の医師によって異なる、とともに類型的な、そして同時にその場しのぎの対応だった。その中で本人は様々に右往左往しながら、わかっていく。しかも第1章で見たところでは実際より悲観的な予想を得ていく。知らされる内容や情報源や経路や順序を分けていけば、ずいぶんな数になってしまう。それをなんとか整理しようとしたが、個々の人に即しては番号をたどり記述を前後しながら見てもらうしかない。そして、こうした混乱の中で、なにがしかの予感、感触を得ながらどこかでそれが決定的になることがある。たとえば次は、さんざん各所を回った後、病名を告げられ一定の説明を受けたらしいのだが、しかしいよいよのことと受け止めるのはそのさらに一つ後だったという例だ。

【177】松本茂［45］は一九八四年《四月四日、東大医学部整形外科を経て、同神経内科へ。井原先生から、はじめてこの病気の疑いがある旨、告知を受けた。発病以来一〇か月目にして、やっと病気の正体がおぼろげながらつかめたのである。その間、たずね歩いた病院や整骨院は、実に一六か所にものぼっている。／井原先生は、久しぶりに旧友にでも会うような笑顔で迎えてくださり、「この病気はぼくの専門分野だ、筋肉の老化だから治りませんよ」と言われた。先生のお顔が余りにも明るく、その時は、こんなひどい病気だとは思わなかった。／ただ、治らないことだけはわかった。それでも足がちょっと突っぱる程度で、こんなに元気だから、これで本当に死ぬのかと疑問に思った。そして井原先生から秋田中通病院の滝田先生を紹介され、

精密検査の結果、はっきりと病名が確定した。それ以来、自分に残された短い人生をどう生きるかを考えるようになった。》（松本［1987:34-35］）

《私は昭和五八年に発病し、転々と多くの病院をたづね、東大の井原先生から、とてもにこやかに「この病気は別名老人病とも言われ、治りません」と告知された。／私はこんな残酷な病気があることを、全く知らなかった。信じられなかった。再検査を受けた。やがて私は早々と、人生の整理をすることができた。今思えば如何に告知が大事なことであったかと、感謝している。》（松本［1991:12］）

こうして知ることになった本人たちは告知をどう考えているのか。そのことについて記す前に、ここまででふれなかったもう一つの契機、家族には別に伝えるというあり方とは何なのかを見ておく。

7 家族が知らされる

本人でなく家族に、事実により近い（と思われている）ことが知らされることについて、――それをどう解するかは後に残しながら――いくつかを記す。次に、ともかくも知ることになった本人たちがそれをどう受け止めたのか、そして知らされることをどのように望むのか、その人たちの書いた文章を紹介する。

これまで入手できた単行書として最も古い本には次のようにある。

178 著者の母親は一九七四年、七七歳のときに自覚症状が現れ、一九七六年の春、七九歳で亡くなった。著者は一九七五年にALSと知らされる。《この日、私ははじめて母の病名を知らされた。筋萎縮性側索硬化症――通称アミトロ。B大小林医師に一度挨拶をと、ご自宅を訪れたところ、家族にだけという前提で診断を明かされたのだ。［…］口、手足から体全体が動かなくなるのを待つばかりだが、頭と眼の機能だけは残るから、壁に大きな文字を貼って視線で追えば意思伝達は可能である。人工的に食事、呼吸を施せば二、三年は命を長引かせ得る。》（鈴木千秋［1978:57］。一部を［3］に引用）

本人はALSであることを知り、「日本安楽死協会」に登録した最初の人だという。そしてこの本にはすでに「延命」を目指す医療（という医療の側自体の了解）・対・患者本人の意志という図式がある。鈴木のこの本（『平眠』）は第6章2節で取り上げる。

家族がまず知らされる、あるいは家族だけに知らされる状態はこの後も長く変わらない。第1章に引用した［3］から［21］の一九例中の一四例が家族に対して知らせている。その家族の多くは配偶者だが、ときには次のような場合もある。

［179］一九八一年、土屋敏昭は山形大学附属病院に入院する。《一週間もすると検査が始まった。心電図、脳波、筋電図、血液検査と、ありとあらゆる検査をしたのち、検査は「家族を呼べ」であった。「それでは家内を呼びます」と言ったところ、「誰か男の人はいないか」と言われ、「これはただごとでない。きっと命にかかわる病気に違いない」と思うと、その夜は一睡もできなかった。》（土屋他［1989:21］。その後本を読む［25］）

知らされることで混乱する事態を避けようとして、それで本人が避けられ、さらに妻より男、ということだろうか。あるいは「責任者を呼ぶ」ということもあるのか。これらもまたなぜ家族なのかという問いへの答に関わるだろうが、さらに、家族でもない人が呼ばれる例もある。そう大昔ではないのに、信じられない人にはまったく信じられないかたちの告知が行なわれることもある。

［180］一九八六年、東御建田郁夫［167］は大阪府の某国立病院で《この次には、会社の上司を伴って来院するように告げられた。［…］数日後、医師の要請通り上司と妻に伴われて再度国立病院を訪れた。すると驚いたことに診察室に呼び込まれたのは妻と上司のみ。私は独り待合室に残され、ますます悪い予感が胸をよぎった。》（東御建田［1998:20］。［…］の間に『家庭の医学』を読む［30］）

それでもほとんどの場合、告げられる他人は家族であり、その多くは、ALSが発症する年齢も関わっていようが、配偶者である。そして告げられる人は、本人ではなく家族であっても、あるいは家族だから、衝撃を受けることになる。

181 長岡紘司[37]は一九七八年頃に妻が知らされる。《「あと二〜三年の命です。芝居をしてでもご主人には知られないように。」ALSの告知を受けた妻の頭の中が真白になり、帰りの道すじも覚えていない程絶望の中、自宅に戻ったといいます。》(長岡[1991:10])

182 一九七八年七月。夫が《虎ノ門病院に入院。種々検査の結果、家族の人に話があると言われ、ハッとする。私一人で話を聞く。難病で脊髄性進行性筋萎縮症とのこと。ピンとこない。難病……治るのかしら?これからどうなるか、ボーっとしてしまう。》(関根[1987:188])

183 一九九二年、加藤誠司は妻の加藤郁子がALSだと医師から告げられる。《この病気は、難病中の難病と言われるほどの、不治の病であると言うことも、初めて知りました。/この病気の告知を、当時の担当主治医の先生から聞かされ、説明を受けた時には、病気そのものが進行性である為、年齢的にも三五歳と言う若い年齢と言うこともあり、良くて二年悪くて半年位が、一定の期間であると思ってください、死を免れない病気であると聞かされました。/私は頭の中が真っ白になり、その闇の中へ放り出されたような状態になった事を、今でも鮮烈に思い出します。》(加藤・加藤[1998:5-6]。その後については[189])

そしてその家族は、本人に知らせるかどうかを迷うことにもなる。なかにはそのまま本人に知らされることもある。橋本みさお[48]の場合がそうだった[170]。ただ、彼女はその病名がすぐにはその「予後」の予測に結びつかず(たんに病名を知らせるだけではそれは正しい意味での告知ではないとされるから、それは正しい意味での告知ではなかったということになる)、その後、図書館で本を読んでALSのことを知る[29]。

184 《帰宅した夫に「本当に五、六年なの?」と聞けば、「そんなところだ」と言う。「何故教えたの?」と責めれば、「隠し通せると思わなかったから」と答える。当時は、何とも思わなかったけれど、後々、落ち着いて考えたら、二、三ヶ月は、悶々と悩むのも、夫の基本ではないのかなぁ。》（橋本［1997c］。その前後は［222］に引用）

だが多くの人はひとまずは隠す、そして言うか言うまいか迷う。そしてときには隠しつづけようとする。

185 鎌田竹司［64］［136］に《医師は最後にいった。「医療費免除などの説明をしますから、奥さんだけ残ってください。」医師は妻に別室で「三年ほどで動けなくなり、長くても、あと五年……」と告げられて平静を装って病室へ戻って来たと後から聞きました。》（鎌田［199?a］。［138］でも引用）

186 鈴木康之は妻がALSであることを一九八九年三月、関東逓信病院で知らされる。《まさに青天の霹靂だ。脳天を金槌で叩かれたようなショック、これから一体どうなるのだろう。今より悪化した時のことは想像もできない、又、したくもない。／これからどのように生活をしていくか、頭の中は真っ白けになる。／鞆にはいつ、この症状のことを告知するのか、自然に解かるまで放っておくか、いや、今日、それを告知して、療養に専念させた方がよいのか、全く判断がつかない。／夜は、全く寝ることが出来なかった。》（鈴木康之［1993:43-44］）。その後、九一年一二月に呼吸が止まり亡くなるまで、病名を知らせることはなかった。

八九年七月、順天堂大学病院の《水野教授との会話の中で「元のように治るのは無理でしょう」という一言にすごいショックを受けたのか、鞆は涙が止めどもなく出て泣きじゃくってしまう。可哀想で、可哀想で……。私は、いたたまれなくなってしまう。》（［:92-93］）。同月、《私が水野教授にお願いしたとおり、丁寧に鞆の「症状」について話をされた。この時も教授は鞆の病名である「筋萎縮性側索硬化症」の疑いがあるとか、外国名の略称の「ＡＬＳ」という言葉の使用は避けてくれた。》（［:100］）。九〇年五月、《鞆も「筋萎縮性側索硬化症」であることはうすうす知っていると思うが、医学書を読んでいるわけではないので、予後が芳しくないということは、多分知らないと思う。》（［:194］）

187 一九九一年、奥村敏［134］［152］の妻は岸和田市民病院でＡＬＳと告げられる。《告知により希望をなくした私は、主人や子供のことを考えると悲しくなるばかりで、こんな事なら一層のこと三人で車に乗っている時に何かの事故にでも巻き込まれてしまえばいいのにとさえ思ってしまいました。今思えばとんでもないことを考えたものだと反省していますが、その頃の私は二～三年で主人が死んでしまうかも知れないという不安ばかりで、前向きに考える余裕さえなかったのです。でもいろいろと考えているうちに主人に本当のことを言って、これからどのようにすれば良いかを相談してみようかとも思ったのですが、それは私自身の苦しみを二人で分けて半分にすること、つまりその半分を主人に押しつけることになり、それで自分の気持ちを楽にするのはずるいことだし、逃げてはいけないと思ったのです。だから絶対に言わずにおこうと心に決めました。》(奥村［1995］。この後の記述は［153］、本人の告知についての考えは［234］)

知らせない場合もある。それで知らない場合もある。ここに紹介しているALSの本人たちは自分がALSと知っていて書いているのだから、今は知っている。しかし実際には、知らされていない人はたくさんいる。ただ、知らされなくても、少なくともなんとなくは、わかることもある。

188 東御建田［180］は《数日後、医師の要請通り上司と妻に伴われて再度国立病院を訪れた。すると驚いたことに診察室に呼び込まれたのは妻と上司のみ。私は独り待合室に残され、ますます悪い予感が胸をよぎった。／ややあって診察室から出てきた妻の目は真っ赤に充血していた。もうそれだけでどんな話があったのかは容易に想像がついた。》(東御建田［1998:20］)

一九九二年に夫が病名を告知された［183］加藤郁子は九七年に亡くなるのだが、夫は最期まで妻にALSだとは言わない。このことについては次のように書かれる。

189 《妻の病気は、癌のような病気と違って、数パーセントの生存の可能性もない、決定的に死を宣告する病名ということもあり、本人には知らせずに希望を持たせる対応にしたのでした。／私は正直言って、妻に病名を宣告して、早くから生命維持装置を付けても、最終的には心臓だけが動いている状態となり、身体は植物状態で意識は変わらずと言う苛酷な生存となってしまうことも考慮しました。／最終的には、本人の苦痛等は全て相手に意思伝達することも出来ない状況で、過ごすしかないと言う事例を、いくつか見聞きしましたので、大変悩みました。》（加藤・加藤［1998:184-185］）★04

そして妻は知らなかったと書いている。ただ次のような箇所もある。

190 一九九五年九月一六日《夕方のニュースで、車椅子の天才結婚すると報道されたのは、宇宙物理学者のホーキング博士だった。私と同じ病気だけど、病気になりはじめ、外で遊べないので、子供のときから本読んだり勉強して、アインシュタインからホーキングまでと言われる程の博士になったという。［…］（私はこのときに、郁子の病気は少し違うんだよ、と言いました。数パーセントでも希望を持たせたかった。多少安心した様でした。［…］）》（加藤・加藤［1998:88］。加藤郁子の文章の後の（　）内は夫の加藤誠司の文章。「病気になり始め…」の記述は実際［**34**］とは違う）

191 加藤を診た医師（横須賀中央診療所所長）は次のように言う。《加藤郁子さんのところへ行くたびに、病名や病気の今後についてお話ししなくてはという思いにかられました。筋萎縮性側索硬化症という、進行性で死は避けられない病気ですが、それを先に延ばしながら生きることができます。現に、手足が動かせず、声も出せず、ものも食べられず管から流動食を注入しつつ、呼吸も機械の力を借りながら、わずかに残された額の動きでパソコンをあやつり、ものを書いたり、多くの仲間と通信したりしている人もあります。／郁子さんには、原因不明の難病であり、現代の医学では治療法がないことが初めに告げられただけでした。後は、病名やこの先どうなるかという質問もありません。手足が動かせず、ものも食べられなくなり、病気がどんどん進んでいるのは、いやというほどわかっているはずです。いまさら、病名を聞こうが聞くまいが関係ないと思われていたのでしょうか。／それより、その日その日を楽しく過ごすことを大切にされていたようでした。》（春日［1998:19-20］）

192 加藤宅を訪れていた訪問看護婦の記述。《ご家族の希望で病名は告げられていませんでしたので、ピリピリとした緊張の中で訪問看護を開始しました。／当初は郁子さんの本当の気持ちはどうなんだろうかと悩みました。いろいろな関わりの中でも病気についての質問はありませんでした。今までの経過の中、徐々に動けなくなっていく状況から多分ご自身の病気を察していらっしゃったのではないかと思います。》（松浦［1998:21］）

むろん、多くの深刻な病について、例えばがんをめぐって、こうしたことが頻繁に起こっている。それは深刻にときには感動的に語られ、ときには感傷的に振り返られる。そのいくらかはそれでまずはなんとか収まった。しかし、家族には知らされるのだが、家族は隠すことになり、本人は知らないことに関わってときに軋轢が生ずる。本人が知らない将来について見込みに違いがあり、それは小さいあるいは大きい衝突を生じさせることがある。それは具体的な生活設計のことであったりする。

193 金沢（大分県）は一九八八年、《長男が大学に進学して学費が要り、長女も進学の準備ということで、葉タバコの作付けを拡大して収入を上げなければ、それには機械も新しく買い換えてと思いましたが、妻は何かと反対する。妻は病名を知っていて、私は知らない。だから口論が絶えませんでした。》（金沢［1991:24］）。それで彼はまた病院に行き、ようやく聞き出す［130］。

本人に告げず家族に告げる理由に、「本人のために」があげられる。家族はその人自身の性格や状況を（他の人よりは）知っているはずだから、うまく対応するだろう、知らせるかどうかについても適切に判断するだろうという。そのようなことがしばしばあることを認めよう。ただ、本人でない人の行いが本人の代

★04——「植物状態」とは不思議な言葉ではあるが、一般的になった言葉でもあり、この本で引用する文章にも幾度か出てくる。通常は生命は（生命維持のための装置なしで）維持されているが意識のない状態を指す。はたして意識がないと言えるのかを問題にする最近の著作として小松［2004a:179-218］。

理、代行であるためには、本人とその人との利害が一致していること、少なくとも対立していないことが条件になるはずだ。しかし実際には対立の可能性がある。それはこの先に見ていくことになる、例えば『新版 新赤本 家庭の医学』では次のように書かれている事情による。

194 《病気がすすんで運動機能が失われるようになると、患者さんの運命は家族の支え方の度合いに左右されます。》(木下[1993:1162])

家族の支援が欠かせない——とくに医療者の側が、現状ではほぼその通りと言わざるをえないこの現実をどのような水準で認識しているか、またその認識のあり方を自覚しているか否かが重要な意味をもつはずだが——とは、それが欠けたときには生きているのが難しいということである。書籍として公刊されたものなどは、家族、医療者など周囲の人たちと良好な関係があるからこそ出せた。でなければ書いて公刊することはとても難しいだろう。だから、比べればうまくいっている人たちの場合が記録に残る。

しかしうまくいく場合だけであるはずがない。そしてうまくいっているにせよそうでないにせよ、支えるのはひどく重い仕事であり、大きな負担である。そして、単純に負担を負担と受け止める家族がいるのではない。実際、家族はとても献身的であったりする。それは描かれてよいものであり、実際に描かれることがあり、ときにそれは人を感動させもする。ただ、そのときにはなにも問題がないのかと言えばそうではない。

告げる／告げない側がこれらを知らないわけではない。次は国立療養所高松病院の元病棟婦長の述懐。

195 《ある高齢のALSのご婦人Aさんは、家族の強い希望によって、病名を告知されることなく、人工呼吸器もつけることなく亡くなっていかれました。／主治医の市原医師は、最後の最後まで、人工呼吸器をつけてはどうかと、ご家族に説得しましたが、それは受諾されませんでした。[…]／今でも、あの時ご家族の反対を押し切って、Aさんに「あなたの気持ちは…」と話していたら…もっとよい結果がでていたのではないか…と、考え込んでしまうことがあります。》(中村[1999:185-187])

ここでは既に、たんに知らせることを越えたことが問題になっている。だがＡＬＳの場合、告知とその後に何をするかしないかは、そもそも直線でつながっているのだ。そしてＡＬＳの人の暮らしには、その人の暮らしを支える人を要する。このような場で、家族を、第一番目の、ときには唯一の相手方、決定者とすることが多くためらわれないことの不思議と、しかしそれが当然のこととして現実に位置づいていることの意味については次の章で考える。次節では、本人たちがわかることわかってしまうことについて、書かれたものをすこし拾う。

8 わかってしまうこと

よく知られている「死の受容」というお話があり、「否定」「怒り」「取り引き」「抑うつ」「受容」といった段階を経ていく過程が描かれる。それが一見して予定調和的であることはむろん誰もが指摘する。そううまくことが運ぶはずがないではないかと思うのだ。またある人はこの図式を不遜なものだと思う。既にレールが敷かれていて、そのレールの上を人が通過していくのを見ている人は、あるいはときに正常な過程の方に軌道修正しようという人はいったい何様のつもりだと思うのである。

その憤りはもっともだ。「障害の受容（ができていない）」といった言葉が障害者本人たちにどんなに嫌われているか、知らないで、あるいは知っているが、「対人サービス」の職の人たちはこの言葉をよく使う。ただ同時に、紋切り型それ自体が人の尊厳を侵すものだとも言えない。自らの病について知ってしまったとき、いかにもありそうだと思う反応がそこここで起こるのだが、しかしそのいかにも当然にありそうな事々の中にやはり生きていることがあるのだろうとも思う。

人は、ここまで見てきたように、不可解でもありもっともでもあるような不透明な状況の中で十分に右往左往させられ、ときに偶然のようなことからどうやらこれはＡＬＳという病だ、と思うことになる。そして、この病の描かれ方を第1章で紹介したのだが、そこに描かれるような病気として知ることは、本人にとっては強い衝撃であり、受け入れがたいことだ。それは、あの「受容」に収斂する図式の順番通りでなく、そしてその要素の全てが一人の人に揃っているのでもない――もちろん、これらのこと自体はこの図式を持ち出す人によっても必ずつけ加えられはする――のだが、そのいくつかに対応させることもできよう。

一つには、ALSであることを否定しようとする。下された診断が「誤診」だと考える。そして別の診断を受けようとする。それは、第1章に記した実際にあてにならない診断、要領をえない説明に対する当然の対応でもあるのだが、実はもっと軽い病気なのではないかという希望でもある。

196 菅原和子[41]は本の中にALSの記述を見つける。《息もつかずに読み終えたとき、一瞬、目の前が真っ暗になった。夫が何か言ったのも耳に入らず、「予後不良で数年の命」「治療法はない」といった言葉が頭の中を駆けめぐり、しばし茫然としていた。が、やがて気を取り直し、自分に言い聞かせた。いや、そんな筈はない。こんな恐ろしい病気に、今まで何の病気もしたことのない自分がなる筈がない。私は物を飲み込むのは普通だし、喋ることも異常がない。違うにきまっている。こんなことを考えるなんて疲れているせいだ、と。――しかし、どんなに打ち消しても心の不安はぬぐえず、悶々として夜を明かした。／翌八月二三日、私は書いていただいた紹介状を持って、県立中央病院を訪ねた。》（菅原[1989:12-13]。この前後について[143]）

197 東御建田郁夫[50]は妻と上司を連れてくるように言われた[180]後、三人で病院を訪れる[188]前、『家庭の医学』を読む。《「この病気は進行性で発病して五〜一〇年で呼吸困難に陥り、やがて死にいたる……」、ここまで読んで愕然とさせられた。／「そんなアホな！」――スミからスミまで何度も読み返してみたが、他に該当する病名は見当たらない。当然のことながら心理的な拒絶反応が働き、否定するための材料を必死で探している自分がいた。》（東御建田[1998:19]。『家庭の医学』の内容の部分は[30]でも引用）

198 長尾義明[60]は、一九九〇年に徳島大学病院で本人が告知された[13]。《「この手足がそのうち動かなくなる。三年で死んでしまうって…」。医師の言葉を頭の中で繰り返すが、どうしても実感がわかない。大学からの帰り道、自宅を通り越し、見慣れたスーパーの前でようやくわれに返った。「誤診だ」。そう思い込めば、少しだけ気持ちが落ち着いた。》(『徳島新聞』[2000]。その後長尾は民間療法に大金を注ぎ込むことになる[97]。それは彼に限ったことではない)

それでも結局、いまだ治す術が見出されていないALSという病にかかったことはたしかなことになる。すでに多くの引用にあったように、それは衝撃である。最も短いのは次のような表現。

199 《医学全書で調べたら、とんでもない病気で愕然とする。》(小島[2001-])

小島勝(北海道)は一九九九年八月に症状を自覚、一〇月に市立病院でALSの疑いがあると言われるがなんのことかわからない。一二月、《検査入院を勧められるが、仕事があるので断る。「何か薬はないのか」と聞くと、この症状の進行を抑える薬は有るが、非常に高価なので、難病の特定疾患の申請をしたほうがよいと言われ、申請書を書いてもらう。そこに書いてあった病名が「筋萎縮性側索硬化症」だった。》それで医学全書を読んだ。

そして死や、身体や、家族のことをめぐって生起した、衝撃、重苦しさ、恐怖、不安が振り返られる。

200 秦茂子[55]は《告知は医者からではなく、夫から間接的に受けました。この病気の治療法はなく、あと三年から五年の命でしょう、と言われたそうです。ショックでした。いきなり大きい漬物石が頭上に覆いかぶさってきたようで、重苦しく不快でした。それまで大した苦労もせず、のほほんと暮らしていた身にはこたえました。》(秦[2000])

201 土屋敏昭は、自分には知らせてもらえないから[179]百科事典を読んだ[25]。《うすうす命にかかわる病気だとは感じていたが、いざ現実に知った時のショックは、味わったことのない人には理解できないだろう。それを知った時、いろいろなことが頭の中をかけ巡った。まず最初に浮かんだのは、家族のことであった。親は昔からいるからしかたがないとしても、こんなことになるなら結婚などしないで独身だったら、どんなに気が楽だったかしれない、とも思ったりした。［…］働けなくなったら、家族五人どうやって生活していったらいいのだろう。／いろいろなことを考えて、しばらく眠れない夜が続いた。》（土屋他［1989:24-25］）

家にあるのは古いものだからと思って新しい医学書を見たが、同じだった［25］。《「さあ、これは大変なことになった。俺の人生もこれまでか」と思うと、目の前が真っ暗になり、今まできずきあげてきたものが足元から音を立ててくずれてゆくような感じがした。》（［:25］）

202 宮下健一は見知らぬおばさんから、自分と似た人がいてその人は死んだと聞いた［166］。《それを聞いた私は、後頭部をいきなり何かでなぐられたような衝撃を受けた。なぜなら、病気になってから死ということを考えたことがなかったからだ。今、初めて死ということもありうるんだと思い知らされた。あまりに突然で予期しなかった言葉にただボウ然とするばかりで、妻を見て、自分はそんなことないとばかりに言いたげにニガ笑いして見せるのが精一杯で、他に何かを考えたり、言うことができなかった。それほど、その人の言った言葉は私にとってあまりにも強烈であり、死というものに正面から向かわされたようなものだった。私には、このことを解決したり、耐えることができない。いずれにしても今は、無理だ。》（宮下［1996:50-51］）

203 松本茂［45］は一九八四年にＡＬＳと知る［177］。《二〜三年の命だと診断され、整理を急がねばと思うのだが、いっこうに実感がわかない。とても死ぬなどと思えない。遠いことのように思えるし、死が迫れば、何か予感のようなものがある筈。それなのに、私は生来呑気者なのか、迫り来る死を実感しないのだ。／まして や、自ら命を断つなどと一度も考えたことがない。先々、手足が動かなくなり声も出なくなったらどうしようと、そのことを考えるだけで身震いするほど恐怖心に襲われたが、さりとて自殺するほどの勇気はな

い。》（松本［1995b:98］）

ここまで、いくつかの記述から断片を取り出し並べてきた。実際には、一つひとつがもっとものようにも思え、また不思議と思えば不思議とも思える様々な要素がかなり短い時間の中に押し込まれる、家族も巻き込まれた、連続的な過程がある。

204 横山勇夫（新潟県）は一九九四年一一月に症状を自覚し、神経内科での診断結果が一九九五年五月に出る。《家族が呼ばれ父と私が告知を受けましたが、信じられるはずがなく何かの間違いとしか思えませんでした。／大学病院で受診して詳しく検査をして貰いたいと先生にお願いし、紹介状を書いて頂きました。［…］／六月、新潟大学病院に受診しましたが診断の結果は同じで、この時点で夫に病名が告げられ『少し老化が早まる病気』という程度の説明がありました。／その後、似たような病気が色々あるということで、八月に検査入院することになりました。二〇日間入院して検査をした結果はやはりALSの確定診断でした。私にこれから夫はどういう経過をたどるのか詳しく説明があり、寝たきりになるまで一年くらいと考えるようにと言われましたが、頭の中は何がなんだか解らなくなりパニック状態となりました。／病室に戻り、ALSに間違いないと先生に言われたことを夫に話し、二人で泣きました。今後のことについて、本人に話をしておく必要があると先生に言われましたが、夫が声を殺して泣く男泣きを初めて見た私は、これからどうなるかということはとても伝えることは出来ませんでした。まもなく、夫は医学書で自分の病の正体を知り、覚悟したように私に話して聞かせました。それでも何かの間違いではないかという思いはつきまとい、西洋医学でダメなら東洋医学に望みをかけ［…］》（横山禮子［2000］）

第4章 わかることについて

1 言われたこと

日本ALS協会（JALSA）の最初の会長だった川口武久[35][119]からその職を継いだ松本茂[45]が病名を知り、後に《私は早々と、人生の整理をすることができた。今思えば如何に告知が大事なことであったかと、感謝している。》（松本[1991:12]。[177]で引用）と記した一九八四年の前年、川口は次のように書いている。

[205]《香川県から、同じ病いの父親を持つ娘さんが訪ねて来る。病気のむごさを考えると、とても本人に告げる勇気がなく、家族としてどう対処すればいいか、相談に乗ってほしいという。この病いで悩むのは、本人だけではない。家族もまた途方に暮れ、煉獄の苦しみを味わう。／涙ながらに訴える娘さんを前に、私には慰める術がなく、とまどうばかり。お父さんが自然に気付くまで、あえて知らせる必要はないのではないか、その分、家族の方がしっかり担ってあげてほしい、逃げないで皆で頑張ってほしい、と意見を述べる。》（一九八三年四月、川口[1985:122]）

だからALSの人の中にも本人に対する告知に賛成する意見があるだけではない。[141]でも具体的に知らされなくてよかったと書かれていた。知らされることの重さを思えばそうだろうとも思える。ただ、いま自らの意見を公表している患者の多くは告知に賛成している。それは、既に自らがALSであることを知りその上でなんとかやっている人たちの意見だから当然のことと言えるかもしれず、だから公平な取り上げ方ではないと言われるかもしれない。しかし、はっきりとはわからないがぼんやりとは知っているという曖昧な状態も含めて、人は知っているか知らないか特定の場にしか立てず、知らない人に知らないことについて尋ねることもできない。かつて知らず今は知っている人が、かつての自分を含め自分のことや他の人たちのことを思った時にどう考えるか、それを知っておく意味はある。

告知をすることが常によいのかどうか、私にはわからない。つらいことを知らされるのはつらいことだ。そんなことを考えてもいなかった時に、あと一か月で死んでしまうと知らされるのはどうだろう。わからない。強く本人への告知を主張する橋本みさお[48]の文章に、あらゆる場合の告知を肯定しているのではなく、むしろ、本人に知らせれば、本人が知ればそれだけうまくいくという、よくできた予定調和的な末期の送り方を疑っている一節、疑っているように受け取れる一節がある。

206 《「告知」について語られるとき、余命を、有意義に過ごしたいからとか、為すべきことがあるからと、人は言います。ほんの一握りの履病者だけが、「死」に向かって「生」を計画的に重ねることは、フェアなやり方とは、思えないのに。大方の人は、「死」を現実のものとは、実感せずに過ごしているように見えます。「死」に至る病の告知は、ひどく傲慢なことの様に思うのは、私だけなのだろうか。》(橋本[1997d])

しかし橋本は、少なくともＡＬＳの場合、知らせてほしい事情があるとも言う。早い方がよい、と言う。さらに生真面目に西尾等[63]が次のように言う。

207 《ＡＬＳ筋萎縮性側索硬化症は様々な症状を呈し、また進行速度もその人によりかなり異なりますが、重要なことは病気についてきちんと自分なりに理解し、自分の将来を直視し決して甘えたり、逃避したりしないことです。／私達ＡＬＳ患者にとり一分は一時間であり、一日は一年です。／より前向きに人間らしく生きれるか、まだ少しでも動けるうちに決意し準備しなければなりません。時間は想像以上に少ないのです。》(西尾等[1999b])

208 《ＡＬＳの経過（死に至るまでの）を見てこられた方ならば、この病気において告知がどれ程重要なことか、おわかりでしょう。／[…]患者も家族も、様々な進行に対処していかなければなりません。それならば少しでも楽に生きられるように、適切な助言お願いしたいのです。》(橋本[1997e])

209 《末期癌の告知と同じようなものだから、告知しないと言うあなた、それは間違いかも知れません。

確かにどの医学書を見ても「予後は悪く一〇年以内に死亡」と書いてあります。一度は死ぬものと分かっていても「死ぬぞ」と言われると、宇宙の不安を一身に集めたような焦燥感に捕われるのは、私だけではないでしょう。それでも尚ALSには、正確な告知が必要なのです。／末期ガンは、あっと言う間に死ねます。運が良ければ、愛する人の手を握り「ありがとう」なんて、言えるかも知れない。でもALSにはできません。「ありがとう」はおろか、手を握ることさえも。近年、突然声を失くしてパニクッてる患者さんの事例を、多く耳にします。中には、告知もされていない例もあり、介護者も途方に暮れるのです。／ALSには、上手に生きる方法を告知してください。発病したことが、十分に不幸なのです。それ以上の絶望を与えないで。》（橋本［1997d］）

210 《「告知せず」と言われるあなたが、もしも患者だったとしたらどうでしょう。一年で歩行不能、二年で全介助、日々衰えていく自分に疑心暗鬼の時が過ぎてゆくのです。健康な者が機能を失い続ける苦悩をご理解くださるならば、ショックを跳ね返すパワーのあるうちに、正確で親切な告知をお願いしたいのです。／［…］ALSは死に至る病でありながら、一部の進行性のものを除いてすぐには死ねず、すべての機能を失うまで生きるのです。告知せずと言えるあなたは、きっとそこに至る経過を見なくて済む立場におられるのでしょう。》（橋本［1998b］）

2　知るのがよいか、わからない

本人に知られている限りのことが知らされることが一方にある。他方で知らされないことがある。与えられた手掛かりから、あるいは自分だけで、知ることもある。他人、家族に対しては告知がなされることがある。そして誰にも知らされないことがある。

自分は自分のことを知るべきだろうか。まず、どんな時でも場合でも、人は自分のことや自分の可能性について知らなければならないとは考えられない。それでも知らなければならないというのは特別の信仰に発している。その信仰をもたねばならないことはない。とくに未来のことについては、わかってしまったらおもしろくないことはある。だから、病のことに限らず、知らない方がよい場合はある。

ただ同時に、その人が生きていくにあたって先の見通しがあった方がよいこともあり、そのために自分のことを知っていたらよいことは多い。そして自分のことについて自分よりも他人の方が知っているという状況は、その他人に利用されやすい。自己決定の意味の大きな一つもここにある（立岩[1999a]）。自分のことを他人が決めてよいとなったら、他人のよいようにされてしまう可能性があり、自らが不利益を被ることがある。それを防ぐために自分のことを自分が知り、自分が決めた方がよい。

以上、両方の要素があることを見た。さらに確実に早くに死んでしまうといった場合にはどうだろう。いつ死ぬかをはっきりわかってしまうことは多くの人にとってつらいことだ。よくないこと、そして避けられないことを知ってしまいたくないことはある。知らないでいることもまたよいことがあると言える。ただここでも、生きている間にしたいことはあって、生きている時間がどれほどかによってしたいことの優先順位など変わってくることはあるから、そのためにわかっていた方がよいことはある。こうして、やはり知ってよくないこととよいことと両方がある。

とすると、知る／知らないを自分で選べばよいというのが正解になるように思える。知る権利もあるが知らないでいる権利もあり、どちらを行使するかは自分で決める、その権利が本人にはある、とするのである。

【211】《知りたくない権利もあるのではないかと思い出した。知りたくない権利を行使するためには、前もって、わたしはこういうようなことは知りたくありません、と誓わねばならない。そういえば、母ははっきりとは知りたくないとは言わなかったが、診断の結果を聞くたびにがくんと症状が悪化するので頭では知らねばと思っていても身体は拒んでいたのかもしれない。父のように絶対に認めないという手で拒否するこ

とが出来たら、どんなにいいだろう。でも、それでは闘えない。》（川口有美子［2000c］）

これしか道は残されてはいないように思える。けれど、これもそれほど幸福な解だと思えない。

まず、知るという選択肢と知らないという選択肢とがあるという状況そのものは与えられる。知るか知らないかを選ぶ状態と、知らないでいる状態のいずれかを選ぶことは難しい。知ろうとすれば知ることができることを否応なく知らされてしまうことがある。例えばハンチントン病の場合、親が発症していて、またこれが遺伝性のものであることを知り、自分が保因者であることを知り、発症するかしないか両方の可能性があることを知っており、それを予知する技術があることを知っていて、その上で発症するかしないかを知るか、あるいは知らないままでいるかを決める、決めざるをえないといったことがある（Wexler［1995＝2003］。立岩［2005］で紹介）。他の病気でも、多くの場合、何か自分の身体がおかしいことには自分で気がついている。そしてそれが何であるのか、検査をすればある程度のことを知りうることを知っていることがある。

知ることのできる可能性が知られていない場合と比べ、知ることができることが知られることがよいことなのか。わからない。ただ、いったん知ることができることがこの社会に現れたなら、その知識があること自体は不可逆の現実となり、知りうることを知らないでいることは難しい。そして知ることができることの現れを拒絶することも難しいように思われる。

自分は知りたいと言う人がいるかもしれない。それで知ることができるようになるが、その知るための技術は汎用的なものであることがある。また、誰かが望んだというわけではないが、知るための手段が現れてしまうことがある。むろんそれを使わないことに決めることは可能だが、いったん現れてしまうと、その手段が存在すること自体を忘却することは難しい。知ろうとすれば知れることを知っている状態が、知る可能性を知らない状態に比べて望ましいのか、わからないのだが、望ましいか否かにかかわらず、いったん知る手段が現れるならそれを消し去れない。

そしてこれは知ろうとする方に本人を傾かせ、知ってしまう人を多くさせるだろう。大丈夫だとわかれば安心することができる。知らないでおけば不安は残りつづける。いつもは知らないでいる状態にいられるとしても、またその状態に耐えているとしても、ときに前者の気持ちが強くなることがあるかもしれない。それで知ることになり、そしていったん知ったら、知ったことを忘れることはできない。

212 ［**211**］の続き。《こうやってＨＰに書いて事実を公開すると、たまたま通りかかった人に知りたくもない事実を知らしめて（押し付けがましく）苦しめてしまうのではないか、と迷い出す。知って欲しいから書いているのに今一歩のところで勇気が挫ける。尊厳死だのロック・インだの言って不吉な予感で懸命に闘っている患者さんの意気を消沈させはしまいか、と。》（川口有美子［2000c］）

次に、知ることで得られる利益と知らないままでいることによる利益とを比べていずれかを選ぶといっても、知ってわかる中味は知るまではわからないのだから、結局、事前に両方の得失の比較はできず、期待値の確実な計算によって知るか知らないかを決定できるわけではない。これは、蓋を開けてみないと中がわからないその蓋を開けるかどうかを決めなければならない状況だと書いたことがある。

他方、既に答を知っている周囲の人は知らない本人よりも計算がしやすいかもしれない。まず、その本人がどんな人であるのかを知っているとしよう。次に、その病についての情報を知っているとしよう。その周囲の人は、この両方の情報を合わせ、知らせるか、知らせないかを判断するなら、かえって本人が判断するよりよいのではないか。だからこの解にもそれなりにもっともなところがある。

いつのまにか本人に告知するのが正しいということになりつつある。そのうち、それが当たり前だというこことになるかもしれない。しかし、なぜそうするかと問われれば、知らせないのが当たり前だったというのと基本的には同じで、それが当たり前らしいのでということでしかなかったりもする。知らせるべきだと主張したい人にとっても、それはよいことではないだろう。主張したければ、もっと考えて言わないと、かえってその主張は弱いものになってしまうはずだ。

3 ALSに限れば言えること

以上のように考えてくると、私には、本人への告知がどんな場合でも常によいことだとは今は言えない。ただ、ALSについてははっきりしたことが言える。何も知らなければ、徐々に自力での呼吸が困難になり、苦しくなり、意識を失って緊急の対応として気管切開の手術や呼吸器装着の手術を受けることになる（あるいは何もされずに亡くなる）。かなり速く状態が変わっていく。そしてALSは「自然」に委ねれば別だが、そうでなければすぐに死ぬ病気ではない。その先のことをわかってそれなりに心構えをし、対応を考えておく必要があるから、状態の進行を知っていた方がよい。そして自覚症状は比較的はっきりしているし、ALSがどんな症状をもたらすかの情報も今は簡単に得られる。

だからALSの場合、どうしたらよいかは明らかである。この病気は隠し通すのに適した病気ではなく、知った方がよいから、知らせた方がよい。橋本みさおが[208]～[210]で書いていたのはそういうことである。同様のことが次のように述べられる。

[213]《ALSの呼吸筋麻痺が、即「死」を意味しなくなったので、呼吸筋の麻痺する前に、患者自身に呼吸器装着の問題を含めて病気を知らせることが必須となっている。ALSの各筋群麻痺の発症や進行の個人差、早期呼吸筋麻痺の存在、緊急時呼吸器装着頻度の高さから、ALSの診断が確定した早期に知らせるのがよい。》（林［1997］。林［2000］等にも同趣旨の記述）

ことの是非の判断は現実のありように左右されるようなものでないと考える人には受け入れがたいかもしれないが、以上で私は、病気によって告知の是非は異なり、その病気の経過が技術の進展等によって変化するなら、対応の仕方も変わることを認めている。そのように考えなければ、すべての場合に知らせる、すべての場合に知らせない、そのいずかになるだろう。このいずれも受け入れられないと考えるのであれば、それは様々な病がその人にとってもつ意味合いに左右されるということである。

ただそのことは、ALSについて、「かつては技術的な対応のしようがなかったのでその時の告知のあり方もそれはそれで仕方がなかったのだ」という言いわけをそのまま認めることではない。むしろ、これまでの引用からうかがわれるのは、生きるための技術的な対応のしようがあっても、対応することは家族の負担になることを意味するから、負担者である家族に決定を委ね、そのための告知を家族に行なうというあり方である。

4 だれがどのように

医師が、知らせるべきかという問いを問うことがある。しかし、どうしてそのことを医師が決めることができるだろう。まず、その人は仕事の上で知る立場にいるだけだ。医療者が知る立場にいるということと、知らせるかどうかを決められるということとは別のことである。知らせるかどうかを決めることは医療者の側の権利ではない。以上述べたことから、あるいは別の理由で、知らせるべきであるとなれば、医療者は知らせなければならない。それは医療者、医師の裁量ではありえない。

次に誰が知らせるのか。知ることのできる側は知らせるべきであるとして、直接に知らせる役をつとめるべき人は医師であるとは限らない。診断する技術者と、その情報をもとに人に接する係と分けることは基本的には可能である★01。そしてこの案はわるくないと私は思う。

医師がこの仕事を行なうのは、能力的に無理であるかもしれない。診断し、決定された方針に従って治療するという行いと、診断の結果を伝えその相手とやり取りするという行いと、両方に求められているものは異なり、前者の技能を持つ人が後者に適しているとは限らないからである。さらに、後者の仕事に不適な人間が医師に選ばれ、不適な人間になるよう教えられ育てられているならなおさらである。むしろ医師をその仕事から積極的に外した方がよく、その役を医師から分けて別に立てた方がよいかもしれない。これはそれほど不自然なことではない。

しかし現実にはそう人が多くいるわけではない。そこにいるのが今のところは医師なら、別の人に代えることは難しく、やむなく医師に期待するしかない。また、医師は技術者として伝えるだけの人にしておき、ALSの人と主に対するのはまた別の人にすることにしても、それでも、技術者として人に対するそれなりの態度が必要だとは言える。

214 本田昌義[95][109]。《「告知」に関しては私の経験と見聞から推測して、医療関係者の大部分は得意とは言えないように思います。これは偏差値と詰め込み教育に因る受験戦争の悲劇かと思います。「人間味」のある教育は全然受けた形跡は無かったように見受けました。最近一部の医科大や医学部の入試に、面接試験が取り入れられた事は大変好ましい事であり、今後の若い医学徒に期待します。》(本田[1999])

知ることになったとして、それはどのようであればよいのだろう。知らされることがあまりに重いから、小出しにした方がよいという。医療者の側から「段階的告知」という方法が示されることがある(今井[1997][1998]等★02)。言われるとそれもよいのかもしれないと思う。どうだろうか。

215 菅原和子[41]は、本を読み[196]、病院で尋ねた[143]後、予後についてはっきりしたことを言われた時の衝撃を書いている。《ある日、県の難病検診が行われると聞き、出かけてみた。一通りの診察を受けた後、係の人から「この病気は五年以上生きることは難しい」と言われた。今まで、どの医師からも、治りにくいとは言われたが、はっきり後何年と言われたことはない。あまりのショックに食事も喉を通らず、悲嘆にくれる日々が続いた。》(菅原[1989:17-18]。[5]でも引用)

これは、今から考えれば、あるいはその当時既に疑わしい「予後」が、それだけが、そしてつまりはあと何年という数字だけが知らされている――このことは他の多くの人たちにとっても同様であることを記してきた――ということだとも解せる。ただ、一度に伝えられなかったのがよかったかもしれないという記述は他にもある。

216 後藤忠治[67]ははっきりと告知されたことがなく[141]、病名を知ったのは特定疾患医療受給者証の記載からだった[154]。《「進行が止まる事は無いですか？」・（ありません）／「薬はいつ頃できますか？」・（今のとこ特効薬はありません）／「このまま進行するとどうなりますか？」・（車椅子の生活になりますね）／「最後はどうなりますか？」・（人工呼吸器をつけるようになりますね。決めるのは本人です）／これは月一度の外来時の主治医との会話です。私にとってこれが告知と思っている。毎回少しずつ聞き、ALSと言う病名に関係無く、自分の病気を半ばあきらめがおで自然に受け入れられたと思っている。これらの事を一度に告知された場合、果たして平常心でいられたか自信が無い。》（後藤[2000b]）

217 中林基[43]。《それまで、普通の病気ではないなと思っていました。おおよそ全容を知ったのは、発病して五年ぐらい経ってからです。／あまりにも残酷な病気なので、いっぺんには知らない方がいいと思います。》（中林[1998:5]）

けれど、徐々にわかることがよりつらくないことだとも言えない。

218 中島貴祐[39]は告知はされなかった。《私が病名を知ったのは、発病して四年目に入院の診察の時に、

★01――専門職の中では、数は少ないけれど医療ソーシャルワーカー、日常の仕事で忙しいけれど看護師といった職種が考えられる。また今現在担わされている仕事はともかくとして「難病医療専門員」（難病コーディネーターとも呼ばれる）の人もよいだろう（この仕事をする人の文章、またその人に取材・聞き取りしたものに生駒[2002]、友松[2002]、玉井[2004]）。

★02――今井の告知の実際を取材した記事に『難病と在宅ケア』編集部[1998]。こうした記録は他で見たことがなく、貴重だと思う。

カルテの表紙にALSと書いてあったのを見たからです。/それから、テレビでこの病気のドキュメンタリーやドラマを見て、病気の進行が分かりました。/私は病気のことが徐々に分かり、とてもとてもショックでした。自殺の方法を考えたりしていました。》(中島[2001a]。[160]と同文)

[219] 後藤の[216]の直後は次のように続く。《もちろん告知の受け止め方は人それぞれみな違うと思う。本人の性格、家族構成等によっても違うし医師の説明の仕方によっても大きく変わってくると思う。何を聞いても動じない人もいるかもしれないし告知されたとたんに生きる気力を失う人もいると思う。だからストレートに告知する事が皆が皆いいとは思わない。もちろん本人が希望するなら出来るだけ早い時期に告知をされた方が精神的にも物理的にも準備がそれだけ早くできる。ただ家族には予後の事を含めありのまま伝えて欲しい。家族も心の準備が欲しいから。》(後藤[2000b])

[220] 中島の[218]の直後は次のように続く。《患者には病名を知る権利があります。どうか、患者が希望したら告知して下さい。お願いします。》(中島[2001a]。[160]の末尾と同文)

小出しの対応はうれしくないと思うとしたら、それは他人に操作されているという不快感から来るのかもしれない。だが他方には、一度に言われてしまったら耐えることができない、だんだんとの方がよいと思う人もいる。この限りではどちらがよいと言えない。

ただALSの場合、人にもよるのだが、呼吸器を付けないと生きられない状態に至るまでの時間がかなり短い場合が多い。そして早くに対応を準備しておく必要がある。とするとそう悠長に構えていることもできない。だから、徐々にといっても限界はある。一日のうちにすべてをというのでないとしても、かなり短い間に伝える必要がある。まずこのこと、そう時間はないことを確認する必要がある。

「段階的」と言う人もこのことはわかっているはずだが、小出しにしていくという方法は、重さをいくらかは先延ばしにできるから、告知する側にとってはいくらかは楽な対応の仕方かもしれない。伝えられる側にとっては、その先延ばしの口実に使われないかという懸念がある。伝えられる側は、一度にまとめて知らされるにせよ、また徐々に知らされるのであっても、そのそれぞれあるいはどこかで十分に衝撃的なことは知らされることになる。そんなとき、どういうわけだが――それもそれなりに説明しようとすればできなくはないのだろうが――開きなおれてしまう瞬間が、もちろんそれは恐怖や不安を消し去ってしまうことはないのだが、訪れることもある。

221 杉山進[54]は一九八九年、東京大学附属病院で病名は知らせてもらえなかったが、治療法のない病気だと言われる[131]。《この病気の本当の恐ろしさはまだ分からなかったが、さすがにショックを受け、病院から東京駅に向かうタクシーの中で、涙がこぼれたのを記憶している。》(杉山[1998:24])

その後、保健所で渡された申請書類を読む[158]。《予想もしていなかった症状の項目がずらりと並んでいる。即座に、死が近いことを覚悟した。その瞬間、頭に浮かんだのは、「親はなくても子は育つ」という言葉だった。/その後は、胸につかえていたモヤモヤが落ちてすっきりした気分になり、東京大学病院で受けたようなショックはなかった。》(【:25】)

222 橋本みさお[48]は夫から病名を聞くが、ALSのことを本で読むのは一〇日ほどたった後だった[170]。《「筋萎縮性側索硬化症」は、すぐに見つけられて、病気の説明、病状の経過と、読み進むうち、予後の項目になって、文字通り「頭の中が真っ白」。何も考えていないのに、涙が、ボタボタ落ちる。出産以上の試練を知らず、嫌なことは避けて生きていた私に、「予後は悪く五、六年で死亡」の文節は、思考の許容範囲をはるかに越えて、考えるより先に、涙が落ちた。呆然としたまま幼稚園に向かえば、涙、涙、空を見て涙、赤信号で涙、涙が一人歩きして、このまま、止まらないんじゃないかと、思ったほど。異変に気づいた友人達は、娘を迎えに行ってくれると、一人でいないように、夫の帰宅まで付き添ってくれた。病名を知らせたとき、すぐに調べた彼女達は、私よりずっと早く泣いていて、結局、知らなかったのは本人だけという、何とも呆れたお話し。[…]／さすがに、ことの重大さに気づいて、自分で確認しようと、父を伴いドクターに面会するも、高齢の父を気遣って、当たり障りのないことしか言えないドクターの様子に不思議と、すうーっと力が抜けて、それを境に開き直ってしまったのです。父のショックは相当なもので、同行した義妹によると、帰りの車中父は泣いていたとのこと。不覚にも父の老いを忘れていた。それから父は「娘より後に、死にたくない」と言い初め、三年後に母、四年後には、父も亡くなり、一一年後、詐欺のように私だけ生きている。》（橋本[1997c]。[…]の部分は[184]に引用）

[223]《死ぬほど泣ける告知。これは、結構ポイントが高いのです。[…]実際私は、自分が筋萎縮性側索硬化症と知った時、筋萎縮性側索硬化症が何たるかを知った時から、生活しながら泣いていましたし、本当に理由も無く涙が溢れました。信号待ちで涙、ビルの壁を見て涙、そのうち涙も減って（一生分泣いてしまったらしい）、泣いている時間が無駄に思えてきたのでしょう。》（橋本[2001b]）

[224] 和中勝三[61][140]は、一九九二年一〇月《に「筋萎縮性側索硬化症」と告知を受けました。／難病と覚悟はしていましたが、本当の事を知るとショックで落ち込むし、イライラして家族にあたる時もありました。／三年〜五年の寿命と告知された時が一番辛いし、将来の事を考え落ち込むと思います。一時期は、悩み苦しみますが、ALSから逃れる事が出来ないと判ると、闘うか死ぬかで悩んだ末に気持が開き直ります。気持が開き直れば前向きに考えるようになり、気持が明るくなりました。／私は、告知を受けるのは早い方が良いと思います。／私の場合は、約一年で告知を受けたので、考える時間が長く冷静に判断できたと思います。家族と将来の事を十分話し合って、心残りの無いように気持の整理がつくように家族皆で隠さず話し合うことが一番大事なことです。そうすれば家族の結束がより強くなります。／[…]妻が、告知を受けて一年間、私に言う事ができなくて辛かったと言います。私は、何処の病院へ診察に行っても納得できない答えばかり返って来た時は、先生に不信感を持ちましたし、自分の心の中で先生が信用できなくなりました。／

告知される先生も、患者と同じように辛いと思いますが、告知を希望する患者さんには早く告知をされる方がいいと思います。》(和中[1999(?)a])

225 安川幸夫(千葉県)は一九九九年に症状を自覚。《私は、ALSの告知は病名が判ったなるべく早い時期にするべきだと思っています。患者はそれを知る権利を有していると思います。確かに告知されたときは大きなショックを受けるでしょう。人生設計、将来の希望、夢、家族への愛、等……全てが崩壊するのですから。そしてすぐ訪れるであろう経済的不安も。迷い、悩み、戸惑い、怒り・なぜ自分に、……病気を知った心の葛藤が始まります。今後訪れるであろう逃げることの出来ない現実に対し、一時逃避する人もいるでしょう。しかし、いずれは皆受容するしかないのです。受容することにより自分を客観的にみれるようになり、日々進行していく運動機能の変化に対し、どう生きるか、生きたいか、……そして生きがいを見つけられるようになっていくと思います。/再度お願いいたします。告知は早いほどいい、まだ体が動く元気なうちに、告知に対するショックを跳ね返すパワーを持ってるうちに、そして受容できる心の余裕と体力を持ってるうちに。/過ぎ去った時は取り戻せません、自分で選んだその時、その時を一生懸命生き、悔いの無い人生を送るために。/もし告知がされなかった場合、なにも知らず確実に日々変化していく自分の体に不安を抱きながら過ごしていくことになります。でも、死ぬまで病名を知らされないということはないでしょう。たぶん体が動かなくなった時点、又は、胃ろうや気管切開の手術のときには病名を知らされる筈です。しかし、この時では遅いのです。過ぎ去った日々はもう取り戻せません。まだ元気だった頃であれば出来たであろうやり残したことは、その時では出来なくなっています。ALSに懸かってしまったことは悔いても悔やまれきれませんが、残された自分の人生を自分で決める権利は有していると思います。その為には、早い時期での告知と適切な助言が必要と考えます。》(安川[2002]、他の文章に安川[2003]等。胃ろう=胃瘻は胃に開ける穴、ここから食物を供給する)

様々な人がいて、場合があって、その当人もよく説明できないことも起こる。マニュアルがあって、その通りにすればよいとなると、その手順さえ踏めばそれでよしということになることがある。一人ひとりの異なり、その時々の様子を見ないですませる方向に作用することがあるから、気持ちや関係を大切にする人はそのことを懸念する。しかし何もなければとんでもないことも行なわれてしまう。だから規定が必要なことがあることは認めよう。

ただ、どのようにして衝撃を和らげるかの技術に類することもさることながら、より基本的なこととして、より大切なことは、誰に、どのような姿勢で伝えるかである。そのことを次節と次々節で考える。

5 家族の位置

見てきたように、多く本人に対してでなく家族に対して知らされる。この状態はそう変わっていない。なぜそうなっているのだろう。

ALSの人の現実に家族は大きく関わっている。本来なら少なくとも一つの章を当てるべきだろう。しかし私にはその準備がない★03。知らせることについて考えているこの章ですこしのことを述べるにとどめる。ただ、家族との関係は、また家族との関係の問題は、告知の場面で完結しない。むしろその先のことがあって、それが告知のあり方に関わっている。以下ではこのことを確認し、告知のあり方を定めるために、その前提として言っておかねばならないことを述べる。

まず、伝える側が家族に伝えることの理由を実際に考えているか、考えた上で行なっているかは確かでない。私たちが何かするとき、その理由を考えていることの方が少ない。それが当たり前とされているから行なう、一般にそうされているというだけで行なうこともよくある。ただ聞かれれば、そしてとくに自分が答えるべき立場にいると思うなら、何か言うこともあるだろう。実際には問われて初めて考えるということもあり、そうして聞いて出てくる答がどこまでその人に思われていることなのか、わからない部分は、おそらくその人本人においても残る。答える時にはなにかもっともなことを言わねばならないと思う人、思う立場の人もいる。これらの意味で、ただその人たちに聞いて、そして答えられたその答をそのままに受け取ることはできない。どのような理由が想定できるのかを考えてみることが必要になる。

その患者がどうしていくかを医療者が好きなようにしてよいとは考えないなら、誰かが決めることにはなり、その誰かに対しては、本当のこと、医療の側が把握している限りの間違いではないことを伝えなければならないことになる（誰にも言わないことも実際にあるようなのだが［346］）。間違ったことを言ったら誤診ということにもなってしまう。

次に、その相手が本人でなく、家族であるのはどうしてか。

第一に、深刻なよくない知らせをその人にするのはたしかにつらいことではある。本人がかわいそうだから、別の人に伝えるのだと言われる。そして病院にやってくる別の人はまず家族である。

ただそれは、伝えることができる側が、伝えることで本人が衝撃を受けるのを見たくない、受け止められない、そういう役にまわりたくないからということでもある。一般にわるい知らせをすることはいやなことではあり、そして忙しくもあるからそう時間を費やしたくもない。家族に知らせてよいということになると、家族に知らせ、他の人たちはそれから逃れることができて楽ができる。本来は本人が知ってよいとされているなら、家族は本人に知らせることもできるのだから、その余地を残しておきながら、その判断を家族に委ね、自らはその判断と告知の負担を逃れることができる。しかしこれは、つまりはつらい役を担うのがいやだということでしかないのだから、正当な理由とはされない。

★03——障害者と家族との関係について、障害者とその親の関係に焦点を当てた土屋葉［2002］があり、同じ著者がALSの人とその家族との関係、その関係についての医療者の認識について調査・考察した土屋［2004］がある。

それに対して、第二の理由、その当人に深刻な情報がもたらされることでどれほどその人がこたえるかを、他の人に比べれば家族は知っているはずという理由は、正当性を主張しうるだろう。

その人につきあってきた時間は他の人たちに比べれば長いことが多く、また深いこともあるなら、そのようなことはたしかにあるかもしれない。比べて医師が関わる時間はずっと短い。だからこの理由は人に比較的に受入れられやすい。すべてがその人に知られることが当然だとか、その人にとって最もよいのだとただ前提するのでなく――あらゆる場合に知ること、知らせることがよいことだと考えられないと2節に述べた――、その人が相対的によい心の状態にいるのがよいと考えるのであれば、その人には何がよさそうか、知る方がよいか知らない方がよいかを知っていそうな人に委ねるという方法はいちがいに否定できない。

もう一つの事情、第三の理由は、これから見ていくように、実質的に、負担が家族にかかっているということだ。その人が生きていけることが伝えられ、生きていくことになったとして、それを支えるのは実際には家族とされてきた。しかし当の家族にはそのつもりがないかもしれない。あるいは支えるのは不可能であるかもしれない。そしてこの病気について伝える側は、また社会は、事実上、押しつけるのだが、しかしその押しつけを受け入れるか否かについての選択を、事実上、家族に委ねている。とすると、どこまで、どのように伝えるかも家族にゆだねた方がよいということになる。

こうして家族に優先的に伝えられることにはそれなりのもっともな理由がある。だからこの状態が存続してきたのかもしれない。ただ、それでよいかとなればそれは違う。

まず第二の、家族は本人のことを知っているから、知らせるのがよいかどうか判断できるという理由について。むろん家族は本人の理解者であるという前提が買いかぶりであることはある。次に、その人のことがわかるからよい手が浮かぶというものでもない。家族もまたこの事態に慣れてはおらず、そこにかかる衝撃がある。それを押しつけている、家族は押しつけられてしまうとも言える。ただこの指摘については、医療の側もそれは事実だと認めるはずだ。認めた上で、すべて家族に委ねることはしないと言うかもしれない。長く深いつきあいがあるが初めてのことで右往左往している家族と、一時的な距離のある関係ではあるがこうした深刻な事例を数多く経験し、それに対応するための訓練も受けていることになっている人とが協力、連携すればよいではないかと言うかもしれない。これもある程度もっともではある。だから以上からは、本人でなく家族に知らせた方がよいという主張はまだ否定されないことになる。

しかし、この主張を受け入れてよいのは、本人が知るのがよいか知らない方がよいか決定できない場合である。決定できない場合もあるだろうと2節で述べた。しかしその後、3節で、ALSの場合は本人が知った方がよいと述べた。家族に知らせることが正当化されるとすれば、それは本人の「最善の利益」を推量できるとされることにおいてである。しかしALSの場合には、本人に代わって推量し、それに基づいて知る知らせないを決める必要はないし、決めるべきではない。しかも早く状態が進行していくその手前で知った方がよいから、時間はそれほどない。だからまず、わざわざ家族を経由する必要はないし、家族に知る／知らさせないを考えさせることはない。これだけで、家族への告知を先行させること、本人への告知の有無を家族に委ねることは支持されないことになる。

そしてもう一つ重要なこと、そして誰もが知っていることは、第三の理由に関わる。つまり家族は最大の利害関係者である。それはなぜ家族が告げられるかの理由でもあるが、家族だけに告げられてはならない理由でもある。

何度でも繰り返さなければならないが、闘病記などに書かれて公けにされるのは全体の一部であり、そしてその一部の大部分は偏った、幸福な部分である。また取材され、公表されるのも同様の一部分である。多くの美談があってそれが取り上げられるのだが、むろんそんなことばかりがあるのではない。[195]に本人への告知と、呼吸器を付けることを拒んだ家族がいたことを記した文章を引いた。表向きには語られにくいにせよ、それはよくあることだ。

226 夫が一九九七年にALSを発症した榊原佐智子（徳島県）は《看護婦として海南町内の病院に勤務していた一〇年ほど前、ALS患者の担当になった。七〇歳ぐらいの女性だった。ある日、親族が医師に安楽死を頼んでいるのを聞いた。》（『徳島新聞』[2000]）

近い関係にいればその人を助けようとするとは限らない。その近い人たちはまた最も困難な立場に置かれる人たちだから、むしろその人たちが最も多くそこから逃れたいと思ったとして、それはまったく当然のことだ。ときには当人の死から益を得る人もいる。医療の場にいる人なら、「延命」のための処置に同意しない家族、それを控えるよう頼みこんでくる家族がいくらでもいることを知っているはずだ。その中には、医療者が怒りを感じ、義憤に駆られるような場合もある。そして、もっと多く、より穏健に、本人のために処置（あるいは処置しないこと）を求める場合がある[388]。

家族関係自体が壊れる、あるいはなくなることもいくらもある。もちろん病を得たときに家族がいない人もいるが、病にかかった後で離縁する人もいる。川口武久のように自ら離縁して施設に入るとなるとそれもまた美談とされるかしれない（第8章4節）。また本人から言い出されるが実現しない場合もある。

227 《いつものように顔をふいてやったり、差し入れの食べ物や飲み物をやっていると、妻が突然、こう言った。／「離婚しない？」と。》（丸山[1987:201]）

多くはもっと普通に別れる、あるいは別れさせられることになる。その多くは女性である。

228 《当然のように、結婚して半年足らずで離婚》（柚木[1987:20]）

229 《入院してから間もなく、家庭の事情で、夫とは離婚させられました。三歳と一歳の時別れたままの子どもたちは、どんなに大きくなっているだろう。ここでくじけてはいけない。良くなってもう一度子どもたちに会いたいと、思い続ける日々でした。》（西[1987:150]）

他方でそうすっきりと別れることにはならないことも多い。本人はどうするかを考えることになる。

230 《女性が患者さんで、ご主人が面倒をみられている場合、奥さんは大体遠慮されます。これ以上闘病が長く続くと、お父さんは会社を休まなければならないし、子供の教育もままならなくなるから、気管切開したくない、と。》(齋藤光典[1991:17])★04

231 斉藤豊和(北里大学東病院神経内科長代理、慢性疾患・難治疾患治療センター長、リハ・社会医療部長(総合相談室長))の報告。その病院で、男性では、病院内で装着し以後入院を継続している患者(A)は、生存五・死亡七、計一二名、呼吸器を装着し在宅療養した患者(B)は、生存三・死亡一、計四名。女性ではAは、生存三・死亡五、計八名、Bは、生存〇・死亡〇、計〇名。《特に今まで治療してきた壮年期発症のALS男性患者では、在宅人工呼吸療法患者は全例が男性であり、女性は皆無でした。ALSについて徹底した、病因、症状の経過、治療の選択性としての在宅人工呼吸法などのインフォームド・コンセントを行いますと、なぜか女性では在宅人工呼吸療法は選択しなくなります。その理由として、同伴者が勤務をやめて、ケアに入ることによる経済的損失があげられますが、人工呼吸療法を積極的に行っていく動機付け、QOLの向上をもたらすノウハウがない点も指摘することができます。男性では仕事で使用するコンピューターを操作しての自著の作成、インターネットを使用して外界との情報交換などへの入りやすさがありますが、家庭の主婦の場合にはこのような準備も行われておらず、QOLの向上をどのように表現していくかがきわめて困難となります。個々の患者でQOLについて検討することはきわめて重要ですが、その分析はま

★04——武藤香織も《既存の資料から想像するに、おそらく女性は男性よりも呼吸器を着けていないことが多》い(武藤[2004:134])とする。むろん夫が主要な介助者となる場合もある。新田静恵(静岡県)は一九八五年に発症。九四年に夫・新一の退職に伴い在宅の生活に移行、主に夫が介助にあたった。二〇〇三年逝去(新田・新田[2003])。また脊髄小脳変性症の妻を介助する夫が書いたものに平野[2002-2003]。

た大変困難です。人工呼吸器装着時に明確な意志表示の確認があるものの、各々の患者のQOLを上げるのは何かを明確にとらえておくことが大切です。》（斉藤［2001:34］）

「なぜか…選択しなくなります。その理由として…」とつながるこの不思議な文は、「その理由」に「経済的損失」をさらりと挙げた後、女性の方が「QOL」の高い生活を送ることができないこと、QOLに関わる「インフォームド・コンセント」をしっかり行なうと在宅人工呼吸法を選択しなくなることを記し、それを「成果」として報告している（［504］で続きの部分を引用する）。そしてこの場合には、その「成果」として、女性の方が早くに亡くなることになった。

この報告に限らず、しばしば、「QOL」や「インフォームド・コンセント」はこのように用いられる。そして、どうやら、そのことにさしたる疑問も感じられていないようなのだ。つまり、QOLの低い生よりも死が選ばれることは当然のこととされる。少なくとも選ばれた限りにおいて支持される。そしてQOLが低いという現状、あるいは将来の見込みは、その人について現実的に可能と想われる範囲に固定される。少なくとも固定されても仕方がないとされる。そしてQOLが高いとか低いという判断はしばしば観察者によって先取りされているように思われ、同時に他方では、その人の自らの人生の価値のなさについての判断をそのまま追認してしまうのである。

家族との関係に即すなら、まず、その人の「QOL」を左右するだろう「社会資源」は、（例えば、妻がALSだが、夫には仕事があったり技能がなく他に介助する人がいない）家族の範囲に限定されて捉えられる。それで仕方ないとされる。そして、（例えば、家事ができることが価値とされ、それができなくなると生ずる）当人における自らの価値の低落をそのまま当然のこととして受け入れ、それが生きることの断念に及んでも当然とし、そのための「正確な判断材料」を与えたことを成果とするのである。

家族の負担が前提とされるなら、家族は最大のそして深刻な利害関係者になる。家族は不当にきびしい選択を迫られることになる。その人たちだけに委ねるのは、医療だけに委ねるのが危険なのと同様に――その理由は異なるにせよ——生きていくうえでは危険だということだ。ゆえに少なくともALSについて、本人の利益を理由とするなら、本人に知らせず家族に知らせることをすべきでない。利害関係者であるから決定に参画させるべきである、のではなく、利害関係者であるからこそ、そのことが当人に不利益をもたらすような場合には、その決定から外すべきである。

この点については、私は清水哲郎の意見に反対する。

232 《その病にどう対処していくかという選択は、患者本人だけではなく、家族のそれぞれに関わる事柄である。そうである以上、選択には関わりのある家族が皆参加しているべきことになる（もちろん、その選択への相談の過程で、一番関わりのある者——通常本人——の意思を皆が大事にすることが期待されるには違いない）。》（清水[2000:178]）

《個人のことがまた皆のことでもあるような事柄であるとなれば、自己決定が決定的なのではなく、共同の決定が決定的であることになる。》（[:182]）

そうではなく、個人のことがまた皆のことであるからこそ、あくまでその個人に即することが大切なのである。だから私は、清水が委員の一人として作成に関わったはずの東札幌病院臨床倫理委員会の「インフォームド・コンセントガイドライン（改訂版）」にも賛成できない。あるいは、清水の文章にある曖昧さと同じわからなさ——一つひとつの文章の意味は理解できるが、全体としては不明であり、しかし言いたい雰囲気は伝わるといったわからなさ——がある。

233 《原則として患者の意志の方が、家族の意志よりも優先される。しかし、これは家族の意志を無視していいということではない。家族もまた当事者であり、しばしば患者の意志の代弁者であり、時にはケアの対象とすべきである。しかしまた、時には患者の利益と対立する利害関係者となる。したがって、患者、家

族を含めた当事者全体の利益を考える状況もあろう。》（東札幌病院臨床倫理委員会［2002］）

このように言わず、端的に本人が優先されるとしよう。

しかし、本人に知らせさえすればそれが実現することにはならない。状況自体は変わらないのに、ただ知らされる人が変わっても、事態はそう変わらない。家族に代えて本人に知らせることにすれば、それだけで何かがよくなるというものではない。本人への告知が語られ、そしてそうするだけで何かよりよいことがなされていると考えられてしまう昨今の状況下では、このことはよく押さえておく必要がある。

医療の側としては、誰かには伝える必要はあり、さきに第一点として述べたように、家族に伝えた方がいくらか面倒は少ないかもしれない。しかし、いったん学界か業界の「ガイドライン」で本人に伝えなければならないということになれば、もうそれはそれで割り切るしかないのだから、そして割り切りさえすればよいのだから、それだけのことである。例えば米国でも深刻な病では多くの場合にそのまま本人に知らせることがためらわれ、そこに働くいくつもの要因、医療者・看護者の逡巡についてはGlaser & Strauss［1965＝1988］等に記されているのだが、方針が本人への告知といったん定まってしまえば、そしてその後のことは基本的には本人のことだからとしてしまえば、それほど面倒はない。むしろすっきりさせることができる。

しかし伝えられる側は違う。ALSの人の生存・生活に関わる条件が同じままで本人に選択が渡されたら、今度は本人がつらいことになる。家族が本人と自らとを天秤にかけざるをえない状況が、今度は、本人が自分が死にたくないことと家族が負担を負うこととの比較をしなければならない状況に変わるにすぎないとも言える。その人がその後を生きられるかどうかは、これまで多く、家族がどれだけ負担を負えるかにかかってきた。負担を負うのが家族であることを前提とし、それを動かさなければ、本人に知らせ、本人が自分と家族とを天秤にかけてつらい思いをし、さらにその上で生きるのを断念するよりは、知らないままで死んでもらう方がよいと考えても、そうおかしくない。また、家族が実際に負担を負うのであれば、家族にそれだけの用意があるか否かを聞くことは当然のことで、そうしないのは無責任だという主張にももっともなところがある。

議論を振り出しに戻したいわけではない。基本的なところから考えよう。

家族に他の人たちより多くの責任を課すことは、現実の法律がどうなっているかと別に、できない（立岩[1992]）。それは極端な主張だと思われるだろう。そこですこし譲歩してもよい。他の多くの家族が果たしている程度の義務は負うとしてもよい。しかしそれでもALSの人の家族に普通の家族に付されている義務以上の義務を課すことの正当性は、どのように探しても見つからない。このことは認めてもらえるはずだ★05。だから、告知のことについても、その後のことについても、他の人たちより多く家族を非難することはまったくできない。他の人たち、つまりALSの人の家族でない多くの人たちは、重い部分を他に渡し、負荷から逃れ、そのぶん楽をしている。知らせること、知らせた後のことから逃れるのはまずは医療の側である。ただ、医療者に（その人たちがきちんとできない）仕事を委ねているのは社会である。例えば入院の拒否もただ病院側の都合とだけ捉えられない。それは予算配分のあり方に由来する。こうして家族は、問題が回避されていく場所であり、迷路が行き止まりになっているその場所にされてしまっている。それは、時にはその根拠が考えられることもなくただなされている。また時には正当なこととされる、あるいは仕方のないこととされている。

★05——以上より、《家族は患者と人生哲学を共有している人たち（責任者）である。》《家族は素人であるが、家族として担うべき看護・介護を行う。》（川村編[1994:55-56]、「在宅看護の基礎」の4「家族の参加と教育」の(5)「家族に期待すること」）といった了解・主張には与しない。《Q 在宅人工呼吸療法の導入の条件は？／A 最も重要なことは、疾患・病態に関係なく、患者・家族に在宅人工呼吸療法の強い希望（要望）があることです。最終的な意志決定は患者・家族がします。》（道又編[2001:347]）といった、本人と家族とを並列させる記述は他にいくらもある。

この状態をそのままにして家族にだけ告知することは、結局こうした問題の、問題をそこに放置するという処理の仕方の一部である。次に、その宛先を本人にしても、今度は本人がその問題が投げ捨てられる処分場になる。「本人に知らせ本人に決めさせる」ともっともなことを言う人たちのある部分に欠けているのは、誰もが確認できるこの事実の認識である。あるいは、認識した上で、そのことを考えないか、考えても仕方がないと思っているか、仕方がないと思うことにしているのである。

さしあたり、現在の状況を前提にしても言えることは言えるから、それは述べた。しかし告知の問題は告知の問題で完結することはないし、完結させてはならない。少なくともALSの場合には本人が知った方がよい。しかしそれは、知った上で、家族に厳しい状況がもたらされることなく生きていける条件とともにでなければならない。この条件がない場合には、家族に知らされるにせよ、本人に知らされるにせよ、両方に同時に知らせられるにせよ、ただ死期が近いことが知らされるつらさとはまた別の質のつらさが知らされる側にかかってしまうことになる。

だから、どうしても、告知の問題には既にその先の事態をどう捉えるかが関わってしまっている。そのことを意識しながら、知らせるということの位置づく場所について言えることは何か、考えてみる。

6 「中立」について

ALSの状態は進行していく。呼吸器のこと、コミュニケーションのこと、準備し対応しなければならないことがある。例えば、これまでと異なる方法で発信する方法を覚えなければならない。だからそのためにはどのようになっていくのかを早くに知っておかなければならない。この場合には告知は基本的に生きる方を向いている。しかし、告知は常に生きていくことが前提とされているとも言えないだろう。徐々に自力での呼吸が困難になり、苦しくなり、意識を失い、周囲が緊急の対応として気管切開や呼吸器装着の手術を施することもありうる。その可能性を事前に知ることで、それを拒絶する決定も用意できると主張することもできる。知らせるとして、それはどのようになされるべきなのか。

決めるのはあくまで本人なのだから、情報の提供のあり方は特定の方向をもったものであってはならないと言われることがある。周囲は判断材料の提供に徹すべきだと言う。たしかにそんなあり方でよい場合がたくさんあることを認めよう。そして、おおむねその方向で、徐々には知らせ方の指針のようなものができてきている。あるのに知らされないこと、知らせ方がまちまちであること、これが正しいことだと考える人はいない。それは申し開きのできないことだ。社会全体の趨勢としても許容されがたいことになってくる。状況が変わり、情報入手のしやすさも変わっている。徐々に、基本的には本人に告知するという方向に向かってきた。ではこの道を行けばそれでよいのだろうか。私にはそうは思えない。

私たちの社会では一方で、身近な、とくに善意もなにも必要とせず、むしろそれがうっとおしく感じられるような場面で、やさしさやふれあいが語られる。善意が押しつけがましく押しつけられ、それは問題にされない。他方で、生死に関わるような場面になると、本人の意志を尊重して云々と言う。周囲は口を出さないようにしようと言う。これは逆さではないか。

前者については善意や共感を表に出されても困る。善意を受け取らなければならない方もそんなものをあてにしないですむ方がよい。そして、控えていること自体がその人の生存・生活に対して支持的な態度であるとも考えられる。他方、後者については中立であり、透明であることが言われるのだが、それでよいのだろうか。

告知は「中立」であるべきなのか、あるいは、あることができるのだろうか。そして、同時に、医療者の側の、本人への告知に対する否定から肯定へという態度の変更の意味を考えてみたい。

この主題に関してALSの人の書いたことをいくつか引用する。それは、いま生きていて、生きていた方がよいと思っている人が書いているものなのだが、少なくともその人たちにとって告知は無色の行いとして望まれているのではない。

234 《告知については大変難しい問題だと思います。もちろん患者さん本人の性格と考え方により、告知するかしないかが一番になるとは思いますが、告知する側の医師の前向きな考え方と家族の大きな協力があれば、私は告知する方が本人にとっても家族にとっても、有意義な闘病生活を送るのには良いのではないかと思います。そして、私は告知をされるうえで患者本人にとっては、ＡＬＳ協会、会報の存在は非常に大きく意義のあるものであるし、これからもそうであって欲しいと思います。［…］会報を読んで私は大変驚かされました。その内容が一般の医学書や医師の言われるような患者にとっては冷たく希望のない言葉ではなく、この病気は大変な病気ではあるが、こういうふうにやれば今残された機能を最大限使ってこんなこともやれるし、精一杯頑張って生きていけるんだという、患者さん本人の生の声を聞くことができたし、病気自体のことや現在研究されていることも詳しく知ることができたことにより、どんなにはげまされたことか分かりません。そしてそういうことの知識があるのとないのとでは、告知や闘病生活を送るうえでどんなに大きな違いが生まれてくるか計り知れないと思うのです。／［…］／告知を受けたら、まず自分が今おかれている現実を家族共々しっかりと受け止めてください。そしてその現実から逃げずに、自分の病気のことを良く知って下さい。それをすることでそこから初めて次の段階に進むことができ、闘病生活を送るうえでの前向きな姿勢が生まれてくるのではないかと思うのです。》（奥村［1995］）

235 本田昌義［214］。《人工呼吸器の装着を拒まれる患者が意外に多い現実に目を向けなければなりません。責任感の強い方に割合多いように見受けますが、彼等彼女等は社会的にも有能な人物です。彼等や彼女等は、家族や社会に迷惑が及ぶ事を恐れて死を選択するのでしょうが、「生きる」事の大切さを理解させるのが、「告知」のもう一つの大切な側面である事を、告知する医師はよく意識して告知をして欲しいと考えていま

す。》（本田［1999］）

236 《告知の時に、患者さんに今後のケアの事や情報の入手方法をサポートしてほしいと思います。／［…］告知される先生方に、絶望的な説明をしないで、生きる希望を持てるような告知をお願いしたいです。》（和中［1999(?)a］。［224］の続き）

237 鈴木淳は、カルテを見てすでに病名はわかっていたのだが［162］、一九九四年に医師から知らされた。《常日頃冗談も飛び出す優しい先生でもあったが、この日ばかりは真剣な眼差しで私を見つめ、「あらゆる機械を使ってでも生きなさい」と言われた。／このままいずれは死ぬのだと思っていた私は大いに驚いた。その機械とは人工呼吸器であると云うことを知ったのはしばらく後になってからことである。斉藤先生は私に告知して直に国立西多賀療養所の副院長として移られた。》（鈴木［1997］）

伝えられたのは事実についての情報だけのようだが、それだけと受け取られなかったこともあるようだ。

238 一九八五年一〇月頃、国立療養所松江病院で《主治医と話す機会を得、夜八時ごろから、消灯時間をすぎた一〇時半ごろまで話し合いました。／「あとどのくらいもちますかねえ」／と尋ねたところ、主治医は、筋肉の収縮がどんどん進み、一～二年のうちに、言葉はもちろん、身体の動きもうんと限定される（寝たきり）が、生命だけは、人工呼吸器で強制的に空気を送り込むことにより、七～八年以上生存できると思う、と言われました。誠意ある先生の態度、言葉に、一人の患者として、感激で身体が震えるほど嬉しく思いました。／私は人工的な延命は望んでいません。にもかかわらず、なぜ、こんなことを聞いたかというと、肺活量は健康な人の四分の一以下になっても、生きることへの意義をもう一度考えてみたいと思ったからです。》（木村正宣［1987:121-122］）

伝えるだけでそれ以外は何もしない、何もする必要がないという立場がある。予想される状態は辞典や医学書に書かれているから、それをただ読み上げることはでき、その意味で予測される事態をただ告げることはできる。また、これとはすこし異なり、「心理的なサポート」の必要性は認めるが、やはり中立性は求められるという立場がある。

まずこれらの立場もまた特定の立場であることを認めてもらおう。このことは、他の立場がありうるのだから、そしてそれをとらずにこの立場をとっているのだから、その立場が特定の立場であることは言うまでもない当然の自明なことである。次に、これらの立場の方が他よりも望ましいという立場に立っている。この意味でも中立という立場は特定の立場であり、無色ではない。そのこともどんな人も認めざるをえない。

無関心、無関与という態度に一通りの意味しかないのではなく、それが常にけしからぬ態度であるわけではむろんない。人に対するあり方に無関心という態度はあり、それも当然のことに思える。感情の水準での好悪はあり、この水準で、ある人が好きでも嫌いでもないこともある。よく知っていてつきあいもあるが好きでも嫌いでもないこともあるし、そもそも無関心なこともあるだろう。そのような意味で中立であることがある。そして関心／無関心の対象となる側にとっても、自らやその周辺にめんどうなことが起こっているために、あるいはとくにそうした理由がなくとも、自らに無関心であってくれた方がよいことはある。まったく匿名の人間として自分がいることが心地よいこともある。

しかしこれらの場合もその人の存在は否定はされていない。むしろ、ときにそれは肯定の一部である。また、関心が向けられないことがあったとしても、あるいはあってよいとしても、どこかでは支持されていることによって、それでやっていけることがある。そして、積極的に肯定されること、そのことが口に出されることも求められてはいない。否定さえされなければ、多くの場合、人はまずはやっていけるはずだ。

そのことをわかった上で、ALSの告知の場合がどんな場合であるかである。多くの人にとって、その場面は今まで生きてきた中でも最悪の場面であり、動転したり、打ちひしがれたりして当然の場面である。この時、ただ予想される事実だけを告げることはできる。しかしそれは、その人に否定的に対しているということではないだろうか。ただ医学書を読み上げるように告げるなら、それは無表情という表情であり、態度であり、それは否定的な態度ではないか。

むろん、それは各々の場ではどの程度の対応がされるのが当然とされているかという社会の習俗のありようによっても変わってはくる。医者の言うことは本を読むようなことである、ことでしかないと誰もが思っていれば、それ以上のことを人は期待しないだろう。しかしもし、その本人の周囲に、医療者のほかには混乱し右往左往している家族しかいないといった状況であるならどうか。そして家族にとっては負担であり、本人はそのことを気にかけてしまうなら、また自らの状態を否定的に考えてしまうならどうか。ここで医療者はときに唯一、そうした流れに抗することのできる位置にいる人である。

すると、告知の場面で「共感的」に接することが大切なことは認めようと言うかもしれない。ただ、例えば告知の後に引き続いて問題になる「延命」に関わる決定に際しては中立的であるべきだと言っているのだと言うかもしれない。しかし、後でも同じことを言うが、人は人に、普通、これから死ぬことにするか、それともそれはやめるか、聞くことはしない。その人の周囲の人たちは、社会は、その人の生死について中立であるべきだと考えられない。

だが「生きろ」と言ってよいのだろうか。言えないのではないかと思う人の中には、「中立」であるべきであると考えてそう思うのでなく、そうした言葉が無責任ではないかと考える人もいるだろう。医師は、多くの場合、そう長くその人に関わるわけでなく、関わっている間も日々の生活の全体を支えるのではない。そんなことはできないし、そのつもりもないだろう。その人たちが行なうことはごく一部にすぎない。つまりその人は何を背負うのでもない。病気の苦しみを苦しむわけでもない。むろんこのことは、ただこのように文字を書いているだけの者について最もよく当てはまる。その人自身に何かができるわけではない。いや何かはできるのだが、それを引き受けようとはしていない。

だから、「生きろ」と言うことが無責任だというのはその通りだ。しかしそう言って何もしないのもおかしなことではないだろうか。この続きは第12章11節に書く。ここでは一つ。周囲の発言はどこかでは無責任でしかありえず、ならば、そんなことを言ってよいのだろうかと思いながら、言えばよいのではないか。責任はとれなくても言った方がよいのではないだろうか。そして言うとき、命令の言葉と、契約の言葉と、説明の言葉しかないのだろうか。そんなことはないはずだ。その人に対して呼びかけることはできる。

そしてもう一つ、たしかに本人が苦しむしかない苦しみがあることは認めるしかないのだが、それ以外で、その人が生きていける状態を、私一人でとは言えないしまた言うべきではないのだが、その人に用意することはできるし、ようやくそれは実現されてきている。そのことを第10章で述べる。生存の方に向けて知らせることは、生きられないような状態のもとでの生存に人を放置することではないと、かろうじて言うことができるはずだ。ならば、どうしようもないほど無責任であるとは言えない。

以上については、この後、最後の章まで、いくつかの場所で考えて書けることを書く。さしあたり、少なくともALSの場合、基本的に告知がどうあるべきかは述べた。

ALSであること、それがどんな状態をもたらすものであるのかを、一度にすべてを伝えることはないにしても、かなり短期間の間に、本人に、伝えるべきである。それは、ALSがすぐに亡くなる病気ではなく、しかし状態の進行は早く、それがわかった上でそれに対する対応をとる必要があるからである。そして、家族に負担を偏らせなくとも、なんとか生きていくことは不可能ではないからである。

もちろん、まちがって悲観的な情報が伝えられるべきではない。三年で死ぬと言われるのと、一〇年生きている人「も」いると言われるのと、私なら知らされた時の受け取り方が天と地ほど違う。

そして知らせることは、その人が生きていくことをまずは前提したものであってよいはずであり、あるべきである。生きるためにこれこれの手段がありますが、と言い、その各々がどんなものかを説明することである。いやそんなものはいらないと言われたら、どうするか。この問題はあるし、残る。しかし、そのことは、伝える時に「中立」であるべきことを意味するものではない。

この任務について、医師には時間もなく才能もないのであれば、別の人がそれを担った方がよいだろう。それが現状ではどうしても無理だというのであれば、医師にその仕事ができるようにさせるしかない。

第5章 呼吸器のこと

1 選択、とされること

239 《ALSは発病後、徐々に筋肉が萎え、全身が麻痺して、平均三年ぐらい後に呼吸が出来なくなる病気です。／この時点で患者は、／①呼吸器を装着する。／②人生をまっとうする。／のどちらかを選択していますす。これがALSの超ミニ概略です。／さて皆さん①と②どちらの選択数が多いと思われますか？　実は②です。》（舩後［2002a］）

その速度に個人差はあるが、進行に伴い筋肉の力がおとろえていく。肺も筋肉で動いているから、その力が弱くなれば呼吸ができなくなり、そのままにしておけば死んでしまう。そうなった状態で生きていこうとする時、いくつかの方法がある。応急処置としては、口移し、胸押しの人工呼吸、アンビューバッグと呼ばれる手動の機器（浮き輪に空気を入れる道具のようなものと思ってもらってよい）の使用、そして気管に管を入れ（気管内挿管）気道を確保する方法があるが、これは一時的にしか行なえない。

まず非侵襲的人工呼吸（療法）と呼ばれるもの。多く鼻マスク式の人工呼吸器が使われる。ただALSの場合、これではうまく呼吸できなくなる人が多いようだ。そこで、あるいは非侵襲型のものを使う期間を経ることなく、喉の甲状腺の下を切り、一部の気管に穴を空け（気管切開）、そこに気管カニューレと呼ばれる管をつなぐ（以下でカニューレは多く気管カニューレを指す）。これである程度呼吸が楽になることがあり、気管切開したがその後長く呼吸器は付けずに暮らしているという人もいるのだが（秦［2000］）、多くはそれでは足りない。人工呼吸器（侵襲的人工呼吸器）を気管カニューレにつなぐことになる。以下で人工呼吸器、呼吸器とは多くこのタイプのものを指す。次章のはじめでもうすこし説明する（人工呼吸器の機械がどんなものであるかについては西尾等［1999a］他の多くのホームページに写真や図解がある。呼吸障害とその対応については日本ALS協会編［2000:61-98］。呼吸療法の方法を述べたものに沼田監修［1993］）。

呼吸器を付けている間は呼吸はできる。呼吸が止まれば死ぬ。付けないことを選ぶことは死を選ぶことでもあるから、もちろんこれはそのまま安楽死の問題である。例えばオランダのALSの人で安楽死、自殺幇助を選ぶ人たちがいることを序章で紹介した。安楽死について、またそれをすなおに受容しないパターナリズムについて、ごく基本的なことを今までいくつかの文章で述べた（立岩［1999b］等）。その基本的な論点についていまも同じように考えている。ただ、呼吸器を付けること、付けないことをめぐって起こっていること、ALSの人たちが何を考え、言ってきたかをもっと知りたいと思う。

まず一つには、いくらか事情は変わってきているにせよ、「選択」などという以前の状況がある。つまり、呼吸器を付けたいと思った人が付けられるような状態にはなっていない。私が長野県松本市にいた九年ほど前、ALSのことをほとんど知らないころ聞いて啞然としたのは――それがALSのことが気になるきっかけでもあったのだが――人工呼吸器を付ける（ことを許容する）「方針」の医療機関もあるがそうでない機関もある、呼吸器を使う「方針」の医師もいるがそうでない医師もいるという話だった。

これには、限られた器材、有限の財源というよくある筋の話には収まらない部分がある。「使わせない」ことは、なにかしらの意志、確信のもとで行なわれている、少なくとも行なわれていたようでもある。第1章で、三年で亡くなるなどと公称される「予後」とその実際、実際の可能性とがときに大きくずれること、そしてそのことに医療者側が自覚的・反省的であるようにあまり思えないことを述べた。それも呼吸器のことに関わっているはずだ。

単純な疑問は、本人の選択と言うが、それは選択の対象としてあることなのだろうかという疑問だ。その人が決めることではないと決めてかかっているのではない。ただここでは、あなたは死ぬのか生きるのかが聞かれてしまっている。これは、告知をめぐってもあった問題について、つまりその周囲の人たちはその人に対して中立であるべきか、あるいは中立であることができるのかについて考えることでもある。

そして、その当の人たちのことについて。呼吸器を付けることを拒絶するとはどういうことか。息が詰まって苦しいのはいやだと思い、長く生きたいと思う私にはこわくてできそうにない。だが実際には付けないことはいくらも行なわれている。いったいどのようになっているのか。

実際のところを知ろうと、資料をすこし集め、長々としかし切り詰めて引用を連ねている。事実を知ることにどんな意味があるかという疑問もあるだろう。生死の問題に対するあり方は、事実に依存して変わってはならないと考える人はそう思うだろう。どんな場合であっても死の選択が許容される、あるいは禁止されるという立場をとる場合には、事実は重要でなくなる。しかし、死ぬこと全般を禁ずることはできないとしよう。すると、ここでの死がどのようなものであるのかが問われることになる。また、自死についての規範のあり方を別としても、その人は将来を悲観するから死んでしまうのだとして、その将来がそこまで悲観するものでないことがわかれば死んでしまうことはないということになるから、その事実がわかることには意味がある。ほんとうに悲惨であれば仕方ないかもしれないが、そうでもないかもしれない。

気管切開をし、呼吸器を付けてよくないことの一つに自分の声を失うことがある。ただ気管切開するにせよしないにせよ、ALSの症状が進行する中で生きていれば、やがては声を失うことにはなるだろう。また人工呼吸器を付けてなお声を出す方法も、うまく声が出る人と出ない人がいるようなのだが、ある。そしてコンピュータを使って交信することも可能ではある。これらについて第9章6節で紹介する。そして声を出せた人が出せなくなるのは大きなことだが、それでも声が出ることと命とを引き換えにしようと思うことは少ない。だから少なくとも声の問題だけではない。

基本的には、呼吸器を選ばないのは、選ぶと生きてしまうからだ。生きているのがよくないことであるなら、その状態が引き伸ばされることになる。あるいは将来そのよくなさの度合いがさらに増すなら、生きていればやがてその状態が到来する。

その人には死にたいだけのわけがあるだろう。身体的な苦痛なら、それをかなりの程度緩和することは、例えば末期のがんでもできる(技術者が苦痛に対応するつもりや技術がないためにそうならないことが実際にはよくあるが)。とすると、知的なあるいは身体の活動力の低下が病から死を考えさせる唯一といってよい理由になる。実際、前者ではアルツハイマー型痴呆を知った人が、後者ではALSの人が安楽死を選ぼうとする★01。ALSは身体が動かないというあり方の最も徹底したもので、それ以上の状態はない。だから少なくとも身体の不自由と安楽死のことを考えるなら、ALSについて知るのがよいとも言えるはずだ。

さらに、いったん人工呼吸器を付けてしまうと外すことができないと言われることがある。外さなければ呼吸はできるが、症状、障害はだんだん重くなるだろう。眼球を動かす筋肉の力は残るが、しかしそれも動かなくなり、筋肉の動きを介する発信がまったくできなくなる状態、「(トータリィ・)ロックトイン・ステイト」(Totally Locked-in State＝TLS)がやがて来ることがある。このような状態は耐えがたく、死んでしまいたいと思うとしよう。その時、呼吸器を外すことができるかという問題があるとされる。

呼吸器を付けないことは「しない」ことであり、「自然の経過に委ねる」ことだから許容されるが、外すことは「する」ことであり、直接に死を招くから、それは殺すこと、あるいは自殺を助けること、積極的安楽死を行なうことであり、だからできないと言われることがある。それで、いったん付けてしまうと外せな

★01──自殺装置を開発し百人余の自殺幇助に携わってきたキヴォーキアンが一九九〇年、最初に死を手伝った相手はアルツハイマーの初期の状態の女性だった。このことも記されているKivorkian[1991＝1999]については立岩[2005]で紹介。キヴォーキアンがALSの人に対して行なったことについては生命倫理学の入門書であるVeatch[2003＝2004:137]でも取り上げられている。Chambliss[1996＝2002:196]、立山[2002:89-92]等にもこの人についての言及がある。

いから、つまり死ねないから、付けないことにするという。そしてさらに、こうして死が先取りされてしまうよりはいったん呼吸器を付けた後で呼吸器を外すこと（をあらかじめ本人が指示し、それを受けて外すこと）を認めた方がよい、付けないで亡くなるよりその方が結局は長く生きられる、と言われることもある。どう考えたらよいのか。

立岩［2002-2003（1）］［2003d］［2003f］でも見たように、医療の現状に対する批判として現れ、そしておそらく変容しながら広がり一般的なものになっていったのは、自分で決めることであり、また「クオリティ・オブ・ライフ（QOL）」を大切にすることである。そして機械につながれたりして、無理やり延命させられるのでない、自然な生、自然な死という標語が示される。

ところで、これらはALSの人たちを死の方に傾かせるものではないだろうか。私は、近代医療・医学が、ひたすらな延命を目指してしまうものだという了解について、それは本当だろうかと、つまり、私にはその紋切り型は信じられないと、記した（立岩［2002-2003（1）（9）］［2003f］）。ALSの人たちの呼吸器のことについて知り、考えることは、これらすべてに関わっている。

以下の引用における制約について。ここまで告知のことを記すときにも、結局、今は自分がALSであることを知っている人たちが書いたことを多く取り上げた。以下にも一つ、明らかな、そしていくらかは不可避的でもある偏りがある。つまり、書いているのが本人であれば、それは生きている人が書いているということだ。症状が現れて相当の時間を経て生きている多くの人は呼吸器を付けている。そして、死ぬのを思いとどまった人は、やはり生きていたいとそのとき思った。そしていま生きていることについて記し、それを公開しようという時、絶望や後悔だけが記されることは多くないだろう。だから比較としては公平でない。しかしそれにしても、死んでいなくなることと、生きていることとを比較するとはどのような行いなのか。

結局はそんなことを考えることになるだろう。

呼吸器（という「選択肢」）の普及の歴史について記すのは第6章になる。この章では、呼吸器がひとまずはある、その状況のもとで起こることを見ていく。

生きようとすれば呼吸器を付けなければならないことを本人が、そして／あるいは家族が、言われて／言われず、知っていて／知らず、あらかじめどうしようか決まっている場合／決まらない場合がある。呼吸困難になるとそれへの対応は緊急を要する。多くの場合、本人はその時には意識を失っており、意志を示すことのできない状態で行なわれる。そこで、家族が装着を、あるいは装着しないことを決定する。あるいはそれ以前、本人は知らされておらず、したがって決定の外に置かれている状況のもとで、家族が問われ、家族が答える。他方、呼吸器を装着する意向があって、本人が求め、実際に装着することがある。また、付けないことに決めて付けない場合がある。

ただこれらは単純なかたちであって、実際には間に位置する様々な場合がある。そこへの医療者や医療者以外の人たちの関わりの有無と関わり方の違い、これらの人たちの間の考えの違い、その間のやりとり、本人の思いの変化がある。これらによって結果は様々に変わってくる。事態は多くの場合流動的であって、付けないことにいったん心を決めた人が付ける場合がある。ときには、本人の事前の意志に反して装着を求めることも、装着してしまうこともある。以下、その一端を見る。

2　事態の到来

呼吸が困難になっていくのは苦しいことだし、生命の維持にとって危険でもある。すぐには息苦しさとして自覚されないこともあるが、気分がすぐれず、疲れやすくなり、睡眠不足になる。病院では血液中の二酸化炭素濃度が測定される。そして、呼吸が困難になり、苦しくなる、目の前の世界が暗くなる、意識が朦朧としてくる。そして、そのことを伝えることができるとは限らず、意識を失ってしまう。それが周囲に気づかれなければそのまま命を落としてしまうことにもなる。

これらを考えれば、対応は早い方がよいのだが、気管を切開し、呼吸器を付けた人の多くは、実際にはかなりぎりぎりの段階になって装着している。まず、その前後の状態、その経緯について。

240 鈴木淳は一九九〇年に発症、九四年三月に告知される[162][237]。同年八月、《今日は朝から息苦しい、夕方の五時頃であろうか、しだいに意識がもうろうとしてくる。意識が覚めると今度は息が苦しい、何回となくその繰り返しが波のように襲ってくる。/段々とその波の間隔が短くなってくる。/これは由々しき事態だ。極めて危険な状態であることが私にもわかる。/肉体が生きたいと叫んでいる、苦しい、おそらく死とはこのようにやってくるに違いない。》(鈴木[1996]。この前については[265])。

自宅から緊急に病院に運ばれる人たちがいる。

241 長岡紘司は、妻が一九七八年に告知される[37][181]。八四年《二月一五日、食事の後、またも息苦しさに襲われた。長いすに横になったが、いつもと違い、なかなか回復しない。深呼吸ができない。ますます息苦しくなり、身体をよじり、足をばたつかせる。息をするのが精一杯で、声を出すこともできない。/そのうち、視野が狭くなってきた。電灯がついているのに、やけに暗い。耳が変だ。まるで洞穴で声を聞いているようだ。思考力が落ちた。聞こえる声が誰の声か判断がつかない。針の穴から息を吸うような息苦しさが続いた。/担架に乗せられ、渋谷のT医大へ》(長岡[1987:57-58])

242 折笠智津子による夫・美昭[120]の一九八二年の入院前後についての記述。《おしぼりを持って、すぐに部屋に戻ってみますと、声をかけても返事がありません。顔が真っ青です。白目を出して、咽喉から奇妙な音が洩れています。「呼吸が出来ないのだ」と思いました。/アキは次第に胸の筋肉を侵され、いつか呼吸困難になることを予測しておりましたから、その時に備えて彼は、長男冬航と人工呼吸の練習をしていました。／咄嗟に、そのことを思い出し、「お兄ちゃん、起きて！　パパがおかしいのよ」。／冬航が口移しの人工呼吸を続け、その間に一一九番し［…］／到着した救急車の人は、一目見て切迫した容態とわかったようで、「北里へお願いします」という私の頼みに、「とても北里までは無理です。もちませんよ！」。酸素吸入をほどこしながら、途中の休日診療所で紹介状を受け取り、至近の昭和大学病院へ急行しました。／そこで二時間ほど救急処置を受けました。酸素を送り込む呼吸器が口に取り付けられ、点滴などもして［…］相模原市の北里大学病院に転送、ＩＣＵ（集中治療室）に入りました。》（折笠［1986:10-13］）

《危篤状態で緊急入院したアキは、「何とも言えません。ここ一両日がヤマです」という先生のお話でしたが、手術可能なまで意識も体力も取り戻し、入院六日目、気管切開して、口から差し込んでいた人工呼吸器の管を、直接咽喉に取り付けました。》（折笠［1986:170］）

病院に行こうとしていた当日、呼吸が止まった人、意識を失った人がいる。

243 塚田宏［46］は、一九八四年に発病、《八五年には肩で息をするようになった。呼吸筋が侵され始めたのである。この頃、都立神経病院に二度目の検査入院をすることになっていたが、あまりの苦しさに、それを待たずに病院に行くことにした。着替えをすませたその時、公子さんの腕の中で塚田さんの呼吸が停止した。／幸い、家の目の前がホームドクターだったので大至急蘇生を行い、救急車で杏林大学病院に運ばれた。そこで、塚田さんは挿管を行った。》（塚田［2000:11-12］）

244 奥村敏［187］は九一年にＡＬＳと診断される。九三年《一一月四日の夜には息苦しさもひどくなってきたので、家内と相談して明日入院して調べてもらおうと決めたのですが、それからも息苦しさはひどくなったり少し楽になったりの繰り返しとなり、五日の明け方にはその息苦しさは普通ではなくなり、人工呼吸をしてほしいと家内に頼んだのですが、家内も人工呼吸などやったことがなかったので慌てるばかりでした。家内もこれは普通ではないということで救急車を呼んでくれたのですが、そうこうしているとまったくの呼吸困難になってしまい、救急隊の人が来た時には意識もなくなり、その後はまったく覚えていません。／そして気がついた時には、病院のベッドの上で口には気管内挿管され、頭の方ではシューシューという人工呼吸器の音がしているし、点滴の針が肩口に縫い付けられているし、鼻には経管チューブが入り、心電図のモニターがつながれ、自動血圧計もつながれ、尿の管までつながれていました。まるでベッドにつながれているサイボーグのようでした。／後で家内に聞いた話ですが、救急隊の方の処置が悪く、血圧は測れないくらい下がるし、酸素マスクを当てるだけで人工呼吸はしてくれず、病院に運ぶのも相当手間取ったため、かなり危ない状態だったらしいです。》（奥村［1995］）

呼吸器を付ける時、既に入院している人たちもいる。危険な状態が見過ごされなければ、病院に搬送されるよりは速く対応がなされる。

245 知本茂治［42］は一九七九年頃発症、八二年入院、八三年再入院。《急に息苦しくなり［…］呼吸困難はひどくなり、かみさんの目の前でチアノーゼによって私の全身は青黒くなっていったのだそうです。／その変色ぶりをみるべくもなく、私は意識を失ったのですが、不思議なことに意識をなくす直前、息のできぬ苦しさから開放された心地よさがあったような気がしています。［…］／私がどれほどの時間、気を失っていたかわかりませんが、気がついたとき、昔テレビでやっていた「ベンケーシー」のタイトルバックのシーンのように、廊下を別室に向かって移動中でした。／［…］／すばやく人工呼吸器が接続されると呼吸が楽になり、文字通り生き返ったような気がしました。》（知本［1993:168-170］。チアノーゼは血液中の酸素不足によって皮膚が青黒くなること）

呼吸の状態の悪化のため入院した当日、緊急に手術を受けることになった人がいる。

246 菅原和子［41］は一九七九年に発症、一九八〇年四月二二日《呼吸困難のため、県立中央病院第一内科に二度めの入院をした。／入院時、胸のレントゲン写真を撮られたところまでは覚えているが、その後のことははっきりしない。母の話によると、二二日夜、急に痰がつまって苦しがり、全身チアノーゼをきたしたため、夜勤の看護婦さんが大急ぎで吸引し、すぐに先生に連絡、主治医の鈴木先生と麻酔科の先生が駆けつけ、私を眠らせて鼻から管を入れ、人工呼吸器を取り付けたという。》(菅原[1989:22]。この時の経験を記した別の文章として菅原[1987:83])

病院に入院中で手術を受けることになっていた当日、自発呼吸が止まり、やはり緊急に手術を受けることになった人がいる。

247 土屋融[**145**]は一九九一年二月発症、八月山梨県立中央病院神経内科診察・入院。一〇月一五日《このところ呼吸が苦しく、肩で息をするようになった。》、二九日《数日前から呼吸が十分出来ないと困るので、人工呼吸器をつけなければという話は聞かされていた。》、一一月一日《昨晩も電気が赤く見え、様子が変だった。[…]眠ってしまった。/そして二四時間意識を失っていた。その間のことを、後に家族から聞いた様子が次のとおり。/午前六時頃、妻が様子が変なのに気が付き、「看護婦さんにすぐ来てもらい、緊急の人工呼吸をしてもらった。[…]一〇時過ぎ、どうやら鼻に呼吸器をつけることができた。しかし、血圧が極端に下がってしまい、危篤の状態になった。》、八日《呼吸器を鼻からつけていたのを気管へつなげるため、緊急に切開手術をし、カニューレ(管)を入れる。》(土屋[1993:176-179])

《少し早めに人工呼吸器を装着したほうがいいからと、主治医の石原先生が、一般に考えられる進行速度よりずっと早目に準備してくださっていた人工呼吸器を、一一月一日の午前九時につけようとしていたのに、その日の早朝に、自発呼吸が止まってしまうという、考えられぬスピードで病状は進行した。》(土屋[1993:190]。姉の深尾恭子の述懐)

まずこのような状態が訪れることを知らない場合や、はっきりとは自覚していない場合がある。そして知っている人にとっては言葉を発せられなくなるという心配がある[**255**](他方には、声が出なくなることがあることが事前に告げられないこともある[281]）。それはたしかにひどくつらいことだ。また切開される場所として喉はよくない。抵抗感がある。喉を切られるのにはなかなか前向きになれないかもしれない。そして進行が急なことがあり、また自発呼吸が止まることをはっきり自覚しないまま事態が進むことがある。あるいは知りながら、しかしただ切開や発声に関わる心配だけでない迷いから、決めかねて時間が経つ。それで、装着することなった人でも、ぎりぎりの状態になって装着した人が多い。

3 家族が尋ねられる

意識を喪失している状態で本人に聞いても、その人は応えることはできない。ただ、それは聞くまでもないことだと考えることもできる。呼吸困難に陥って意識が薄れたり意識を喪失している人に、いや意識の状態がどうであろうと生命の危機にある人に、あなたはどうしたいかと聞くことは普通はない。緊急の対応として、救命のために、すべきことがなされるはずであり、それは法的にも許容され支持されるはずだ。しかし、ALSの場合にはしばしば家族がその人をどうするか、尋ねられる。普通の場合とどのように事情は異なるのだろうか。

一つに、進行が速いとしても、事前に呼吸困難の状態に至ることは予測されうるという事情はあり、だからそうなったらどうするかをあらかじめ聞くことができるという条件はある。また一つには、この行いが、たんに何かを取り除くのでなく、身体に機器を装着するという、より積極的な行いとして行なわれるという事情も関わるだろう。さらに一つ、呼吸を得る一方で声を失うという損失があることがある。ただこれらだけではない。これらだけでは家族が尋ねられることは説明されない。本人が聞かれてもよい。

家族が尋ねられるとは、生きてよいか、あるいは生かしてよいか、それが家族に問われているということであり、問われてしまっていることである。生きていくとなった時、そのために必要なことで医療が行なえることはごく一部に限られる。その人が生きつづけるとすれば、その人の家族に負担がかかることになってきた。それで、どうするか家族に伺いが立てられる。緊急の状態になって家族にどうするかを聞く。時には事前に家族だけが知らされ、家族が聞かれ、そして呼吸器を付ける／付けない決定がなされることがある。

248 室谷恭子（長野県）は母のことを尋ねられた。《呼吸器については、かなり状態が悪化してから主治医の説明があったので、様子を見ながらゆっくり考えるということができませんでした。しかし、たとえどんなに期間があったにせよ、私の答は変わらなかったと思っております。／[…]／このまま母が呼吸器を使用し療養していくとなると、当然その期間は長くなりその母を置いて私が家を出るというのは少し無理、というより自分自身そんな思いをしてまで結婚はできないという気持ちでした。／やはり家族や主治医の先生にしてみると、そこまでしなくてもということがあったのかも知れません。でも、私のためにせっかく助かる命をそのまま終わらせることはどう考えてみても納得がいかず、そうかといって本人にどうするか聞くのも憚られ、はっきりとした答えの出ぬまま〝その日〟を迎えることになったのです。／意識を無くした母を前にして最終的な選択をせざるを得なかったわけですが、動転している父や弟に比べ、私は不思議と冷静でした。「呼吸器をつければ助かるのだ」――もうそれしか頭になかったのです。》（室谷［1991:33］）

249 土居巍は一九九一年、妻の土居喜久子 **173** のことについて主治医から話を聞いている。五月一五日《の何日か前、巍さんとお話ししています。この先、そう遠くない将来、呼吸がとまる可能性があります、と。巍さんは何とか助けてやってほしいとおっしゃいました。》（山本［1998:225］。山本は大分協和病院医長、文章に山本［2000］［2001］等）

本人にも聞くかもしれない。しかし緊急の状態に置かれた時、その意向を聞こうとしても、それはよく聞きとれない。ときには、聞いたのだったか、そのことも定かではない。

250 一九九一年《五月一五日、私は妻の呼吸停止に気づかず、一大事を迎えることになりました。［…］

ただちに口に酸素吸入器が入れられ、集中治療室（ＩＣＵ）に移されました。…ほっとしたのもつかの間、…酸素吸入の器具をいつまでも口にくわえているわけにはいきません。妻も苦しそうで、四六時口を開けていますので唾液は流れっぱなしになり、顎もはずれそうでした。妻は、／「もう限界だから、死んでもいいからはずしてほしい」／と必死で訴えてきます。山本先生は気管切開の説明をしてくださいました。／気管切開をすると、呼吸ははるかに楽になるが、口からは食べられなくなり、声も出なくなる。手術はさほどむずかしいものではなく、心配は要らない。同時に胃ろうの手術もしたほうがいい。先生のお話はおよそそういうものでした。／生きるか死ぬかの境い目にいる妻を前に、手術をするかいなか、承諾をえたのかどうかの記憶ははっきりしません。けれども、妻が少しでも生きていく手立てを考えたら、手術をするしかないと私は思いました。あとは成功を心から祈るのみです。》（土居・土居［1998:40］）

　また、本人は装着を望まなかったが、緊急の事態を迎えて家族が装着に同意することがある。このとき本人はなにか言うことができない。あるいは、苦しいからその苦しさから逃れたいとは思う。

251 小林富美子［161］は呼吸器を付けないつもりだった。それがどれほど家族に知られていたかはわからない。苦しく意識が朦朧とした状態で救急に同意したらしく、本人の意識のない状態で子どもたちが呼吸器の装着を決めた。《自分で死を選べないなら、せめて食事が細くなり、体力がなくなれば、自然と静かな眠りにつけると思い、ひそかに頑張ってきたつもりです。／でも息苦しくなり、手足が冷たくなって、意識がもうろうとしてきました。あれほどこい願っていた死がすぐそこまでやってきたというのに、苦しさには耐えられず、救急車で病院へ……。［…］先生は、このままの状態にしておくか、それとも気管切開するかと、息子の章浩にたずねられたそうです。のどに穴をあけて、直接レスピレーター（人工呼吸器）につなげば、あと何年かは生きられる。声は出なくなるけれど、飲んだり食べたりすることもできる、と。／子どもたちは父を失ったばかりで、私にはどんな状態でも生きていてほしいと思い、即座に手術をお願いしたそうです。》（小林[1987:106]）。別の文章では次のように書かれる。

《自分はもう時間の問題だと思っていました。／飲み込みもできず、夜も眠れない日が三日続いた翌日、意識もうろうとしてきて、望んだ死が目前にきたときでした。／子供の声がかすかに、病院へ？　救急車？　苦しまぎれにうなずいたのでしょう。その後は何もわからず。／七日後意識をとりもどした時は、器械につながれて生きていました。レスピレーターがあることさえ、だれも知らず。先生の説明を聞き、たいへんさを承知で子供が私の命の選択をしたそうです。》（小林[1991:34]）

ときには付けないという本人の望みを聞いていた上でも、それが家族によって覆されることがある。さきの土居[250]の場合もそうだったと言ってよい。彼女は装着の後、その行いについて家族を責めることになる。[277]で引用する。また、本人だけでなく家族も呼吸器を付けないでおくように考えていたが、その時に臨んで装着に同意することもある。

[252] 長尾義明[60][198]は、一九九三年一二月七日、《自宅で呼吸困難になり、徳島市内の病院に入院してから二カ月余。［…］呼吸は再び止まった。全身がけいれんし、付き添う妻の美津子（五三）らが手足を押さえる。「みんな、こうして死んでいくのか」。小指の先ほどの便が出たような気もする。やがて意識が薄れた。／[…]／どうせ長く生きられないのなら（手術で）切ったりはったりして無理に延命させるより、きれいな体のままいかせてあげたい」と美津子は思い、義明自身もそう望んでいた。／しかし、いざ義明が危篤状態になると、そんな考えは吹き飛んだ。「どうにかして」と叫び、義明の足にしがみ付いた。［…］それからのことは美津子の記憶にない。／[…]／一時的に救命できたものの呼吸機能の低下は明らかで、人工呼吸器を付けないと生きるのが難しい状況になった。同一〇日、気管を切開し呼吸器を装着。》（『徳島新聞』[2000]）

本人によってその経験が書かれた文章は当然、その後も生きた人たちの文章である。家族がその人のことを書く文章や、亡くなった人を追悼する本の多くも、なんとかうまくいっている、献身的であることのできたその家族によって書かれる。それはたしかに感動的でもあるから読まれる。だが、家族がそこから引いてしまうことはいくらもあるはずのことであり、当然のことであり、実際いくらもある。また、本人が、家族に課せられるものを思って家族を遠ざけることもある。そのことをさきに見た。

その関係や思いは様々であるにせよ、家族が呼吸器を付けないことを決めることもある。第3章で、ALSであることを本人に知らせること、人工呼吸器のことを知らせるのを家族が拒んだことを記した看護者の文章を引用した[195]。人工呼吸器を使わない人が七割だとしよう。そこから、本人に知らされ本人が装着を拒んだ割合と、誰にもはからず医療者側が「自然の経過」に委ねる——これは家族などの関係者がまわりにいる場合には、そうは起こらないはずだ——割合を引けば、残りは家族の側が装着を遠慮したということである。

4 本人が決める

家族が決めるとなると、その人の命は、それが家族であれ本人とは別の人に左右される。このことを支持できないことは第4章6節でも述べた。他方、既に本人の意志が示され、それに従うのなら、他人が決めたのではないと言えそうだ。また、意識が既に定かでないときに聞くよりはっきりと伝わる。気管切開・呼吸器の装着を選んだ人たちの決心の過程は様々である。ごく短く引用していく。

253 杉山進[54]、一九八八年に発症。九一年九月《一日に数時間、呼吸苦が襲うようになってきた。食べ物も飲み物も、まったく飲みこめない。》、一〇月三日《妻が病院に行ってみたら、と勧める。特別な車でないと移動できなくなっていたので、電話で車の都合を聞くと、たまたま次の日が空いていたので予約をした。》、四日《順天堂病院に着くと、それまで耐えていたものが一度に崩れ去る。中島先生が自分の喉に人さし指を置き、「やるか」と聞く。私は何のためらいもなくうなずいた。》、五日《気管切開をすると同時に、人工呼吸器を着ける。》（杉山［1998:36-37］）

254 橋本みさお［**209**］［**222**］。《ＡＬＳの病状が進むと、気管切開の選択を迫られます。（例外的に、選択肢さえ提示されない場合があります）／私は一九九二年一〇月に気管切開して、翌年一月に呼吸器をつけましたが、ほかの患者さんのようなドラマチックな選択ではありませんし、なにより生きることだけ考えていましたので、迷いなどはありませんでした。》（橋本［1998a］）

255 奥村敏［**244**］、一九九三年。《気管切開については、声を奪われ、楽しみの一つでもある家族とのコミュニケーションが取れなくなると言うことが、私にとっては耐えられないくらい嫌だったために呼吸困難になるまではしないつもりでした。命にかかわってくればもちろん気管切開し人工呼吸器を装着してでも、残された命を精一杯家族と一緒に頑張るつもりだったので、覚悟もしていたのでまったくショックはなかったとは言いませんが、別に自分自身そんなに動揺することはありませんでした。》（奥村［1995］）

256 平間愛（北海道）、一九九五年、二〇歳。《まさに究極の選択をする事になりました。／生と死、あなたはどちらを選びますか？／一二月八日、私は呼吸器をつけました。》（平間［1997(?)］）

《呼吸器をつけていない私は、いつなにがおきてもおかしくない状態でした。／難病ですから、どこで療養しても同じこと、ならば家族の中で暮らしたいと思いましたが、安心して在宅生活を送るためには呼吸器を付け、命には、影響のない身体にならなくてはならなかったのです。［…］自発呼吸もかなり弱くなった私は、勝手にあーこりゃもう死ぬな、死ぬにはまだ若い……そうだ呼吸器をつけよう！　と思い呼吸器をつけることになったのです。》（平間［1998(?)］）

257 茂木稔（千葉県）、二〇〇二年一月に発症、その年、千葉大学附属病院で。《気管切開して、呼吸器をつけないと、〇二年中、もつかどうかわからないと告げられた。周囲の風景など目に入らなかった。人生をまっとうするか、呼吸器をつけて生き延びるかの、どちらかの選択であり、ただ、単に「そんなに早く死にたくない」という思いだけで、私は後者を選んだ。》（茂木［2003:62］）

意思が示されたのかどうか、またどのように示されたのかとは別に、実際には装着しない人の方が多い。その中に呼吸器の装着を拒否し、それを通した人がいる。ただ本人は、装着しなかったその後のことを記すことはできない。使わないことについての記述は、まず周囲の人が記したものの中にある。そうでなければ、呼吸器を付けずに書ける状態で、自らの気持ちを記したものになる。

今生きていて装着しないと述べる人の文章として村井［2003］等があるが、その気持ちが続くかどうかは本人にもわからない。それをここで引くのはよそう。気にすることはないのだが、過度にまじめな人だと、自分が一度言ったり書いたことを取り消すのをためらうことがあるかもしれない。一人だけを取り上げる。もう亡くなった人で、日本ALS協会の創設に力を尽くし、その最初の会長をつとめ、四冊の著書を残した川口武久［35］［119］［205］が、呼吸器を付けなかった。彼はALSの人のなかでは進行が遅く、呼吸器なしで一九九四年までの二一年を過ごした。そこでその間に自分の考えを記すこともできた。彼がこのことをどのように考えたかについて、第7章、第8章でその記述を紹介する。

他は家族による回顧になる。

［258］ 関口和子（新潟県）は一九九七年一月に症状を自覚、七月に夫に告知。九九年七月、《A先生が私の到着を待っていたかのように病室に来て病状について話す。そのあと担当のA看護婦さんが改めて和子に呼吸器を使用するかどうかの意思確認。F副婦長も後半同席。／「痛い目にあってつらかったから、気道の手術はしたくない」という答え。》（関口［2001:179］）

九月七日、《和子が朝ボードを使って「呼吸器は使わない。その訳は、頭も器具の当たりによっては痛くなるし、首も左右に動かしてもらわないと痛いし、肩甲骨も当たり具合で痛い。お尻も腰も当たり具合で痛い。脚も膝を曲げてばかりいると苦しい。伸ばしてばかりいるとかかとが痛い。こんな状態なので、機械の力を借りてまでベッドで生活を続けたくない」と訴える。［…］私としては言う言葉もない。》（[193-194]）《主治医の先生や看護婦さんたちが何回聞いても、呼吸器を使うことを和子は最後まで拒否しつづけた。私が濡らした脱脂綿で二回口を拭いたあと、和子が固く口を結んだためそれ以上口を拭けなくなったことには、和子の強い意志があったのではなかったのか。》（[341-342]）。その理由は痛みだけだったのかと夫の関口和夫は考えることになる。

259 《母は「人間として不自然な生き方をするのは嫌だ」という考え方の人でした。始めは胃ろうを付けることも、頑なに拒否していたのです。［…］カテーテルで排尿する訓練を受けたりしているうちに、母も医療行為に対する考え方が変わったのではないでしょうか。今井先生の説得をへて、胃ろうの手術を受けることを承認してくれました。／しかし、気管切開しないという母の決意は最後まで変わることはありませんでした。》（釼吉[2003:13]）。カテーテルはオランダ語・医療用語で「管」）★02

5 決定の変更

呼吸器を付けないつもりだった本人が付ける方に変わることもある。苦しさが強くなるし、死ぬのはこわい。

260 和中勝三[61][224][234]は付けないつもりだった。九四年《一二月に気管支炎になり［…］診察を受けました。［…］私は、この時に初めて呼吸の苦しさを体験しました。この時から、呼吸に危機感を感じるよ

★02——家族による文章として他に横島[2003]（最初の告知については[19]で引いた）、横田実[2004]、等。これらから引用すると全体を引用しなければならなくなるから略す。長くALSの人たちを支援してきた人が、呼吸器を使った人五六人、使わなかった人四四人を想起して書かれたものに若林[2004]。

うになり呼吸器を着けるか、着けないかで悩み苦しみました。私は、まだ呼吸器を着ける自信がなくて拒否していました。自分でも病気の進行が手に取るように分かり、自分の最後の時が見えてきたような気がして、最後は、呼吸困難に襲われ、のたうちまわって苦しんで死ぬのかと思うと、死ぬのが怖くなってきました。／[…]／肺活量二五〇〇mlに低下、常に息苦しさを感じるようになってきました。／妻と子供達に介護のお願いをして呼吸器を付ける決心する。》（和中[1999(?)b]）

《呼吸が苦しくなってくると、一時は格好よく死にたいと思った事がありましたが、だんだんと息苦しさが増してくると、死ぬのが恐くなり、生きたいとの思いが強くなりました。》《気管切開する時は、本当に情けなく思い涙が出ました。呼吸器装着すると、今まで、苦しかったのがウソのようになり、もっと早く呼吸器装着すればよかったと後悔しました。》（和中[1999(?)b]）

261 大川達[121]の一九九二年の文章。《胸を押している時（人工呼吸のこと）、眠ったり、呼吸が止まったらそのまま起こすな。（六月一八日）／この頃新幹線に乗っているようで進行も早い。皆にも会ったし有り難い。これ以上進行すると、ノド切開して延命の方法もあるが、自分は切開しないからよろしく頼む。／家族もよく頑張ってくれたがこの山の峠は遠すぎた。自分だけ引き返し、家族に別の峠を越してもらう。何かと世話になった。一杯のビールを飲みたかったたな。頑張るよ。自分で何もできん。（六月一九日）／古江（故郷）の墓に入る。早く行きたいわ。さようなら。（六月二〇日）／気管切開は呼吸器を付けることか？ 部屋を冷たくして、水分を十分に取れば少しは楽になる。（六月二五日）／切開しても、あとしれているからやめた。苦しいのは二分や、仕方ない。先生らに大変お世話になり有り難い。おれの命だから、おまえらがあまり命乞いするなよ。胸押すようになってから一か月の命や、頑張ってくれ。（六月二六日）／おまえたちのことをかんがえて、あまりにもなげやりになっていた　つかれもでたからこれからむりだとおもう　いみがちがう　のどきってがんばるか　なるべくじたくかいごお願いします。（六月二七日）》（豊浦[1996:45]。二七日

に呼吸困難で緊急入院、即気管切開、二九日に人工呼吸器を装着）

262 川名博幸（千葉県）、二〇〇二年。《呼吸器を付けず、人生を終わらせる人も多く、私も、そうしようと、強く思っていました。今井先生のカウンセリングを受け、在宅で生きていることも知りましたが、私は強く拒み続けました。経済的なこと、介護のことは、まったく別にして、ただ、寝たきりになり、生きていく自信が有りませんでした。今でもそんなもの有りません！／そんな私が生きようとした理由は、簡単です。インターネットで、「私にも何か出来るはず」とか、「生きがいをみつけた」、とか意志の強い方が沢山います。しかし、私はそんな、カッコいいものではありません。単純に、「死にたくないというより、死ぬのが怖かった」からです。みじめでした！　自分の意志の弱さを怨みました。／もちろん、家族の生きてほしいという、強い希望も後押ししました。》（川名［2004:62］）

家族との関係、やりとりから、付ける方向に変わった人たちは多い。

263 《先々、手足が動かなくなり声も出なくなったらどうしようと、そのことを考えるだけで身震いするほど恐怖心に襲われたが、さりとて自殺するほどの勇気はない》（松本［1995b:98］）と記した［203］松本茂は一九八八年に気管切開。《廣田先生が血液を摂って調べる。「気管切開をしましょう」とのこと。／これには勇気がいる。いろんなことが頭の中を駆け巡る。／気管切開しなければ、命はない。死ぬのはいやだ。世間では「人工呼吸器を付けてまで生きなくても」という声もあるが、足の悪い人は車いすを使うし、他人の心臓ももらって生きようとする人もいるではないか。［…］／しかし一歩翻って患者の心理に戻ると、複雑な思いに駆られる。手も足も動かず、話すことも食べることもできず、この上さらに人工呼吸器につながれれば、もう何の役にも立たない人間になってしまうのではないか。存在価値がなく、家族に介護で迷惑ばかりかけるのなら、死ぬべきではないのか。それが家族への思いやりではないか、と考える。／でも死んだらすべて終わりだ。生きたい。この世に居りたい。／［…］／「人工呼吸器を付けたら、最低五年は生きるよ」と妻にも相談する。妻は「当然なこと、死なせてなるものか」と力む。ありがたくて目頭が熱くなる。／［…］／「では、意志の伝達ができなくなったら、呼吸器をはずしてくれ」とパソコンで伝え、気管切開に踏み切る。》（松本[1995b:48-50]）

《松本さんが唯一弱気を見せたことがあった。昭和六二年夏、気管切開をするか否か迷っていた頃であった。「人間には尊厳死の権利があるはずだ。自然にこのまま死なせてほしい」と主張された。その時奥さんのるいさんは納得せず、「まだまだ生きられるのにもったいない、たった一つの人生でしょう。頑張らにゃあ」と励まされた。その一言で、松本さんは本気でALSとたたかう決意を固められたのである。》（廣田[1995:2]。廣田は当時秋田赤十字病院神経内科部長）

《「切れば五年と生きる、これ以上お前に難儀させたくない」と夫から相談がありましたが、呼吸器で生きてゆける時代、現に生きている人もいる時代、当然、生きられる限り生きてほしいと、私は気管切開を強く勧めました。》（松本るい[1995:297]）

264 定金信子（岡山県）は一九八五年五月に人工呼吸器装着。《彼に、これ以上負担をかけるのかと思うと、たまりませんでした。私は言いました。／「呼吸器つけるの、断って」／彼はとても悲しい顔をして、「どうして？」とたずねます。私はとっさに、／「自分の最後ぐらい自分で決めたいもの」／と答えていました。／「人間誰も、みな死ぬんだよ。いつかわからんけど。ぼくだって明日はどうなっているかわからん。つらかろうが、最後まで生きてくれ。子どもたちも、お前が頑張ってくれていることが励みなんだ」／［…］／子どもたちのことを思うと、胸が張り裂ける思いです。ひねくれた考えにとらわれていた自分を恥ずかしく思いました。そして、もう一度生きてみようと思いました。》（定金[1987:99-100]）

他の人の言葉があること、医療者の側からの働きかけがあることもある（以下に引用するもの以外では[278][477]）。

265 鈴木淳［240］、一九九四年六月。《望月先生が私に／「生きていくためにはぎりぎりの肺活量ですね」／「しばらくすると気管切開をして呼吸器を付けなければならなくなりますよ」と言う、ここで初めて気管切開と呼吸器の話がでてくる。／そう云うことなのか、これから私が生きるということは呼吸器に繋がれて病院で一生を暮らすことなのだ、呼吸器に繋がれた自分を想像してみる。今まで自由に暮らして来た人間が突然自由を奪われ植物状態になる、それでも治るならまだよい。／治らぬ病気を抱えて一生を軟禁状態で暮らすのは耐えられない。死んだほうがましだ。死のうか生きようか何度か思ってはまた繰り返す。何度繰り返しても同じ事だ。終いにはどうにでもなれと云う気持ちになる。／この頃には会話らしい会話は全くできなくなる。話をすると胸が苦しい。アーとか、ハイとか返事だけにする。一日中横になったまま体力を消耗するのを抑え天井を見て暮らした。／妻が佐々木和義君へ呼吸器のことで電話をする。今より元気になるから是非付けろと云う御託宣だ。俺の気持ちも知らないで簡単に言ってくれるよ。／しかし和義君のその一言が後に呼吸器を付けるひとつのきっかけにもなる。》（鈴木［1996］。佐々木は友人の医師）

七月二〇日《検査のために入院をする。おそらく医師の考えでは、そのまま気管切開をするつもりでいたのだ。／主治医が志賀先生へと変わる。この先生は何事にも慎重で優しく囁くように話をする医師で、多分に私の元気さにほんろうされることになるが、今までの医師の中で最も信頼しうる医師に変わりはない。再度ＡＬＳの症状や将来の事まで、こと細やかに説明する。／最後に、／「呼吸器をぜひ付けて下さい」／と懇願する。／私は驚いた。このように医師に丁寧に今までお願いされたことはない。付ける付けないはそれだけ重要なことなのだ、患者は生きるか死ぬかの瀬戸際に立たされている。呼吸器を付けることを拒否し毎年全国で数百名の患者が自ら命を断つと言われている。私はコックリと首を縦に振る。先生は安心したのか、緊張の顔に笑みがこぼれる。》（鈴木［1996］）

さらに、家族は呼吸器装着を望んでいるが本人は拒否しており、そこに医療者がより積極的に介入した例がある。同じ本からの最初の引用は一九九〇年にALSと知らされた国方正昭の文章、次は同じ年に国方が入院した国立療養所高松病院の畑中良夫院長の文章、そして副院長の藤井正吾の文章。

266 一九九二年、《私が生きていることでの家族のメリットとデメリットを考えて達した結論が三月一二日の尊厳死宣言/だが、一カ月後に痰が詰まって呼吸困難に陥ったとき、「まだ末期ではない」と聞き入れてもらえず寝たきりに。何分か何十分かわからないが、完全に意識はなくなっていた。喉を切開して人工呼吸器の世話になる決心をするまでの二日間の心の葛藤は何年間にも相当するすさまじいものだった。/急に襲ってきた寝たきりに、心の準備ができておらず、精神的に落ち込みは激しく、しばらくは何をする気も起きなかった。》(国方[1993→1999:41-42])

267 《四月、国方さんはたんがつまって呼吸困難に陥った。人工呼吸器を装着しないと死んでしまう。主治医の出口医師が、国方さんにそのことを説明した。同意が得られない。私も説明した。やはり同意が得られない。血圧が下がり、呼吸器機能は最悪となり、顔色は蒼白になってきた。手記で、国方さんが「意識がなくなった」と書いているのは、脳内動脈の炭酸ガスが最高まで上がり、意識が朦朧状態になっていたからである。すると出口医師が、/「人工呼吸器を装着して助けられるリミットは、あと五分しかありません」/と悲痛な様相で知らせてくれた。私は、もう一度同意を求めてみよう、それでも同意が得られないならば、院長である私の責任で、人工呼吸器装着を強行する腹を決めた。/そのとき出口医師が、「院長、同意してくれました。うなずいてくれました。奥さんも喜んでいます」と告げにきてくれた。国方さんの手記によると、本人と同意したのではなく、無意識にうなずいていたそうである。/このように、なかば強引に人工呼吸器を装着された形の国方さんだったが》(畑中[1999:46-47])

268 《看護スタッフへの不信から、この患者さんは尊厳死を望んでいた。だから呼吸困難に陥った時にも、気管切開を拒み続けたのだ。しかし、この患者さんは、なかば強引に院長に説得されて、人工呼吸器生活に

入ることになった。》（藤井［1999:144］）

そして、同じALSの人のことを見知って、呼吸器を付ける方に変わった人たちがいる。このことを記した文章は第6章3節に引用し、その人たちのつながりのはじまりの時期について第7章4節に記す。ALSの人たちや家族や医療者たちに加え、そうしてできた組織でALSの人たちのために働いた人の言葉を聞いた人がいて、その人の言葉を聞いた人がいる。

269 一九九四年一二月、国立療養所石川病院の診察室で、西尾知子は《主治医から人工呼吸器に夫の命を預けるかどうかの選択を迫られた。夫の健弥は［…］呼吸困難が続き、一刻の猶予もなかった。／［…］／知子は健弥に病名はもちろん、治る見込みのないことなどを初めてここで告げた。呼吸器の問題も話し合った。健弥の二人の娘はすでに独立し、知子と二人暮らし。介護の負担を気遣って遠慮してはいけないと、知子は健弥に「私のために着けてくれ」と頼む。健弥も死を目前にして、初めて心底、生きたいとの渇望がわき起こる。が、その一方で、「迷惑をかけるだけで、何の役にも立たない者に生きる価値があるのか。それはエゴで、生に執着している哀れな姿ではないか」と、悩む。／そんな折、見舞いに来た日本ALS協会事務局長の松岡幸雄（故人）の言葉が二人に決断を促した。》（『読売新聞』［1999］）

西尾健弥［60］自身の文章では、その一に妻、二に孫、三に会社の人や友人や親戚のことを記した後、それが次のように書かれる。《決定付けたのは、日本ALS協会の事務局長でした。事務局長はわざわざ東京から入院先の病院まで訪ねてこられ、死と生きることについて説かれました。春の桜、夏の海、秋の紅葉、冬の雪景色と四季折々の景色が楽しめるではないですか。それと生きていれば、どんな素晴らしいことに出会うかもしれない。と生きている喜びを強調されたのです。》（西尾［1997］。松岡については第7章4節）

関係の中で考えは変わり、決定は変わってくる。たしかに誰もがそうしたことがあることを認めるだろう。では、関係者がよく話し合って、それで決めたらよい、その際、本人の意向を優先する、その決定を固定したものと決めず、考えを変えたらそれに応ずる、平静な状態で判断できる環境を設定しそこでの意向を尊重する、そんなところでよいのではないか。

しかし以上から浮き上がってくることはそのようなことなのだろうか。違うと思う。そのことが言えるし、言いたいと思う。ただ、まだしばらくは、そこに起こる事態を見ていこうと思う。自分で決めて、あるいは不本意にも、生き残った人たちにとってのその後はどうだったのか。

6 まず起こること

呼吸器を付けてどんな状態が出来するのか。起こるのはまずごく単純なことで、つまり——実際には機械の動きと身体とがうまく合わないこともあるのだが——呼吸が楽になる。

270 知本茂治は一九八三年に装着。《人工呼吸器が接続されると呼吸が楽になり、文字通り生き返ったような気がしました。》(知本[1993:170]。245に同じ部分を引用した)

271 「もう一度生きてみよう」264と思い、八五年に呼吸器を付けた定金信子。《第二の人生の始まりです。／呼吸器をつけた。空気が、身体のすみずみまで入っていくのがわかる。呼吸するだけで精いっぱいだったこれまでのことを考えると、夢のようです。何でもできそうな気がします。》(定金[1987:100])

272 高田俊昭56は九四年、《やがて、最も恐れていた呼吸筋も侵され、呼吸困難に陥り、病院へ……。／気がついたときには、耳元で「シュー・ガチャン、シュー・ガチャン、」という人工呼吸器の音がしていました。「胸いっぱい息ができるって、ああ、なんて楽なんだろう」と、あのうるさい人工呼吸器の音を、なんとも力強く頼もしく感じたものでした。》(高田[1999:80-81])

《今まで、数年後の死を肯定することを心を砕いてきただけに、にわかには信じがたいものがありましたが、ドクターやナースの励ましの声、もちろん妻の声も通して、神の声が聞こえたような気がします。／「おまえには、それだけのエネルギーが与えてある、もっと生きろ」/今までは、四二、三歳で途切れていたはずの人生が、この先も細く長く続いているような気がして、その先にほの明るい希望の灯りが見えるような気がしたのです。》(［:81］)

273 平間愛は九五年、二〇歳の時に呼吸器を付ける［256］。《全身麻酔をかけられ目覚めたときは呼吸器がついていました。地獄から抜け出たまさに天国、毎日のように味わっていたあの苦しみから解放されたんです。呼吸器を付けたことに喜びを感じました。私は、これで命には何も影響のない体になったわけです! こうなりゃたかがALS! 呼吸器をつけた事によって身体も楽で命も元気を取り戻しました。そのかわり声を失い、食べることも無理になりました。》(平間［1998(?)］)

274 和中勝三は九六年に装着。［260］でも同じ部分を引用した。《気管切開する時は、本当に情けなく思い涙が出ました。呼吸器装着すると、今まで、苦しかったのがウソのようになり、もっと早く呼吸器装着すればよかったと後悔しました。》(和中［1999(?)b］)

275 後藤忠治は九九年に「苦しさに耐えきれずあっさり呼吸器装着」［311］。《ぐっすり熟睡できる。だるさが無い。体が軽い。今までのあの辛い数ヶ月はなんだったのだろう。もっと早く装着すればといまさらながら思う。》(後藤［2000a］)

呼吸器を付けて、生き延びてはじめてその後のことを伝えることができる。そして何か語ろうとするのは、多くはそのことを肯定的に語ることができる状態になってのことだ。証言が肯定の側に偏るのにはこうした事情もあるだろう。

276 九四年、電話での質問への「アメリカでALSを研究している有名な医師」の応答の一部。《アメリカでの話なので日本とは違うだろうけれども、アメリカではむやみに呼吸器をつけたら…というようなことは言いません。お金がかかるということもあるけれど、例えば、どうしてもこの本を書きあげなければならないとか、会社の社長でどうしても生きていかなければならないとか、そういう大きな理由がない限り、呼吸器をつけてもうまくいかないケースが多いんですよ。だけど呼吸器をつけた人はつけてよかったたって必ず言うんですよ。生きていることを否定できないから。》（横島［2003:15］に引用）

前半はともかく――というか、それに近いことはしばしば語られる［231］けれど、普通に考えればおかしなことだと思い、そのことは第12章9節で言おうと思うのだが――最後の二文はわからないではない。だが肯定ばかりがあるのではない。一つは生き延びてしまったことに対する悔恨あるいは怒りである。

277 土居喜久子［249］は九一年五月に呼吸が止まり、夫が「手術をするかいなか、承諾をえたのかどうかの記憶ははっきりしません」［250］と振り返る状態で呼吸器を付けた。この時のことを山本真（大分協和病院医長）［249］が記している。《その場で、気管内挿管を行ない、集中治療室に運び込み、人工呼吸器に接続しました。そのとき、私にとって忘れられないメッセージを喜久子さんから受け取りました。目を文字盤をなぞっての訴えは、／「どうしてたすけた。しんだほうがよかった」》（山本［1998:225］）

その前に次のようなこともあった。

278《平成三年一月二八日夕刻、呼吸困難に陥り急遽入院したのですが、その前々日にこちら大分協和病院の山本先生が往診にいらして、「少し風邪気味だから検査しに病院に行こう」と言われましたので、私は、いやだと全身の力をふりしぼり、抵抗しましたが、先生は「生きるんだ、生きなくてはだめだ」とすさまじい声で言われるやいなやさっと私を抱えて車に乗せ、アッという間の出来事でしたが、今も「生きるんだ、生きなくてはだめだ」というこの一言が強烈に耳に残り、生きる支えになっています。》（土居・土居［1998:164］）。その後については［426］等）

279《人工呼吸器を付けた後は、体の回復が順調に進んできた一方、心の回復は決して進んではいなかった。あれだけ人工呼吸器をつけないことに固い信念をもっていたつもりだったのがあっさり豹変してしまったのは、自分が意志薄弱な駄目な人間だからと思うようになり、惨めになるばかりであった。》（植松［2003：9］）

呼吸器を付けて生き延びることがどんなことなのか、この問いが最初からここにありつづけているのだが、それを見ていくのは第9章からになる。もう一つ、呼吸器の装着により直接に関わることがある。まず、多分に医療側の技術的な問題によるのだが、機械の動きとうまく合わずにつらいこと。また、呼吸器を付ける時点で発声できれば装着後にも多くの場合に声を失わないようできるのだが（第9章6節）、やはり医療側が知らないか技術がないこともあって、声が出なくなってしまうこと、とくに予想していなかった事態としてそうなってしまうこと。そしてこれらを含め、呼吸器を付けることを事前に知らなかったかよくは知らなかった人にとっては、意外な事態が生じ大きな機械につながっていることに対する狼狽、悲嘆がある。次の引用にはそのすべてが記されている。

280 菅原和子［246］は八〇年四月に装着。《ふと意識が戻った時、のどに穴をあけられ、大きな器械につながれている自分の姿に、私は大変なショックを受けました。恐怖と絶望、虚しさ、何とも形容のしようのない哀れさが心に入り乱れ、ただただ驚くばかりでした。気管切開しているため、しゃべる言葉が声になりません。それも驚きでした。家族には手術前、医師から、声が出なくなると説明があったようですが、私は知らされていないため、どうして声が出ないのかわかりません。いくら叫んでも、声が出てこないのです。そのうえ、人工呼吸器（ベネットＭＡＩ型）についている蛇腹（一回換気量モニター）が上下する音が耳元でし、うるさくてたまりませんでした。私はその時、「あと数日の命ではないか……」という思いにかられました。》（菅原［1987：84］）

《九月に入り、私の精神状態はますます落ち込んでしまった。ときどき器械の調子がおかしくて呼吸が苦しくなったことも重なって、焦燥感と不安感がつのり、〝あと何年苦しまなければならないのか〟〝呼吸まで苦しい状態で、生きる価値はあるのか〟〝気が狂いそう〟と口述筆記で日記に書き連ねる日が続いた。》([:46])

気管切開や呼吸器装着の前にある程度のことを知らされていた人たちにしても、十分な説明が得られていたわけではない。

281 九四年、鈴木淳[**265**]の《手術日の前日の夕方に看護婦が毛を剃りに来る。[…]右腕を剃りながら看護婦は囁く様に／「気管切開すると話す事が出来なくなりますが覚悟が出来ていますか」／と言う、それは今初めて聞いた。／医師から手術の事は説明を受けたがそんな事は言わなかったような気がする。半年も前かららろくに話らしい話をしていないが、今更嫌だと言って手術を中止させるわけにもいかない。／私は覚悟は出来てるよと首を縦に振る。》(鈴木[1996])

282 九八年六月、宮城県の総合病院で。《気管切開しても話せる方法があると聞いていたがこれらの説明は一切無く医師は「明日手術します。しなければ帰ってください。どうせそのつもりで来たのでしょう。呼吸器をつけるわけで無いし考える事は無いでしょう」と言うのである。妻と二人で唖然とする。／なんと言う医者である。とんでもない医者が担当になったもんだ。たしかに切開のために入院したけれど今日の明日では急過ぎる。子供に話する時間も無い。よほど切開するのをやめて帰ろうかと思ったが思いなおす。二四日手術。スピーキングバルブを付け声を出すがなかなか意思が伝わらなく、不安と恐ろしさが一日中頭から離れない。》(後藤[2000a]。スピーキングバルブについては第9章6節)。この後九九年一〇月、後藤忠治は呼吸器を付ける[**275**])。

自発呼吸の力の低下がもたらすこととその対応について知らされないと困るのは、まず危ないからだ。引用した文章は生き延びた人が書いていたのだが、呼吸困難への対応が間に合わずそのまま亡くなってしまった人も多いだろう。そして、呼吸器を付けたとして、その後の対応を事前に考えておく必要があり、少なくともその心づもりが必要だからだ。大きな変化がもたらされても説明されていればおおよそどうなるかわかるが、そうでなければ突然その事態を迎えてしまう。とくに声を失う可能性のある場合には、代わりにどんな交信手段をとるかを考える必要があり、それを習得する時間も必要になる。

283 橋本みさお[254]。《私の場合は気管切開の時点ですでに声を失い、体幹機能はほぼ全廃で数本の指が動くだけでしたから、気管切開によって失うものは無かったので楽(?)でした。/なかには突然、呼吸困難を起こし気がついたら呼吸器人間になっている場合もあるのです。筆談でもできれば良いけれど、そうでなければ大パニックを起こします。/気管切開の予感がしたら、入院準備をしましょう。》(橋本[1997g])

7 知った上で決めればよい、か

以上から得られる教訓は、呼吸器を付けたらどのようなことが予想されるかを本人があらかじめ知り、よく考えて判断すること、となるだろうか。どうなるかを知って準備することが必要なのはその通りだ。ただそれで尽きるのか。例えば米国のALS協会のマニュアルには次のようにある。

284 人工呼吸器を付けた《人たちは、とくに家庭で生活できる場合は、生活の質に満足しています。家庭で一五年も呼吸器で生きている患者がおり、他に重大な病気が起きなければさらに長生きします。家族は通常この選択を支援しますが、介護の負担は相当なものになります。/アメリカでは、五〜二〇%のALS患者が人工呼吸器を計画的につけます。医師が人工呼吸器をつけさせた経験があると、この割合は高くなります。これまでは多くの患者が事前の計画なしに、緊急入院の結果として人工呼吸器をつけています。たまたまそうなったというわけです。/何が自分にとってもっともよい選択かをあらかじめ決めてください。緊急時に決心しないでください。生命を支える人工呼吸器は一日ほとんど二四時間続けられ、自立呼吸はわずかの時間か、もしくは全くなく、人工呼吸器なしでは生きられません。／もういらないと決心すれば、呼吸器は外され、安らかに過ごすための薬を使うことができます。多くの患者は気管切開を伴わない人工呼吸器だけを使います。そうでない人は永久に人工呼吸器を使い続けます。》（The ALS Association［1997＝1997:121–122］）

このマニュアルは、緊急の対応として呼吸器を付けてしまうと不本意にも生きつづけてしまうかもしれないから、また家族の負担も大きいから、あらかじめよく考えて事前に決めておいた方がよいと言う。すると米国では装着率五〜二〇％という数字になるらしい。これが事前によく知らされず気がついたら人工呼吸器がつながれていたという日本国における事態に対する代案なのか、あるいは家族や医師が付ける／付けないことを決めることに対する代案なのか。問いはそうした問いである。

そしてここには呼吸器を外せるかという問題も関わっている。引用したアメリカのマニュアルでは、いらなくなったら外せばよいとなっているが、いったん付けたら、外すとすれば本人でない人が外すしかなく、それは人を死に至らしめることだからできないとも言われる。それで、付けてしまったら死ぬことができない、だから今のうちに死んでおこうということにもなる。さらに、呼吸器を外す（本人の指示により他人が外す）ことを認めればかえって付けやすくなるから、呼吸器を外してよいようにすべきだという主張もある。

しかし付けないにせよ外すにせよ息が苦しいではないか。

285 《酸欠＋二酸化炭素の増加により、呼吸困難と最後には顔を土色にして、意識もうろうのまま死を迎えるのです。それが尊厳死の現実なのです。何故？》（西尾等［1999c］。［71］に続く部分）

だが、さきの引用にもあったが、薬を使えばよいかもしれない。

286 《呼吸をつかさどる部分の麻痺が始まり呼吸が苦しくなりうつらうつらとする時間が長くなってくる。二酸化炭素が血液中にとどまり血中酸素濃度が薄くなってくる。［…］／呼吸器をつけないと決心した患者さんは最終段階でモルヒネを投与されるか、あるいは精神安定剤を与えられながら酸素の量を増やしていく。

それによって患者の苦しみは和らげられ次第に呼吸をサボるようになり二酸化炭素を過剰に溜め込むことで意識は朦朧として気持ちよく天に召されるらしい。この方法は現在、消極的安楽死として唯一患者に認められる尊厳死の方法である。》(川口有美子[2000b])

結局、そんなことをどう考えるかという問題になってしまう、あるいはそこに戻ってしまう。だが、そのことを考えるために、まだ遠回りをする。呼吸器を付けることがどのように現れてきたのかを簡単に振り返る。その前に、死んでいくことが当然とされる状態があったことを述べる。そして、人工呼吸器が本人たちによってまた医師たちによってどのように論じられたのかを見る。

第6章 既にあったものの出現

1 簡略な歴史

この技術の歴史について詳しい記述はまだ見当たらず、人工呼吸器がいつ、どのように現れ、どのように受け止められてきたのかよくわからないのだが、いくつかの文献はある★01。

人工呼吸器の原理自体はまったく単純なものであり、一九世紀末から呼吸器等の手術のために用いられるようになる。一九五〇年代にはポリオ（小児麻痺）の流行により、今一般に使われるものとは別の形式のものだが、人工呼吸器が普及する。そしてさきに見たように、少なくとも一九七〇年代には一部で使われるようになっており、それから機械の性能や機械を使って生きることを援助する技術はむろん向上したにしても、基本的な機構は同じである。

カタカナではベンチレーター（Ventilator）とレスピレーター（Respirator）の二語があり、同じものを指すが、近年ではベンチレーターの方が使われることの方が多いようだ。レスピレーターには救命のための医療器具という語感が、ベンチレーターには日常生活用具としての呼吸器という語感が――人工呼吸器をそのように捉え、使いながら生きていこうとする人たちの組織に「ベンチレーター使用者ネットワーク（ＪＶＵＮ）」があり、そこではベンチレーターの語が使われているのを知っていて、というだけのことかもしれないのだが――私にはある。

まず陰圧式人工呼吸器と呼ばれるものがある。開発は一九世紀に始まるが、実用的なものとしては一九二九年に米国で開発された「鉄の肺」と呼ばれる呼吸器がある。これは首だけを出して全身を覆うもので、その器機の気圧を低くして肺がふくらむようにして呼吸を促す。その後胸肺部だけを覆うものが開発された。これは多くポリオ（小児麻痺）の人に使われた。

287 《人工呼吸器を用いて換気を行なう方法は麻酔の分野以外に他の面にも広がって来た。／この大きなきっかけとなったのは一九五二年におけるコペンハーゲンにおけるポリオの流行である。この時呼吸麻痺に対する治療としては気管切開をした後、気管カニューレを介して手でバッグをおして人工呼吸を行ったのであるが、バッグをおす人があまりにも多く必要だったので、デンマークの医科大学の殆んどの学生を必要とする程であった。／このためポリオによる死亡率は八〇％から二五％までに低下したが、これが契機となってヨーロッパ各地では人に代る人工呼吸器の開発に迫られたのである。／かくしてこの目的のためにデンマークでは Bang（1953）、スウェーデンでは［…］》（山村［1991:7］）

288《陰圧式人工呼吸は一九五〇年代の小児麻痺の患者を救った鉄の肺から始っています。タンクの空気を周期的に抜いたり入れたりすることによって人の周囲に陰圧を作り、肺が膨らむようにします。》（The ALS Association［1997＝1997:122］）

一九六〇年代後半から七〇年代に始まり展開する米国の障害者運動の先駆とされるのはカリフォルニア州バークレーでの大学生たちの運動だったが、そのリーダーだったエド・ロバーツは当初鉄の肺を使用していたポリオの人だった（cf. Shapiro［1993＝1999］、立岩［1990a］。一九九五年の五六歳での彼の死を伝えるのは長瀬［1995］）。このタイプはALSの人には使われないという。

他に気管切開をしないで使う非侵襲的換気療法（NPPV、類似の語の略語にNIV、NIPPV）があることは前章でも述べた。多くは鼻に付けるマスク式で、身体に侵襲的でなく取り外すことができ、抵抗感も少ないとされる。このタイプのものは、本書で主に想定している侵襲的換気療法の普及の後で広がってきているようだ。《一九九三年にわずか二〇〇人程度であった在宅人工呼吸患者（気管切開が主体）は、二〇〇〇年には六〇〇〇人にも達し、その七割が鼻マスクによる人工呼吸》（木村謙太郎（大阪羽曳野病院）の報告を伝

★01——私のホームページの「50音順索引」または「ALS」→「人工呼吸器」に、本書より多い引用を掲載した。

える石川悠加［200105:25］）だという。

ALSでもまずはこれを使う人がおり、なかには長期にわたってこのタイプの人工呼吸器で過ごす人もいるのだが、ALSの場合、症状が進行すると十分な呼吸の手段としてはこれだけでは弱くなり、気管切開をして気道とつなげる呼吸器を付けることになる。それでもこの方法は有望であり、さらに使用の範囲は広がっていくだろう★02。

ただ、まず、気管切開して付ける呼吸器が、比べてどれほど不便なのか――とくに第8章4節に引いた佐藤きみよの文章［370］等を読むと――知りたいと思う。またなぜこの形式が推奨されるのか、その力点の置かれ方には気を配っておく必要があるようにも思う。例えば次のようにも非侵襲的換気療法の利点は語られる。

289《英国では、倫理的見解と、ALSやデュシェンヌ型筋ジストロフィーやSMA1型が気管切開をして在宅人工呼吸を行う場合、国として保障できるサービスは無いため、このような疾患で気管切開を考えることはありませんでした。／このため、現在は、なるべく気管切開に至らないように、倫理的に、また、医療のコスト効果も得られ易い鼻マスクによる非侵襲的喚気療法（NIV）のマネジメントシステムを充実することに社会全体で取り組んでいます。マンパワーとコストを増やさなくても、より多くの方々がQOLを確保できる工夫を凝らすという流れは、米国やフランス、イタリアでも同様です。》（石川［2003b:8］。石川［2003a:24］にも同様の記述）

290《呼吸補助機器としての有効性を失ったNPPVを装着したままで緩和ケアを行うことは［…］苦痛となる場合もあるため、NPPVを中止することも考慮する必要があります。これは、気管切開後の人工呼吸器法を中止する場合とは異なり、「無効な治療は行わない」という観点で判断できるかもしれません。》（小森［2002:40］）

人工呼吸器がどのように――まず病院においてということになるだろうが――使われるようになったのか

はよくわからない。ただ一九五一年以降の麻酔科学の文献の書誌事項を収録した松木編[2000]には、「人工呼吸」の項目があり、一九五五年以降五〇年代の文献が二点、六〇年代になると点数が増え、麻酔の領域におけるということになろうが「長期人工呼吸」の語を含む論文も一九六七年以降見られるようになる。そして、在宅での人工呼吸器の利用については次のように言われる。

291 《在宅人工呼吸療法(Home Mechanical Ventilation:以下HMV)は一九七五年頃に始まり一九九〇年の最初の社会保険適用までは約二〇〇人程度の患者を限られた施設でのみ実施していた。しかし、一九九二年の在宅医療に対する行政府の推進政策が出され保険点数の改訂、適応病態の拡大、実施医療機関の届出制の廃止などにより、急速にその数を増やした。》(杉本[1998])

292 玉川桂(東京都、一九六八年発症、七二年病名判明)は一九七三年三月に胃にチューブを入れる手術をした後で呼吸困難・意識不明になり、気管切開、人工呼吸器を付けた。《現在、この種の病気に対する医療の常道としては、呼吸困難に陥っても、気管切開→人工呼吸器(生命維持装置)までして、患者の生命の

★02——非侵襲的換気療法の概略について石川[2002]、機器とその使用法を具体的に記述したものに石川編[2004]。機械については西口[2000-]中の http://tn084.tripod.co.jp/nip/nip.htm 等に写真・説明等。このタイプのものを使っている人、使っていた人の文章やホームページとして山口[1999-]、西口[2000-]、沖[2002-]、瀧本[2002]等。

石川悠加(国立療養所八雲病院小児科医長)は外国の事情の紹介を含む多くの文章でNPPVの有効性を示し、その普及を進めている。外国の状況を知る意義もあり重要だが、ALSについてはやはり限界はあるようでもあり、ここでは文献を挙げない。ALSの人にNPPVの使用がうまくいったという報告に川嶋[2000]、篠田[2001]。石川も翻訳者として加わっているBach[1999=1999]や石川編[2004]等を読む限り、この方法はよさそうではある。訳書の方の第一〇章「倫理的問題」では、自立生活、PAS(Personal Attendent Service)といった障害者運動の中に生まれた言葉が引かれ、経済効率とともに——これが強調されるのも米国の障害者運動の文脈では不思議ではない——NPPVが支持される根拠にもなっている。

維持をはからないそうである（『カレン・アンの永い眠り』講談社刊。その他より）。私どもの場合、医療の常道が守られなかったことはさいわいだった。》（玉川［1983:64-65］）

293 一九七五年、東京都の伊井（引用中ではI氏。ALS、四〇歳で罹患、四八歳で逝去）は自宅に戻る。《I氏はその時、ねたきりで経管栄養法により食事をとり、気管切開により呼吸の安楽をはかっていた。約一カ月後、I氏の呼吸力は著しく衰え、自発的な呼吸力では生命を維持しえなくなった。I氏は人工呼吸器を購入し、その後、一〇月間、自宅で生活した。》（川村［1979:92］。伊井の生活について川村・木下・別府・宇尾野［1978］、川村［1979:84-94,106-112,237-250］。伊井が入院したのは東京都立府中病院、在宅生活に関わったのは同病院の在宅診療班。同病院の医療相談室の歩みをまとめたものに川村［1975］、川村［1979:151ff.］。この時期を振り返った文章に木下［1996-(25)(26)］）

294 七一年に症状を自覚、七二年に佐久総合病院（長野県）に入院した川合亮三［**101**］は、七六年六月に呼吸器を付ける。このことは川合［1975］の新訂版川合［1987］に付された川合紀久江［1987］に記される。装着の事情は詳しく書かれていないが、《全体の状態は六一年四月頃からそれなりに安定してきています》（川合［1987:199］）という時期までの記述がある。

そしてこの頃、どのような器機、方法が想定されているかはわからないが、まったく情報が伝わっていなかったわけでもないようだ。

295 川口武久［**35**］［**119**］は七七年に自分がALSではないかと疑う。《どうにも気になって、医学書を調べてみた。［…］／まだ原因不明で、確たる治療法もなく、点滴や静脈注射・鼻腔注入による栄養補給、さらに人工呼吸などによって「延命」をはかることしかできない。ふつう、発病から三～五年で死亡する。欧米ではガンより恐れられ、医師が患者に病名を継げるのはタブーとされている。》（川口［1983:46］）

次節で紹介する鈴木千秋の著書中の七五年の医師の言葉にも人工呼吸器は出てくる。技術はあり、知られていないわけではない。その数年後について次のような記述がある。

296《一九八〇年頃には明らかにDuchenne型筋ジストロフィー（DMD）患者の多くが呼吸不全で死亡することが確かめられてきた。当時日本の貿易黒字が膨大な額になり、いわゆるドル減らしを国が行ったことがある。このときに療養所にも血液ガス分析器が整備されたのである。動脈血ガス分析をすると重症患者の大部分が呼吸不全に陥っており、一九八二年から一九八四年にかけての国立療養所東埼玉病院のデータではDMDの七五％が呼吸不全死であった。》（石原［2003:59］）

こんな事情がなければ呼吸不全での死が認識されなかったということらしい。以上よりひとまず確認されるのは、一九七〇年代中盤には病院でもまた在宅でも呼吸器の使用が始まっていること、そして、機械や技術が――たしかにそれは年を経て改良され、その使用法も確立していくのだが――存在するその後で、徐々に使われるようになっていったということだ。

この時期の米国の状況については次のような記述があった。ここでも技術の出現、存在に遅れ、一部で、使われるようになる。

297《一九〇〇年代初頭に鼻から栄養を補給するためのチューブが開発されたが、長期にわたる使用は一九五〇年代まで行われず、特にALS患者には一九七〇年代まで長期の使用が行われなかった。一九三〇年代に初の人工呼吸器が開発されるが、一九七〇年代まで外来患者にはその使用が認められなかった。ALS患者に至っては、一九八〇年代後期まで人工呼吸器の使用はなされていなかった。》（Boynton［1999］）

2 『平眠』（一九七八年）

一九七八年にすこし不思議な本が出された。ごく短くすると、ALSにかかった高齢の女性の息子の一人である鈴木千秋178が、その女性の安楽死の意向を受け、積極的安楽死の実現を望み、医師の協力を得て実現したと思い、その始終を記した本だ。だが、どうやら実際はそうではなかったらしいことが、あとがきには記されている。そしてこれに、七六年一月に設立された日本安楽死協会（設立時は安楽死協会、同年六月に日本安楽死協会と改称）が関わっている。

そこには次のような記述がある。呼吸器を付けて暮らすことをどこまで思い描きえたかは別として、呼吸器のことは知られ、記されており、それを本人あるいは家族が知ることもあったということだ。

298 七五年五月、《人工的に食事、呼吸を施せば二、三年は命を長引かせ得る。／このような場合、ただ苦しませるだけの延命には医師も「人間」としてのジレンマを感ずるが、「治療」が不可能な場合は「延命」を目的とするのが、臨床医学の常識であり、医師は当然それに忠実でなければならぬ。小林医師はそのように話された。》（鈴木千秋［1978:57］。別の医師が言った別の意見は［105］で紹介した）

ただ他には呼吸器のことはほとんど出てこない。以下簡単に書かれていることを辿る。それは、直接には安楽死という主題に関わっている。

299 彼は一九七五年五月二一日に母親の病名を知らされる。五月二五日に母が診察を受けた大学の学園祭で安楽死について知る。六月二八日の『朝日新聞』に掲載された太田典礼の文章を読み、新聞社から連絡先を聞いて六月三〇日には太田典礼に会う。翌年一月二〇日の発起人会に出席する（この本では発起人会の途中から設立準備会になったとされるが、この日はこの協会の歴史においては設立日とされ、初代理事長に太田典礼が就任）。翌二一日に太田に会い、E病院の宇野院長（仮名）を紹介される。二月二六日E病院に宇野を訪ねると、ここは遠いからと言われ、傍系病院であるF病院の桂木医師（仮名）を紹介され、病室も空いていることがわかる。宇野は桂木に「母の希望が容れられるよう考慮させる」と、鈴木に言う。二七日、安楽死協会を訪ね「生者の意志」（今は「リビング・ウィル」というカタカナの方がよく使われる）の用紙をもらう、母の拇印で捺印。三月一日入院、六日母の七九歳の誕生日、九日安楽死協会を訪ね会員証の交付を求める。会員証はまだ印刷されていなかったが、ペン書きの便箋に協会印が押され、「登録第一号」と記入された会員証を受け取る。一二日、母は亡くならない。桂木医師に会う。

《「やはり、点滴の中に薬を入れるのでしょうね」／「……………」／「[…] できたら明日の点滴のときにでもお願いできませんでしょうか？」／しばらく沈黙がつづいた。そして桂木医師の低く抑えた声が入った。／「よくわかりました」》。一三日、《私を追ってこられた桂木医師は […] ゆっくりと声を低めて云われた。／「今、点滴中です。普通ならば、もう脈がなくなるのですが。今のところまだのようです。お母様は大へんに心臓が丈夫な方です」》(鈴木[1978:245])

《高く吊された点滴のビンからは依然として約一秒の間隔で水滴が落ちつづけていた。その水の運動は平眠のための最後の仕上げ作業であり、衰弱し切った母の腕は、その一滴々々を懸命に受けとめようとしているかにみえた。／やがて、その腕から針が抜きとられ、腕の上に両手が組みあわされた。私も両手を合わせて目を閉じた。》([:247])

その本を書きあげて太田に見せると、太田は《点滴の中に何かを入れるなど、そんなことをするはずがないではないか》、《とにかく宇野君から積極的にお母さんを安楽死させる処置はとらなかったと聞いておる》([:253-254]) と言う。宇野もそう言う。つまり、医師側が積極的安楽死に同意し、行なったように書かれているのだが、事実はそうではなかったようだという結末になっている。

読んでいるときにはあまり意識しないのだが、文章には日付が記されていて、それを辿っていくと、こうした事々がとても短い間に起こっていることがわかる。その出来事の推移だけでなく、そこに起こっている事態――たしかに筆者の母は死を望んでいるようではあるのだが――についての筆者の理解もおもしろくはある、あるいは不思議だ。

300 七五年一〇月。《五〇音表で話し合った結果は、やはり母の最大の悩みは肉体的苦痛ではなかった。／

「タダ　セワヲカケルコト」／安楽生か安楽死か。ここまできたら、いずれがよいも悪いもない。本人の「自由意志尊重」あるのみではないか？「謙虚」こそ、弱者に対する強者の最大の義務でなければならない。しかも現在の母の生きる姿は決して「安楽生」といえるものではない。／安楽死肯定に傾く私を心配して、姉は、「でも時には死にたくないときもあるのではないか」というが、しかし問題は「死にたいときのこと」である。そのときに死なせてやれるかどうかである。また例え「死にたいとき」であっても、すでに母はそれをはっきりとは口に出さぬであろう。「世話になっているからには、死にたいなどとはいうべきではない」》（鈴木[1978:182]）

一、これがたしかに本人の意志であるとして、世話をかけるから死ぬという意志を自由意志と言えるだろうか。二、死にたいという意志のある時と死にたくないという意志のある時が一人の人にあるとして、前者を優先すべきと考えるのはなぜか。三、本人の意志の存在が重要であることを言いながら、本人が口に出さない部分を斟酌しようというのはどういうことだろう。普通に不思議なところが、この文章に三つはある。

そしてもっと普通に不思議なのは、まず安楽死協会の会員になることを望み、最初の会員になったとされることに関わる。会員になり、用紙に記入し、それで積極的安楽死を望み、受け入れられ、実現されたとこの本の著者は思った。まず、会員になったからといってなされる行いが合法になるわけではむろんない。しかし著者は行なった、あるいは行なったつもりだった。そしてその経緯が公表されれば問題にされても当然だ。それが公刊されている。他は匿名にされているものの、安楽死協会と太田典礼は実名で出てきており、病院や人を特定することもできただろう。実は積極的安楽死は行なわれなかったらしいことが後になってわかり、そのことが書かれたあとがきがあって、だから出版できたということか。

そして、本人の意志がはっきり表明されているときには、それに応え、その通りにすることがその人たちの方針であるはずなのだが、本来の依頼者の母とその代理人である筆者が願い思っていたのと実際になされたこととはまったく違っていたということになる。太田らが言うことが事実だとすれば、点滴から栄養を補給しないことによる（実際には家族や看護者のその時々の意向で点滴は付けたり外されたりしたようなのだが）衰弱死がもたらされたということなのだろうか。表明された意志をその通りに実行することを主張し、きちんと法的にも認められた安楽死を望んでいる人たちが行なったと思われたことが、実は行なわれていないことであったらしいということのようなのだ。

そんな内容のこの本が、比較的に大きな出版社から、このような内容のままに七八年六月に公刊された。そして、この本が出版されることが『朝日新聞』で知らされると多数の反響があったとあとがきには書いてある。それ以前に、一九七五年の末には安楽死を望むその母を取材した番組が製作され（彼女は亡くなる前にできあがったテープを見ている）、七六年にはTBSテレビで放映される。それは後に日本尊厳死協会監修のビデオとなって販売されもする（一九九二年一〇月、『尊厳死：平眠――ある難病老人の願い』、TBS VIDEO、手記朗読・出演：鈴木千秋、監修：日本尊厳死協会、協力：石川治）。

この本の筆者が設立に立ちあった日本安楽死協会★03は七八年末に安楽死法案を示す。それに対して反対の運動も起こり、法制化の運動は実現することがなかった。これを受けて安楽死協会はその方針を変更し、八三年に名称を「日本尊厳死協会」に変更する。そしてビデオの製作に協力者として登場する石川治（日本尊厳死協会理事・医学博士）は九五年の講演で《ALS（筋萎縮性側索硬化症）の鈴木きよさんは普通に死にたいと望み、自然な死はのちに「平眠」として息子の鈴木千秋氏によって出版された。》と語る（石川

★03――日本安楽死協会、日本尊厳死協会が発行に関わった書籍は多く、ホームページでその一部を紹介している。ここでは法制化運動を明確に批判する立場から書かれた清水照美［1979］（立岩［1995］で紹介）だけをあげる。また松田道雄は法制化運動に反対しながら、その晩年には安楽死に肯定的だった。その思想をどう解するかもまた重要だと私は考える。やはり立岩［2005］で著作を紹介した。

[1995]、ただしこの文は主催者側による要約。他に石川[1992])。なそうとされたことが忘れられる、あるいはその中心がそらされる。代わりに「自然」や「普通」といった言葉にくるまれる。このような言葉づかい、そしてこうした過去の語られ方は、協会の呼称を変更したり法制化の運動からは手を引いてより穏健な方向を行くこと、しかし基本的な発想は変わらないことにちょうど照応している。

その後のこの会の隆盛についてはよく知られている。この組織を作り、活動し発言もした人たちが何を言ってきたかはほとんど知られていないだろう。また安楽死法の制定は放棄される。しかし、歴史は忘れられながら、その基本的な発想はきちんと保存されてもいる。

この運動の中心にいた太田典礼という人物は繰り返し自らの優生思想を語る(立岩[1997b:168])。彼はとても正直な人であったから、協会の円滑な活動、組織の発展にとっては必ずしも好ましくなかったかもしれない。しかし、だからといってその会において彼の発言や存在が否定されているわけではない。そこにある思想は継承される。受け継がれるというよりむしろ、常に私たちの中から現れ、だから存続もし拡大もする。立岩[2000c]では、日本尊厳死協会の「新運動方針」(一九八一年一二月)から、一つひとつのつながりは不明なのだが、基本的な態度は明瞭で、その意味で言いたいことはわかるという以下の部分を引用した。

301 《三、自殺をすすめたり助けたりしない/自殺の自由は認める。罪悪視したりしない。健全な精神の持主は見苦しい死を避けたい、ボケてなお生きたいとは思わないのだが、自殺は自ら行うことで、第三者の手による積極的安楽死と混同してはならない。従って『自殺の手引き』は発行しないことに決定した。》(中山・石原編[1993]に収録)

この運動についてはいくらでも調べ、言うべきことがあるのだが、ここで見ておきたいのは、その受け取られ方である。今わかる範囲で言えるのは、安楽死の法制化は実現はしなかったものの、この本に書かれていることは、不可思議な部分も含めて多くがそのまま流通したということ、そしていくらかの共感も集めたらしいということである。それは最近のことではないにせよ遠い過去のことでもない。この時期はちょうど人工呼吸器の使用が始まったころである。

まず言えることは、「延命」が一般化し、その「弊害」が問題にされて、それに対して「安楽死」が対置されるという順序ではないということだ。旧来の医療に対する新しい対応としてこれが起こったと考えることはない。むしろこの時代、私たちの社会において、これは地の部分にあると考えた方がよいと思う。このことは、いま紹介してきた本がそれなりに受容され、反論らしいものがなされた形跡のないことからうかがえる。この時に死ぬにまかせることは普通のことだった。だから安楽死協会・尊厳死協会の主張はそう新奇なものではない。ただ、この人たちは当初、それとなく行なわれていたこと、そして医療を行なわないというかたちでなされていたことを、はっきりと肯定し、死のためのもっと積極的な行いを合法化することを主張し、その限りにおいては反発を招いたということだ。

3 普及について

そうした状況がすこし変わっていく。

一九八〇年代になると人工呼吸器を付ける人の文章が増えてくる。菅原和子[280]八〇年、折笠美昭[242]八二年、山端ハナ（北海道）[486]が八三年。長岡紘司[241]が八四年に、一〇か月の入院生活の後在宅療養に移る。さらに土屋敏昭[201]が八三年に気管切開し、八四年に人工呼吸器を付ける。定金信子[271]と塚田宏[243]は八五年、来田治郎[40]が八七年、松本茂[263]が八九年。看護の側から呼吸器を付けて在宅で暮らす人についての研究報告などがなされるのも一九八〇年代半ばになってからのようだ★04。

★04——関連文献・報告の書誌情報の一覧として日本難病看護学会編[2000]。一九八五年八月の第七回難病看護研究会のテーマには「在宅患者の呼吸ケア」が取り上げられる（日本難病看護学会編[2000:242]）。

最初に単純な疑問があった。二年、三年で死ぬと言われていた人たちの一部が死ななかったのはなぜかである。そしてもう一つ、にもかかわらず、二年、三年で死ぬと同じことが言われつづけてきたのはなぜかという問いも加えてよいだろう。

これはつまり、緊急事態への対応としてたまたま呼吸器を付けた人、あるいは呼吸器を付けることを希望し病院に機械があって付けることができた人がいたということだ。そしてその人たちの多くは言われたり書かれているより長く生きたし、生きている。他方、そのような道を通らなかった人がより多くいる。その場合の「予後」は、おおむね、従来言われてきたのと違わない。そして後者が標準的な経過として言われ、その経路どおりにことが運ぶということは、呼吸器を使わない対応あるいは選択が普通であること、少なくとも従来は普通であるとされていたこと、あるいはそれ以外の現実を知らないこと、あるいは知っていても望ましくないことととされてきたことから来ているだろう。

【302】ＡＬＳ協会千葉県支部の事務局長をしている川上純子は一九八六年九月に夫を亡くす。夫・隆平は歯科医院を開業していたが、八五年一月に発症。最初の病院で告知はなく、自分で調べ、ＡＬＳと確信。《「主人がこういってるんですけれども」といったら先生は「ああ、分かってしまいましたか。あまりにもお気の毒なので言えませんでした」。／［…］「障害者手帳も、特定疾患申請も、何も知らず、人工呼吸器のことすら知らなかった。呼吸器を着けていたら、隆平さんは今でも生きているのではないかという気がするという。》（川上［1998:5］。取材・執筆は『難病と在宅ケア』誌編集部）

付けるのと付けないのと二つのあり方が並存するが、そのことが見渡せないような状態が長く続くし、今も続いている。ただそれでも、呼吸器を使うという現実が次第に現れ、そして、その現実が次第に知られることになり、そして知られることが現実をすこし変容させてきた。

これを技術の進歩によって説明することはできない。技術の向上のためというより、実際に呼吸器を使って生きている人がいること、生きていくことができるらしいことが――まったくその伝播のさまは一様ではないのだが――伝わっていった。このこと自体が呼吸器を使って生きることを促した。生きている人たちのことがALSの人たちの間に伝わっていったことによって生きる人たちが増えてきたのである。ただ、その連絡、つながりは簡単にできたのではない。

303 塚田宏[243]（東京都）に取材した文章より、東京都立神経病院でのこと。一九八四年当時《ALSという病気はまったく日の当たらない世界にあった。塚田さんと家族は実際の病気を知るためにも、ALS患者に会わせてほしいと医師に希望したが、答えは「NO」。その理由は、患者側（またはその家族）が、それを拒むということからだった。[…]／どうしてもというなら、と主治医は奥さんの公子さんと息子の学さんを伴い、病棟階へ上がった。「廊下の一番端をさりげなく歩いて、立ち止まらずに通り過ぎて下さい」という条件で、家族は初めてALSという病気を目の当たりにした。》（塚田[2000:11]）

304 一九九一年、大阪。《担当した保健婦が、「つたの会」を紹介したが「忙しいし、重い人に会ってショックを受けたくない。勇気が出ない」との返事であった》（本田尚子[1995:26]）

305 一九九三年。《静岡県ALS患者会は平成五年一二月に発足した[…]県内のALS患者にアンケート調査をしても、会員にはなってもよいが訪問されるのはいやだという患者や家族もいてなかなか実態がつかめないのが現状であるという。》（犬塚編[1997:11]）

306 平山真喜男[157]。《一九九三年一月一七日　NHKで放送された亡き川口武久氏の番組を観る。ショックだった!!。そして一週間後、妻から「しんぼう」という一冊の本を渡される。／一九九三年五月現在の住居、佐土原町宮追手住宅に転居する。心はますます暗くなり、誰にも会いたくない！　と外に出ることを拒むようになりました。》（平山[2002]）

307 和中勝三[224][236]は、一九九二年一〇月に天理よろづ相談所を《退院する時に主治医の先生から、日本ＡＬＳ協会近畿ブロックの存在と、近畿ブロック会報を教えて頂きました。／退院後すぐに協会にはがきを出して会報を送ってもらいましたが、少し開いて見て写真を見ると、皆さん呼吸器を着けている姿ばかりで、私も呼吸器を着けるのかと思うと、早く死ぬ方がましだと思い呼吸器を着けるのは嫌だと拒否しました。》（和中［1999(?)］）

308 茂木稔［**257**］は、二〇〇二年、告知の二日後、国立療養所千葉東病院を紹介され、今井尚志医師（今井［2000］［2003a］等）に会う。《同じ病気の患者さんのところまで、実際に連れていってもらった。／初めて目にする光景であり、現実として受け止めることはできなかった。》（茂木［2003:62］）

より重い人のことを知ることがこわく、自らの未来を予示されるのがつらい。また知られたくない人、その家族もいる。そんなことがたしかにある。だからＡＬＳの人たちのつながりには困難もある。それは他の病にもあるが、ＡＬＳの場合には受け止めてしまうものがいっそう重い。しかし、同時に、知りたくもあるし、知ることが生きることにつながりもする。

まず文字が人と人を媒介することになる。一九八六年に設立される日本ＡＬＳ協会の最初の会長でもあった川口武久の著書がそのきっかけの一つになった。そしてその川口が呼びかけた組織が作られていく。その始まりの部分を次の章の4節ですこし見る。さきに記した人たちの多くは、通ったり入院していた病院で呼吸器のことを知らされるか、知らされることもなく付けることになった。そうした人たちが点々といることが知られていく。まず川口自身が知る。

309 川口［**35**］［**205**］の最初の著書（川口［1983］）に反響が寄せられた。また会を作ろうという川口の呼びかけに対して、本人や家族から連絡が入った。寄せられた情報の中に人工呼吸器のことへの言及もある。二冊目の著書（川口［1985］）にそれが記されている。

八三年五月、人工呼吸器を付けている盛岡の四〇歳の女性、鳥取の四五歳の男性の家族から連絡を受ける

（川口[1985:130]）。九月、七七年に発病し七八年に気管切開し人工呼吸器を付けた東京の男性の妻から読者カードを受け取る（[:181]）。一〇月、呼吸器を付けている岩手の人（おそらく菅原和子[280]）から携帯用のものに付け替えて祭見物に行った知らせを受け取る（[:196]）。八四年四月、島根の玉造厚生年金病院に入院している人、鳥取大学病院に入院している人に会う（[:258-260]）。

川口自身は呼吸器を付けないことを言い、そして実際付けることなく九四年に亡くなったのだが、著作を読んでいくと、その考え、思いは一つではない。このことは第7章、第8章で見ることになる。

他のＡＬＳの人のことを知って、また呼吸器を使う人に直接に会って決めた人がいる。

310 柚木美恵子（岡山県）[51]は一九八五年に二五歳で発病、七年後、《入院してまもなく、主治医の先生から、将来的に呼吸状態が極めて悪くなった時、人工呼吸器を装着する意思があるかどうかの確認がなされました。数日間、いろいろと考え悩みましたが、人工呼吸器を装着しながらも、なお人間らしく前向きに生きている先輩の人達の情報を踏まえ、「まだ、死にたくない。もっと生きていたい。」という思いから、器械を装着する意思のあることを伝えました。／この人工呼吸器装着の選択については、ＡＬＳ患者は大いに悩み迷います。器械装着を希望する患者がいる一方で、「もうこれ以上、家族に迷惑をかけたくない」とか「人工呼吸器をつけてまで生きたくはない」など、いろいろな理由で、器械装着を拒否する患者もいるのです。これまでに、呼吸状態が悪くなり、苦しみあえぎながら亡くなっていかれた病友を何人見送ってきたことでしょう。やりきれない思いが、胸をしめつけます。／私が、人工呼吸器装着希望の意思を伝えてから、二ヶ月ほどして、私は睡眠中に呼吸困難となり、ただちに気管切開手術がなされ、夜は安全のために呼吸器をつけ、昼はできるだけはずして自発呼吸で頑張る、という生活が始まりました。》（柚木[2001]）

311 後藤忠治[216]、一九九八年。《この先どんな事が起こるか、家族の負担に不安を抱きながら在宅が始まる。いつ呼吸困難になるのか。その時呼吸器を付けるのか、付けないのか。呼吸器の管理が家族で出来るものなのか。／ALSは発病五年で半数の患者が亡くなると言う。それは病気が進行して亡くなるのか、それとも呼吸器を付けるのを拒んで亡くなるのだろうか。いずれにしてもその時が必ずやって来る。／その時自分はどうするのか。こんな自問自答の毎日です。》（後藤［2000a］）

九九年四月に後藤は花見に行った★05。《患者仲間から花見の誘いを受ける。［…］小野寺さん、鈴木さん、和川さん。皆さんは呼吸器装着です。［…］皆さんに会えた事で生きる喜びを知り、そして呼吸器を付ける勇気をもらいました。／［…］／一〇月一三日。あんなに悩んでいたのに苦しさに耐えきれずあっさり呼吸器装着。》（後藤［2000a］。続く文章は［275］）

本人たちに伝わることの他に、もう一つある。呼吸器を付けるか付けないかの実際のところを左右する医療の側に伝わることだ。そしてそれは、その人たち（の中のある部分）の姿勢・態度を変えたのであり、たんに技術が伝播したということでなく、知識が知識として伝わったことではない。

312 佐藤猛（国立精神・神経センター国府台病院名誉院長）が一九八〇年に人工呼吸器を付けた人のことを記している。《一九七八年、佐藤は東京都板橋区に在住していたALSの症例をボランティアとして訪問診療していた。当時、四二歳の男性で、一九八〇年一〇月に呼吸停止、以後、人工呼吸器を装着していたが、一九八三年に装着したまま在宅療養に移行した。［…］本例は今年で、呼吸器を装着してから一六年、在宅療養に移行してから一三年になるが、ALS患者が呼吸器装着してまでも、在宅療養を家族の中で続けて、人間としての尊厳を保ち、父親としての役割を立派に果たしている。当院に開設したALS医療相談室に訪れる多くのALS患者が呼吸器を付けるべきか否かで悩んでいる時、本例の療養の歴史がこの上とない励ましとなっている。》（佐藤他［1996］）

313 近藤清彦（公立八鹿病院神経内科部長）がその講演の中で、さきに記した川合亮三［294］のことを語っている。《二〇年前、私は長野県の佐久総合病院で一人のALSの患者さんが呼吸不全で亡くなられるのをベッドサイドで看取りました。私自身、呼吸補助をしない方が患者さんのためだと信じて人工呼吸器装着をすすめませんでした。同じころ、内科の病棟に川合亮三さんが人工呼吸器を装着して長期療養されていました。数年後『筋肉はどこへ行った』(静山社刊)という手記のなかで、川合さんの妻が「[…]もし許されるなら、私は心からこの長い年月があって本当によかったと思っているのです。それは大変個人的で主観的なことになりますが、自分たちの運命を心ゆくまで生きることができたからであり[…]」と書かれていました。/一二年間人工呼吸器を装着して療養し、「よかった」と思う人がいるということは、私にとって大きな衝撃でした。ALSで呼吸器をつけて「よかった」と思う人が一人でもいるということは私に大きな勇気を与えてくれました。このことは、以来、私がALS患者の在宅人工呼吸療法に長く取り組んできた支えになっているように思います。》(近藤[2002:59])★06

この人たちはALSの人たちの支援において医療の側から先駆的な活動をしてきた人たちである。実際に人工呼吸器を使う人を見て、ALSの人に対する姿勢を決めていった、あるいは姿勢を変えてきたことを述べている。それは、呼吸器を使っている人でも今風の言葉では「QOL」が高い生活を送れることを見て知ってということだったりもする。しかしそれは、医療の側の人がそう思わなかったら、あるいは思いなおさなかったら事態は変わらなかったということでもあり、そして事態はこのような構造のもとに存在しているということである。

★05——花見では様々なことが起こる。とくに東北地方でそうなのかもしれない。安積遊歩(純子)の一つの転機も福島での花見の時のことだった(安積[1990:29])。

★06——近藤[2000]の著者紹介によれば、八二年佐久総合病院の神経内科医長、八五年からALSの在宅人工呼吸療法に取り組む。九〇年から公立八鹿病院(兵庫県)の神経内科部長。雑誌に掲載されている講演録では川合について「二二年人工呼吸器を装着して」とあったが、再録時の間違いと考え一二とした。また、川合紀久江[1987]からの引用も一部違っていたので原文の方に変えた。

ときに私たちはある事態を成立させている条件の方を見ないでいてしまうのだが、忘れずに見ておいた方がやはりよい。私たちは誰かの「改心」に感じ入ったりすることがある。感じ入るのはわるいことではないだろう。しかしその人の改心がなければ事態が変わらないのはおかしいと思うのを忘れない方がよいし、そしてこれらの熱心な人たちでないもっと「普通」の人たちがもっとたくさんいることも、当然のこととして勘定に入れて考える必要がある。

こうして、点々と、そしてまだら模様を描いて、おそるおそる、「呼吸器療養」は行なわれるところから行なわれていく。

314 畑伸弘（和歌山生協病院）の一九九二年当時についての記述。《難病ALS（筋萎縮性側索硬化症）の患者Aさん（当時五三歳）が、寝たきり状態、二四時間人工呼吸にて入院になった。／当時、ALS患者が人工呼吸器をつけて、長期入院療養を受けることに拒否的な病院も少なからずあった。また、和歌山県下のALS患者で、在宅人工呼吸療法を受けている人はなかった。」Aさんは約一年後に在宅人工呼吸療法に移行し、九年経過。》（畑［2002］）

315 《一九七〇年代前半［…］筋萎縮性側索硬化症（ALS）や、重症筋無力症、筋ジストロフィー症などの神経難病には、まるで打つ手がなく、患者さんは食事の摂取ができなくなったり、自力で呼吸ができなくなった段階で亡くなるのを、地団駄を踏みながらただ見ているより他にしかたがなかった。》（畑中［1999:15］）

《一九七八年［…］頃、私が所属していた愛媛大学附属病院の神経内科外来には、神経難病の患者さんが県下から受診してくるようになり、三人のALS患者さんにも入院してもらって、検査と治療をさせて頂いた。もちろん三人とも、自力で呼吸ができなくなっていった時点で亡くなっていった。》（畑中［1999:22］）

《一九八〇年代に入ると、技術の進歩が医療に反映されるようになった。人工呼吸器が臨床の場に普及し、

人工透析が日常的に行われるようになったのである。》〔:15〕)

国立療養所高松病院の《神経難病医療だが、昭和六三年までは、入院患者は一〇名を越えることがなく〔…〕年に一人か二人、入院してくるALSの患者さんも、呼吸器がないことや、呼吸器管理ができないことなどの理由で、やがて自力呼吸ができなくなり、この段階で、全員死亡退院を余儀なくされていたのである。》(畑中[:52])

《国立療養所高松病院では、一九九二年四月にALSの患者さんである国方さんに、初めて人工呼吸器を装着した。当時はまだ人工呼吸器がポピュラーになっていなかった頃である。このような処置は、今でも一般には単なる延命措置に過ぎないものとして見られる傾向があり、社会的には賛否両論がある。》(畑中[:35])

《国方さんに、ALS患者として初めて、人工呼吸器を装着した。この結果、ALS患者さんの長期療養がはじめて可能になったのである。その後は、自力呼吸不能になったALS患者さんが、全員呼吸器装着を希望するようになった。平成一一年一月現在、二三名のALS患者さんが、呼吸器を装着して療養している。》(畑中[:52]。国方が呼吸器を付ける経緯は266)

畑中は八九年にこの病院の副院長に就任し(後に院長)、ALSの人への対応を積極的に行ない、その経緯・成果を本にする。ここでもつまりは医療側の人、組織であれば組織の方向に影響力を行使できる人の意志が関わって事態が動いている。それは個人の貢献であり、それが肯定的に評価されるなら、功績である。そして、それ以前については技術がなかったことが言われる。つまり過去は過去として、医療における限界があったとして問題はないとされつつ、事態の変化は医療側、技術の側がもたらすものとされる。ただ既にこの時期、技術自体がなかったと言えないこと、七〇年代には技術が存在していたことを前に述べた。むしろ問題は技術がその時に置かれていた位置である。同じ国立療養所高松病院の医師による次の文章がある。

316《畑中院長が「つぎにALSの人工呼吸器管理をやろう」と言い出された時には、さすがに私も、/

「えーっ！　無理とちがいますか」／と思わざるをえなかった。なぜなら、それは大変な困難を要するからである。／私が、麻酔科をやめる頃の話だ。一〇〇〇床クラスの某大学病院で、人工呼吸器管理を受けていた慢性閉塞性肺疾患の患者さんが、何年もＩＣＵで暮らしていたからである。理由は、病棟の看護婦がケアに自信がないことだった。それから三年も経っていない時期である。わずか三〇〇床の当院で、そんなケアができるとは到底思えなかった。／また、当時の神経内科の雑誌でも、／「ＡＬＳには人工呼吸器をつけるべきでない。なぜから不治の病であるから」／というような見解を、学会の権威者が堂々と発信していた時代であった。あとから考えれば、人工呼吸器管理の実際を知らない、いい加減な発言に過ぎなかったのであるが、いつの時代でもそうであるように、権威者の発言に逆らうような行為をあえてするのは、勇気がいるものである。／［…］大学病院などの基幹病院で行なわれている神経内科の診療からみても、それは「傍流」といえる仕事にしか思えなかった。もし私がもう少し若ければ、転勤願いをだしていたかも知れない。》（藤井［1999:142-143］）

技術がないというより、それが医療の内部で普通に使われてよいものとしての位置を与えられていなかったということだ。まずこのことを確認しよう。

その確認の上で、呼吸器とそれに関わる資源を供給できる医療の側が動かないことにはその事態は現実には変わらないこと、これはこの社会の現実のもとでは事実であることを認めよう。ただ問題は、医療の側の姿勢で決まってしまうことについてどう考えるかだとさきに述べた。実際には、もっと普通の医療者は何も知らないか、優柔不断であるだろう。また他方には別の方針、呼吸器は無用であるという方針を確固として支持し、維持する人がいるだろう。それらを含めてどう考えるか、また、それではよくないとして、では患者本人の決定――やがてその方向に事態は推移していくだろう――がそれに代わるのかである。これがここで幾度か繰り返されている問いであり、まだ私たちはその問いの前にいる。

次の章では、ALSの人たちのつながりを作ることでALSの人たちが生き延びることになったことに貢献した人でもあり、また、長い間、生き延びることにするかどうかを考えつづけ、そして結局呼吸器を付けることのなかった一人の人が書いた文章を読む。

第7章 川口武久のこと 1

1　略歴

ALSのことがすこしは人に知られ、呼吸器を使って生きる人も増えてくる。川口武久はその変化をずっと見てきた人だった。そして自身がその変化を促した人だった。彼は八〇年代、ALSの人の中で一番有名な人だっただろうし、ALSを有名にした人でもある。なにより、全国のALSの人が彼の著書や彼についての報道を媒介にしてつながりを持ちはじめ、病院の中での孤絶、情報からの遮断から脱し、流布されている情報の間違いや偏りを知り、組織を作り行動を始めた。

同時に彼は、自らの身の処し方について最も長い間考えた人であるかもしれない。彼自身は、「人工的な延命」は望まないと言い、最後までそう言い、言ったように亡くなった。だが残された文章を読んでいくと、そこには様々な要素があり、揺れ、逡巡がある。彼の行動は、「自然な死」という観念に抗して生きていくことを促したのでもあるが、同時に、彼はこのころ言葉として定着しはじめたその観念の下にあった人でもあった。

ここではその跡をすこし追ってみる★01。なおこの章と次の章では、川口の文章については筆者名を記さないことにする。つまり川口［1983］等とせず［1983］等とする。

川口は一九四一年三重県生まれ。高校卒業後上京、会社づとめの後、千葉県成田市で喫茶店を営む。七三年一一月に発症、三重県に戻る。病院を点々とし、様々な診断を受ける[119]。七七年京都の波多野病院に入院。この時に筋萎縮性側索硬化症の病名を知り、医学書を読む[23][163][295]。七九年一月、三重県四日市市の身体障害者療護施設に入る。八〇年末に実家に戻る。八一年一〇月ルター派の教会で洗礼を受ける。八二年五月、愛媛県の松山ベテル病院に入院★02。それからの時をずっとそこで過ごす。

八三年に「アミトロの会」（アミトロ＝ALS）を作る活動を始める。県内の情報、行政・病院からの情報はなかなか得られないが、新聞や放送にはその活動が取り上げられる。同年七月に最初の著書『しんぼう』（漢字を当てると「心棒」）を出版すると、全国から反響があり、八四年に会報『アミトロズ』の第一号を出す。八五年五月、二冊目の著書『続しんぼう』が出版される。八六年四月「日本ALS協会」が設立され、会長に就任。翌年四月、会長を辞任し名誉会長に。八八年一〇月、京都で開催された国際ALS会議で「告知の受容」を発表。八九年九月、三冊目の著書『ひとり居て一人で思う独り言』出版。九三年一月、川口を取材したNHK〈プライムテン〉『命燃やす日々』放映。同年一〇月、小説『菊化石』出版。九四年九月二七日逝去。

述べてきたようにALSは長く生きられない病気だと考えられていたから、川口も自らの先は長くないと思い、「ホスピス」への入院を希望し、八二年五月に松山ベテル病院に受け入れられた。

317 六年後の八八年五月。《受け入れるのに賛成してくれた主治医たちは「後、一年位の命だろう」と判断していたと聞かされた。私は私で「三年位は生き延びるのではないか」と予想していた。／それが嬉しい誤算なのか、迷惑な誤算なのか、私一人では答を出せないがこの上なく幸せに思っている。余りルンルン気分で過ごしているので、ある看護婦は「あなたは死の看護（ホスピスケア）を求めていたのではないですか」と暗に長く生かされているのが不思議でならない様子であった。何か後ろめたい気もした。》（[1989:42]）

進行が速いことは余命が短いことと同じではない。たしかに症状の進行が速い人たちの多くが早くに亡く

★01——以下は断片的な引用でしかない。http://www.arsvi.com/0w1/kwgctkhs.htm にもうすこし長い引用集がある。また私が川口にふれた短文に立岩[2003b]がある。

★02——二〇〇一年に始まったベテル訪問看護ステーションによる遠隔看護モデル事業について森[2003]。

なり、それでALSが余命の短い病気とされてきたのだが、人工呼吸器を付ければ、多くの人の場合にはそれからが長い。ただそうした人と比べ、彼はたしかに進行そのものが遅い人だった。

318 八八年五月。《「ALSであればあんなに長くは生きられない、生きていたとしても起きて普通の日課を過ごせるはずはない」と世間では囁かれている。／「愛媛大学」の医学部の講義にも、看護科の教科でも「筋萎縮性側索硬化症」の話には、私の名前が例に出てくるそうである。／「あれは良性のものか、嘘のアミトロである」と教えられると聞く。私もそうあって欲しいとは思うが、アミトロの症状である麻痺、萎縮、硬直、拘縮、けいれん等が体全体に及び、今は球麻痺に苦悩している。その進行は穏やかであるが、確実に悪化している。》（[1989:52]）

川口は、時期によりその速度に緩急はあったが、状態が次第に進行するのを感じ、死に近づいていると思いつづけた。そのなかで、彼は「人工的な延命」を拒否することを何度も言い、そして実際、気管切開をせず、さらに人工呼吸器を付けることなく亡くなった。それは、これまで紹介してきた書き手たちが呼吸器を付けた——それで生きて書くことができたのだから当然なのだが——のと異なっている。彼は呼吸器を使わなかった人の中で例外的に長い時間生きて、そのことを考え、最も多くの文字を残した。彼は自らのことを記した三冊の本——収録された文章には執筆の日付が記されている——とALSの人を主人公にした一冊の小説を書いた。まず「人工的な延命」についての記述をいくつか、前後を略してごく短く引用する。

319 八一年一〇月。《私は人工的な延命は望まない。自然のままに召されたい。それが残された願いである。》（[1983:180]）

320 八二年一二月。《私は、人工的な延命はいらないと思っている。》（[1985:76]）

321 八八年五月。《私が「松山ベテル病院」に受け入れてもらった時に「人工的な延命を望まない」という約束があった。》（[1989:52]）

322 八八年九月。《最近、ジャンボ宝くじを大阪で勤務する弟に頼み買ってもらっている。［…］もし当たれば人工的な延命を受けよとの啓示に受け取るのだが、それは不遜なものだろうか。》（［1989:91］）

323 八八年一二月。嚥下困難に伴う苦痛は、《私が、人工的な延命を望まないとする人生観を、根底から揺るがすような大問題になってきたのだ。［…］私が、人工的な延命を望まないと決心をした時代といっても、たかだか一〇年にも満たないが、その間の医学の進歩は目覚ましく、レスピレーターを装着しないほうが、むしろ邪道になってきている。多分、私の古い考え方は間違っていると思う。》（［1989:151-152］）

324 八九年一月。《昨年は気管切開の問題を持ち出したことによって、胸のしこりが取れた。周囲の反応も判った。もう二度と口にすまい。孤独な闘いになるだろうが、初心に返って、もう一度出直しだ。》（［1989:164］）

325 九四年九月。《もし非常事態になれば、皆様にお任せします。但し意識が無くなっているようでしたら、そのまま逝かせて下さい。気管切開は望みません。》（豊浦［1996:86］に引用）

2 「人工的」について

しかし、「人工的」な措置を望まないと言うが、多くの人、あるいはすべての人が人工物を使って生きているではないか。

326 夫・紘司［241］が呼吸器を付けて一七年目の長岡明美の文章。《いまだに人工的延命にこだわる患者さんがいますが、たとえば母乳の出ない母親が赤ちゃんにミルクを与えるのも人工的延命ではないでしょうか。病気になって薬を飲んだり注射をするのも、人工的延命ではないでしょうか。／［…］／人工呼吸器をつけて生きるということは特別のことではなく、私達は歯が悪くなったら入れ歯を入れるのと同じように考えています。》（長岡［2001:30］）

人為的な手段を使わない立場、人工物を用いないという立場があるとして、その立場に立つなら実際に行なわれ認められている他の様々なこともまた否定されなければならなくなる。もちろん川口もこのことがわかっている。

327 八二年一一月。《じつのところ、どこまでが自然の生で、どこから先が人工的に生かされることになるのか、その境界をどこに置けばいいのか、私にはわからない。》([1985:72])

328 八二年一二月。《「いま食べている刻み食も、延命工作ではないだろうか」/と、人は言う。/その通りだろう。この病院に入院させていただいたのも延命策であり、訓練に励み、なるべく起きていようとするのも延命策だ。医療費の補助を受け、障害者年金をいただいていること、その他、すべてのものが延命に結びつく。》([1985:75-76])

329 八八年五月。《以前、病院のカンファレンスに「人工的な延命とはなにか」というテーマで話し合われた時に、現在、私がお粥と刻み食を食べさせてもらっているのが一つの人工的な延命ではないかと指摘された。これ以上延命を望むのは約束違反になるのではなかろうかと、胸にグサリと刃を突き刺されたような気持がした。》([1989:53])

入院して六年が経った頃のことだ。この文章と317の他にも、「ホスピス」のつもりの病院で長生きしていることについての文章がいくつかあり、後でも引用する。文章は次のように続いている。

330《私の考えは甘かったのだろうか。病気とは無縁な時には、自分の意思と意識に関わらずに生かされている、俗にいわれる植物人間がそれに該当すると思い込んでいた。また、その手段が人の手を煩わせず人工的に管理されるものが、人工的な延命だと思っていたからである。アメリカの安楽死裁判で話題になったカレン嬢のことが、頭にこびりついていたのかも知れない。》([1989:53])

ここでは、自分の行いとしてではなく「(他)人」の意向によって生かされることが一つ言われている。そして、人間の手によってでなく自動的に作動しつづける人工物・機械によって生かされている状態のことが言われている。前者については、本人がそれを望むならそれは人工的な延命ではないということになる。後者については、例えば心臓のペースメーカーを付けるのは否定的な人工的延命だとして否定されることになるかもしれない。しかし否定すべき理由は見当たらない。あるいは生命維持に関わりすべてが自動化された機械はないと言えるなら、その意味での人工的延命は存在しないとも言える。そして、以前に思っていたことが思い違いであったとすれば、わかったときにそれを取り消してもよいはずだ。ただそのことがわかっても、彼は結局、呼吸器を付けることはなかった。

3 意識の存在、意思の表出

だから、彼を「自然な死」の方に向かわせているのは、人工的なものは受け入れられないという理由とは別のものである。ではどうなったら死んでもよいと言うのか。どのような生を望むか。自然と人工の境界はわからないと言う[327]の文章の直後は次のようだ。

[331] 八二年一一月。《ただ言えることは、どんな処置をもってしても、もはや人間として生きることは望めないのに、人間のあみ出した機械でやみくもに生かされ続けるのは、ご免こうむりたい。／私の場合は、植物人間のようになっても、おそらく最後まで意識があると思われる。人間としての意識がある限り、神から与えられた生命は大切にしたい。使命も果したい。その使命を果たし終えるのは、いつか。それは誰にもわからない。神のみの知り給うところだ。》（[1985:72]）

また[329]は次のように続いている。

[332] 八二年一二月。《私は、人工的な延命はいらないと思っている。意識がなくなった時はもちろん、人間としての人格が失われた時、それでもなお、生かされている価値があるだろうか。》（[1985:75]）

この後、延命のために様々がなされてそれを自らが求めていることを認める[328]の文章が続き、それを受け、《それなら、なぜ、延命を望まない、というのか。望まないと言いながら、新しい治療を試みようとしたりするのは、矛盾してはいないか。／誤解しないでいただきたい。私は、生きたくないとは言っていない。人間としての人格を失いながら、それでもなお、機械の助けを借りて生かされるのは望まない、「生きた屍」はご免だ、と言っているのだ。／もし、「生きるための闘い」を「延命」と言うのなら、私はむしろ、積極的に延命をはかりたい。意志を伝える手段を奪われ、丸太ん棒のようになっても、私は、人間としての意識を持っている限り、生きていたい。生かされ続けたい。》([:76])

そして彼は思いを発することの大切さを言いつづけた。

333 八八年二月。《人の頭は、精神はインプットするばかりで、アウトプットしなければどうなるのだろうか。排け口がなければ、ストレスの蓄積、鬱病、自律神経失調等が人間性を剥奪する。[…] そこで登場するのが、ワープロやパソコンである。》([1989:13])

334 八九年二月。Mさんへの手紙。《積極的に自分をぶつけて吐き出してください。例え、相手がいなくてもいいのです。[…] 私たちに残された道は難しい、とされる意思表示に活路があります。それが病気への理解を深め、存在の意味へも結びついていくのではないでしょうか。また自分の為にしていることが、人の為にも繋がっていくのではないでしょうか。》([1989:191])

335 九二年一一月。《身体の機能上、川口さんが、一番恐れていることはなんですか」／「人とのコミュニケーションがとれなくなってしまう身体になることです」》(マオ[1993:176])★03

そして、自らの希望・指示が伝わらないことによって、また意思を表示できない存在であることによって、扱われたいように扱われないこと、扱われるべきように扱われないことがあることを言う。

336 八三年四月。Sさんから聞いたこと。《以前は、手の平に文字を書いたり、筆談で意志を伝えていたが、最近は、それも思うようにできないという。そのため、自分の意志とは無関係にケアが行なわれることがあり、物体のように扱われる時の悔しさ、情けなさ、その精神的苦痛ははかり知れない、と嘆く》(［1985:123］)

337 八三年一〇月。《自分の意志を訴える術が完全に奪われ、物のように扱われる時のことを考えると、私には耐えられない。》(［1985:200］)

彼はかなり長くしゃべることができたが、次第にそれも難しくなる。八八年頃に声が出なくなる。書く方は、八〇年頃ペンが持てなくなり、かなタイプを使いはじめる。鉛筆を指の間にはさんでキーを押していたが、それができなくなってからは金火箸を手にもってキーをなぞっていき、金火箸の重みで打つ。八五年頃から天上から吊るしたゴム紐で腕を支えるようになる。八七年から同じ方法でワープロを打つようになる。声が出なくなってからは、ワープロのディスプレイ(と、マオ［1993:175］によれば音声変換装置)で交信した。

ALSの人の場合、文字盤を使い指や視線が指す文字を読み取る方法が使われることがある。彼のもとにも文字盤はあったが実際には使わなかった。また、身体のどこかのわずかの動きをセンサーで拾いそれを使って文字をコンピュータに入力する方法が開発され実用に移されること等も、その時々に彼は情報を得て知っていて、手が動かなくなれば自分もそれを使うことを考えていた。

★03——鴻農周作の川口へのインタビューより。鴻農は川口の著書『しんぼう』を読み、川口の番組を作ろうと考える。それはNHKの〈プライムテン〉の番組『命燃やす日々』(九三年一月放映)として実現するのだが、その番組のために鴻農は九二年一一月にインタビューを行なう。その一部が鴻農について書かれたマオ［1993］に収録されている。NHK報道局報道番組部チーフディレクターをしていた八四年に骨髄腫を発病、検査・診察を受けるため父母の郷里である松山転勤を希望し八六年七月に転勤、松山支局放送部チーフディレクターをつとめた。この年、病名を知る。九二年一二月に亡くなるが、発病して入院していたころに

338 八三年八月。「作業療法士をめざす女学生二人」と。《最後まで一人の人格として扱ってほしいこと、それを患者自身が納得できるためには、意志の疎通が欠かせないこと。文字盤にだけ頼るのではなく、別の方法も考えてほしいこと。最近、目線に連動するタイプができたと聞くが、そのような器具の使用も考えてみていいのではないかと言うと、彼女たちは、その機械を見たことがあると言う。私だけの錯覚だけではなかったのだ。／[…]彼女たちの話によると、ナースコールも、眉を動かすだけで押せるものができたという。また顔の筋肉のかすかな動きを敏感にとらえ、患者の意志を伝えられる機械も開発されつつあると聞く。そうした器具の開発が、これからのホスピスケアの実践に、大きな関わりをもってくるのではないだろうか。》([1985:179])

339 八四年一月。《鳥取大学病院に入院中のAさんが、新しく開発されたパソコンレター作成機を使って、意志伝達のテストを開始された、という。／[…]／自分の意志が伝えられる。これほどの喜びがあろうか。特にAさんの場合は、六年間の〝沈黙〟がある。体の自由を奪われ、一言の意志表示もかなわなかった六年。それにひたすら耐え、ようやくにして〝言葉〟を取り戻そうとしておられる。Aさんの喜び、家族の方がたの感激はいかばかりだろう。》([1985:228])

340 八四年四月。《島根の玉造厚生年金病院でMさんに会う。「病室に戻ると、据え付けの大きな呼吸器と替える。驚いたことに、Mさんの声がはっきり聞こえる。機械の流量を調節することにより、音声を大きくも小さくもすることができるという。話せることは大きな恵みだ。》([1985:258])

彼は既に呼吸器を付けても発声できる場合があることを知っている。発信の方法については第9章6節でもうすこし紹介しよう。死の前年の九三年に出版された『菊化石』は小説のかたちをとっている。ALSにかかり、すでに呼吸器を――緊急事態への対応として[389]――装着している主人公は、(医療者側の過誤で)意識を失い、そのままの状態が続いていると思われていたのだが、肛門筋――肛門が菊化石という石の花模様に似ていると妻には思えた——の収縮によって意志を伝えられることがわかる（その後右手中指もわずかに動くようになる）。その動きを感知するセンサーを介しコンピュータを使って意志を示すことができるようになり、自宅療養を決意し、その話は終わるのだが、その終わりの直前、次のように家族「みんなの意見は一致」したことになっている。

341 《確かに剛の意識は戻った。だが、戻ったとは言え、植物人間の烙印から逃れたというだけである。今後の前途は想像以上のものがある。しかし意識があるということは有り難い。生きている証しになり、互いに実感が摑める。また意識があれば、なんらかの意思表示が可能になる。意思の疎通が可能になれば、人間性を取り戻し、人格も再生されるだろう。が、反面苦悩も増すだろう。意識が戻らなかった方が良かったと悔やむこともあるにちがいない。それを極力感じさせずに、生きている喜び、生かされている恵みと感謝を共有することが必要だ。これまでも何とか乗り越えて来た。［…］この極限状態も、必ず道が開かれるだろう。》（［1993:240］）

意識があることとそれを表出することは同じではない。そして、作者・川口は、最後まで動きが残るとされる眼筋も麻痺することがあるのを知っている（［:181］）。意識があってもそれを外に発することのできなくなる状態は「（トータリィ・）ロックトイン」と呼ばれることがある。この状態のことを、考えられるとして、どう考えればよいかは最後に残り、私たちは最後の第12章にそれを残す。ただ、意識がある時には必ず物理的な運動が起こっているなら、そして感覚が残っているなら、原理的には意思は表示可能なはずだと考えることはできるし、実際、その方向での技術開発も進んではいて（脳血流や脳波の変化が使われる）、川口がここで「みんなの意見」としたものは、技術開発の可能性を示していると言えなくはない。この小説の九年前に次のような記述もある。

342 八四年一月。《運動神経がすべて閉ざされてしまうのでは、話にならない。／頭の機能だけは、最後まで残るという。それを活かしたものが開発されないものか。せめて意志だけでも、自由に伝えられる装置が作り出せないものだろうか。それは夢の夢なのか。》〔1985:236〕)

人に自分の思うことを何も伝えられないことはつらいことだと彼は強く思っている。ただ、そのつらさの一部が、伝えられないことによって人として扱われなくなることであるなら、そう扱うのは周囲の人たちなのだから、その人たちの対し方を変えることはできなくはない。そして、少なくとも〔332〕では、「意志を伝える手段を奪われ、丸太ん棒のようになっても」と書かれるその状態でも生きたいと書かれる。その限りでは、伝えることができることさえ生存のための絶対的な要件とはされていない。

そしてまったく明らかなのは、意識がある限り生きようとすれば、あるいはそれよりは短いとしても意識の表出が可能である限り生きようとするなら、「人工的な延命」——ここでは、具体的には気管切開をし人工呼吸器を使うこと——の否定、「自然な死」の選択は導かれないことである。ALSの場合、「人工的な延命」が行なわれた後も意思を発することはでき、意識がある。だから彼が最も大切にすると言うものを大切にするなら、気管切開を受け入れ、人工呼吸器を受け入れることになるはずだ。

もちろんそのことも彼はわかっている。彼は自分があげる理由、自分が生きる条件とするものによっては、「自然な死」が導かれないことがわかっており、自分がそれを望んでいないことがわかっている。わかりながら呼吸器を付けることなく亡くなった。それがどういうことであるのか、次の章でさらに彼が書いた文章を読んでいく。その前に、その川口はALSの人たちが生きる方向に現実を進めた人であったことを見る。

4 JALSA

ALSの人たちが生きていく上で大きな役割を果たしてきたのが、ALSの人たち自身の活動であり、つながりだった。その活動がどんなものであってきたか、それはまた別に調べる必要がある。必ず調べて書く人が現れるだろうから、それは今後の作業に期待し、ここではまず簡単に成り立ちの部分を記しておく。川口はALSの人たちの会を作ろうとした。それが日本ALS協会の設立につながる。

343 一九八三年一月二七日。《アミトロの会を結成したいと思い立って、はや一か月がたつ。未だに何も進んでいない。県庁に、大学病院に、そして同病の友にも、主旨を説明して情報の提供をお願いしてあるが、どこからも返事が届かない。じれったい。この体さえ自由がきけば、どこへでも乗りこんで行くのだがと、自分を呪う。》（[1985:95]）

344 三月、二度NHKの番組、ニュースで紹介される。三月二九日には全国放送で川口のことが取り上げられる。《ラジオを聴いたといって、東京から便りが届く。…／地元からはなんの音沙汰もない。まるで息を殺して、時間がたつのを待っているかのようだ。宇和島でも、いろいろな方が「テレビを見た」と励ましてくれたが、肝心の患者、家族からの反応がない。／いったい、どこで、どうしておられるのか。一人で重荷を背負わず、出て来てほしい。》（[1985:118]）

345 四月三日。《県会議員の方から、同じ病気に入院している県内の患者八名の入院先が知らされる。各病院に、私の主旨を患者に伝えてほしいと頼んであるとのことで、さっそく、一人、名乗り出てくれた。周囲の人が臆病でありすぎる。本人は、同じ病いの人の消息を求めている。ともに力を合わせて闘いたいと願っているのだ。／固い扉がようやく開かれようとしている。一人、また一人と、声が届く。会はきっとできる。必ずつくってみせる。》（[1985:121]）

346 七月四日。《同病の人たちから、いろいろな情報が寄せられる。灸をすえて息苦しさが消えたこと、食べ物の工夫、使っている薬の種類も大いに参考になる。これらのことをまとめて、皆に知らせてあげたい。／病院二か所から返答が来る。一つは、該当者がいないという返事。もう一つは、同病の方が三人いるが、本人にも家族にも病名を告げておらず、直接連絡をとるのはむずかしい、というもの。一日も早く治療法が確立され、本人に笑って病名を告げられ、安心して受け止められるようになってほしい。そのためにも、隠さず、進んで語り合う必要があるのではないか。／全国難病団体連絡協議会にも、問い合わせてみることにする。また、同病の方が唯一加入している、京都の「あけび会」にも連絡をとろう。》（[1985:151]）

347 七月一五日。《県下の、同じ病いの人の所在がいまだにわからない。この状態では、愛媛県で会を結成するのはほとんど絶望だろうが、中央に働きかけて、なんとしても結成したい。》（[1985:153]）

348 一二月三〇日。《今年の目標であったアミトロの会の結成は、残念ながら実現するに至らなかったが、それなりの成果をあげることができた。初めは同病の方がたの所在が皆目わからなかったものが、テレビで取り上げられたおかげで、一人、二人と名乗りをあげてくれた。また、本の出版も自費出版から市販へと思わぬ展開をみせ、大きな反響をいただいた。それに伴い、三〇名を越す方がたから便りが寄せられた。／おかげで、会の結成に向け、明るい希望が見えてきた。来年からはガリ版刷りでもよい、会報を出し、皆の声を反映していきたい。正式の会の発足までには、まだまだ時間がかかるだろうが、一歩一歩、進んでゆけばよい。》（[1985:222]）

349 一九八四年二月一六日。《会報第一号が出来上がる。…／…タイトルは私が、「アミトロの仲間」という意味あいをこめて名付けた。／ワラ半紙大の、たった一枚の〝会報〟だが、ここには同じ病いと闘う人たちの声が集められている。入院一二年目を迎えた岡山のIさん。「育ち盛りの子供三人を抱え、パートに、主人の病院にと忙しくしています」という埼玉のKさん。同じく埼玉のSさんは体調をくずされ、再入院されたという。福島のYさんはお母さんの看病の合い間をぬって、便りを寄せられた。一人ではない。同じ病いと闘っている〝仲間〟が全国にいることを、このささやかな会報が伝えてくれるだろう。そして、二〇人、三〇人と〝仲間〟が増えてゆくのを期待したい。／午後、ヘルパーとボランティアの人たちが発送作業をすすめてくれる。…百通ほどの郵便物ができあがる。／皆の期待をこめて、第一号が飛び立って行った。》（[1985:247]。この会報が『アミトロズ』。）

350 《『しんぼう』の出版にさいして、川口さんが密かに期待し、願っていることがありました。それは、同じ病いと闘っている人たちがこの本を読まれ、名乗り出てくださることでした。／実はこの数年、川口さんは、同じ病いに苦しむ人たちが共に慰め、励ましあえればと、消息をたずね求めてきました。しかし、問い合せた病院や福祉事務所からは色良い返事をもらえず、全国に二千名とも、それ以上ともいわれる患者さんの所在は、霧に包まれたままでした。『しんぼう』の刊行が、同病の方たちの消息を知る手がかりになってくれれば、と川口さんは祈るのでした。／その願いがかなえられました。同じ病いの方はもちろん、その家族、遺族の方からも続々と便りが寄せられたのです。》（岩井[1985:272-273]）

351 《川口さんが、病院や施設のなかで、親睦会をつくり、おたがいに励ましあったり、世間の人たちに、理解してもらうために、新聞を発行したり、患者がよりいい医療をうけるために、自治会をつくったりすることだった。／そうした川口さんの活動は、けっして順調に進むわけではない。以前いた病院や施設では、仲間の患者から、協力を得られなかったり、病院側から会をつぶされたこともあった。》（マオ[1993:24-25]）

ALSの人は多くない。一〇万人に五、六人という数ではどこでも出会えるわけではない。そして他の障害なら、例えば養護学校や作業所があり、それ自体のよしあしは別として、そうした場がきっかけとなって互いに知り合い、ときにはいっしょにことを起こすこともある。しかしここにはそうしたつながりはない。そしていろいろな人がいる。集団がそもそもきらいな人、なににせよ「社会的」なことがきらいな人がいる。それは当然のことだ。さらにALSのような深刻な、そして進行性の病気の場合には、進行した状態を知りたくない、知るのをためってしまうという事情もある。このことを第6章3節で見た。

そして病院は病院でALSの人の名を明かすことはできないと言う。近くで起こっていることでも本人に伝わるとは限らない。そもそも病名が隠されていれば呼びかけられてもそれが自分へのことだとわからない。

周囲の人の、そっとしておいてほしい、静かに最期をという思い、思惑も関わる。このようなとき、地域から組織を作っていくことはかえって容易でない。ただ、自らが巻き込まれてしまったこの病について、自分と同じ境遇に置かれた人のことを知りたい人たちが全国に点々といて、それが川口の著作によってつながることになる。支えになるもの、役に立つものを欲し、それが得られれば、それを広げようとする。

352 松本茂[263]。《絶望的な日々が続きましたが、ある日、田圃からの帰りの車のラジオで、今は亡き川口武久さんの闘病記『しんぼう』のことがちらっと報道されました。「アラ」と思って、『しんぼう』を探してほしいと農協に頼みましたら、探してくれました。入手できた日は、夜を徹して二人で読みました。／『しんぼう』の中で川口さんは、この病気のつらさ、苦しさ、病気の現状を社会に理解してもらい、誰もが安心して闘病できるようになりたい、そのためにはまず同病者や関係者の組織を作り、交流しあいたいと、切々と訴えておられました。全く同感、感動しました。私はさっそく川口さんにお便りしました。》(松本るい[1995:292])

353 松嶋禮子(東京都)。《何より孤独だったのは、同病の方の様子がわからないことでした。個々の患者は病名を知らされず、家族も気づかれるのを恐れて接触を避けている状態で、通院の待合い室で同病者の姿を求めても医師はもちろんのこと教えてくれず、孤独感は焦躁となりました。／そんな時、同病者川口武久氏の『しんぼう』に出会ったのでした。その驚きと喜び、さっそく本を取り寄せ、読んだ時の感動をどのように表現すればよいのか、神様の憐みとみ心を感謝申し上げるばかりでした。》(松嶋[1988:16-17])

川口武久の『しんぼう』の出版が一九八三年七月。これをきっかけに出版社静山社の社長・松岡幸雄が活動に力を尽くすことになる。静山社の設立が一九七九年だから、出版社を始めてからそう時間が経ってからのことではない。日本ALS協会は一九八六年四月に結成された。『しんぼう』の出版から協会が設立されるまで約三年、当初の会員数は四百数十名、一九九二年三月に一八四〇名(『JALSA』25:40)。ホームページによれば現在約八〇〇〇名。最初の会長は川口武久。一年後の一九八七年四月には松本茂が会長に就任し★04、長く会長をつとめ、二〇〇三年に橋本みさおに交替した。

当初は事務局長松岡の自宅マンションが無償で使われた。一九九〇年から同じマンションの別室を借りるようになる。当初は事務局には専従職員はおらず、ボランティアが時々通ってくる程度だった（『JALSA』21:38）。松岡はそう部数が出るわけではないALSの人の書いた本を出版し、そして出版よりALS協会の活動に力を尽くし、一九九七年一二月に五八歳で肺がんでなくなった（『JALSA』42,43：故松岡幸雄事務局長追悼特集、講演の記録として松岡[1996(?)]）。出版社は妻、松岡佑子に引き継がれた。彼女によって『ハリーポッターと賢者の石』が翻訳され出版されたのは一九九九年。この本がベストセラーになる。

354 《後に日本ALS協会初代会長になった故・川口武久さんの闘病日記を、出版社〔静山社〕を経営する松岡さんが見出し、『しんぼう』という書名で出版した。その過程でALSについて深く知るところとなり、患者や家族がどのような状況に置かれているかを見るにつけ、何とかしなければならないという気持ちに駆られたのだという。》（杉山[1998:12]）

355 《協会設立には、松岡さんの功績が大きい。彼は患者の家族でもないのに、ALS患者のことになると目を真っ赤にし、今にも泣き出さんばかりになって訴える。住まいを事務所に提供し、自分の仕事を放り出して協会のことをやってくれたり、自費でどこまでも出かけてくれる。普通の人なら少しは損得を考える

★04———八八年四月三日《私たちの「日本ALS協会」も設立されて早くも二年になる。不本意な事態が発生して、その責任を取り、会長を辞任したが、皆様方のお陰で着々と目的に向かって活動が進められているので喜んでいる。》（[1989:38]）。私の手元にある二一号（九一年四月）からの日本ALS協会の機関誌『JALSA』には、三三号（九四年一一月）に死去・追悼の囲み記事がある他は川口についての文章はない。松本が会長を引き受けた経緯については松本[1995b:39-43]。

ものだが、神様か仏様か、それともよほどの変人か、協会活動に没頭してくれる。》(松本[1995b:42-43])
西尾健弥の文章[269]にも、松岡が訪ねてきて、それでその後生きることにしたことが書かれていた。
356《五年前、インターネットなどなかったあの頃、情報を集める方法は本を読み漁るしかなく、ALSについての記述は、医学書でもほんの数行で、あとはALS協会の当時事務局長をしておられた松岡さんに電話で逐一お聞きするしかなかった。松岡さん。東京の小さな出版社、静山社の社長をしておられた。ある時、ALS患者さんの自費出版をお手伝いすることになり、その仕事のご縁で、すっかりこの難病の世界にはまってしまった。[…]/松岡さんはやがて私財を投げうって日本中の患者さんを見舞うようになった。じきに会社は倒産ぎりぎりになり、ご自分が癌に倒れてもその入院費用が賄えないほどになっておられた。/私たち会員は、その事実に仰天した。自費で全国の患者をみまわっておられたのは知っていたがここまで、とは思わなかった。すぐにカンパが行なわれたが、松岡さんの容態は快方に向わず、励まされていた患者たちをこの世に残したまま、さっさと天国に逝ってしまわれた。》(川口有美子[2000d])
そしてALS協会の支部が全国にできる。一九八七年に秋田・新潟・千葉の三支部、翌八八年に近畿ブロック、と全国に支部が作られていく。人口百万人の県なら総勢で五〇人ほどになるが、その中の一人あるいは幾人か、また遺族などその関係者が中心になって始め、それに人が加わり、全国組織としての日本協会が支えて活動が開始されていった★05。
357鎌田竹司(宮城県)[185]、一九九五年。《告知より一年半　私は初めて本気で自分の病気について考えようと決意し、七月にALSの情報を集めるための活動を開始する事にしました。情報が少なすぎたし、仲間がほしかった。地元の保健所に「宮城県に患者の会はないか」と尋ね、「ない」との返答を頂きました。ただし「日本ALS協会がある」という。同協会に問い合わせてみれば、個人会員の和川次男さんが現在、県内の「患者・家族の会」の結成に向けて尽力していると聞き、さっそく和川さん宅へ電話をかけました。

妻のはつみさんは、「会をつくることを諦めかけていたところに、絶妙のタイミングでした」という返事を頂き七月二五日ＡＬＳの「先輩」たる和川次男さんの自宅へ伺いました。》（鎌田［199?b］）。

一一月に「宮城県ＡＬＳ患者家族の会」設立、和川［59］が会長、鎌田が副会長に。翌九六年六月宮城県支部設立、鎌田は支部長に就任。

358 大分県支部。《平成六年一〇月三日、秋田県から人工呼吸器をつけ、改造バスに乗って、日本ＡＬＳ協会会長松本茂さんご一行が、啓蒙と支部づくり促進のため来県されました。小倉から大分を経て、宮崎、熊本、福岡と会合を開きながら巡回する、という連絡が東孝子さんのところに入り、急遽大分での集まりの

★05——患者運動と障害者運動を分けるとして、前者が難しいのは、一つには、多くの病気の場合、その病気は一時的なできごとであることによる。なおってしまえばそれと関わりがなくなる。また進行が早すぎるなら生きている間に何かを言うことが難しい。他方、障害者はずっと障害者だから、それを前提に言わなければならないことを言うことになる。また長いことその身体でいれば、ただ障害に関わることを仕事にしているだけの専門家より、障害者であることについての専門家になる。第2章で述べたように、ＡＬＳは病気と障害と両方の要素があるが、後者の性格が強い。その状態は長く続き、なにかと不便なことが多い。時間そのものはある。うまく助けを得られるなら、当事者による活動は可能であり、強い力を発揮できる。実際、ＡＬＳ協会はそうして力を強めてきたと思う。

　ＡＬＳ協会の活動、さらにその支部の活動について、この本では触れることができない。支部の機関誌もまったく見ることができていない。すべて今後この領域を研究する研究者の作業に委ねられる。機関誌を発行したりホームページをもっている支部がある。まず機関誌などを入手し、聞くべき人に話を聞く必要がある。新潟県支部の活動について若林［2002］、福井県支部について小林［1999］、近畿ブロックについて豊浦［1996］［2002］、水町［1999］、近畿ブロックの阪神淡路大震災の時の活動について豊浦・水町［1997］、大阪府保険医協会の難病相談室と患者団体、近畿ブロックとの連携について乾［1998(2)］にすこしの言及、千葉県支部について川上［2003b］。単行書にも記述のあることがある。例えば静岡県ＡＬＳ患者会の活動について、聖隷学園浜松衛生短期大学の看護学生が実習でＡＬＳの人の自宅療養を支援した記録である犬塚編［1997］に言及がある。私のホームページにもわずかな情報があり、ホームページへのリンクがある。

準備にとりかかることになったのです。／大分県の支部づくりは、今から一二年前、国東町の金沢さんが県立病院に入院中に呼びかけていましたが、惜しくも亡くなられ、その遺志が病院の先生がたをはじめ、多くの人々の思いの中に留められていました。》（土居巍、土居・土居［1998:93-94］。金沢の文章は［130］［135］［193］で引いた。土居の文章は［278］等）

支部ができて、それではじめてＡＬＳのことが他の人に知られるようになることもある。

359 《日本ＡＬＳ協会の大分県支部が結成された、とのニュースを耳にしたのは、平成七年一一月も終わりのことでした。私は、恥ずかしながらＡＬＳという病気がこの世に存在することを知らず、その時のニュースで患者さんや家族の方々が直面している大変な状況を知ったのでした。／私はとるものもとりあえず、夫婦で支部結成に関わってこられた土居さんご夫妻を訪ねました。》（ＮＨＫ大分放送局ディレクター中村直文「「ただ二人」を取材して」、土居・土居［1998:176］）

その活動は、ＡＬＳの人の中にそれを担おうという人が現れて始まり、展開していく。

360 本田昌義［235］は大分県支部長をつとめる。《今後の私の使命として、此の世界の住人の為に再度働こうと決意した次第です。［…］／病魔との戦いに敗れても、人間という動物は早いか遅いかの違いこそあるものの、人間の本能が必ず立ち直ろうとする方角に働くと私は確信しています。些細なアドバイスが意外と役立つ事を、私は経験から知っています。これも私に課せられた、重要な使命の一つだと心得ています。》（本田［1999］。「療友達の為に行動を起こそうと決意した時に自分の道が開けました。」と題されたこの講演は本田［2000］に再録）

361 佐々木公一［176］、一九九六年《一一月、主治医のすすめにそい、ＪＡＬＳＡ本部を訪問。難病をめぐる情勢、ＡＬＳをとりまく状況、医療や新薬の現状などの話を聞いて、可能性を感じるとともに、病気そのものを比較的客観的にみることができるようになった。できるかぎり仕事は続けたほうがいい、と病院でも同じアドバイスを受けたが、今の自分が同じ相談を受けたなら、ちゅうちょせずに、早めに休職して患者会などの運動をがんばって、というのだが。もちろん経済情勢の許す限りだが。》(佐々木[2000]。その活動について佐々木[2004])

362 宮崎県支部、平山真喜男[306]。《一九九四年七月。日本ALS協会の故:松岡幸雄氏が宮崎を訪れました。支部設立を是非に! と、強引にお願いし、同じクリスチャンでもあった松岡さんは、「是非ALS患者さんのために宮崎支部を作りましょう」と優しい理解をいただくことが出来ました。》(平山[2002]。他に平山[1999])

363 《支部結成の動きが始まったのが七月、それから実質わずか三か月足らずで発足となりましたが、それも患者さんの平山真喜男さんの熱意があったればこそです。/平山さんは、同じ悩み、苦しみを持つ者同士がお互いに励ましあい、頑張ってゆきたいと、不自由な体で患者さん方を探し訪ね、支部づくりを訴えると共に、先生方や知人に協力をお願いして回られました。その熱意に共感して二十数名の患者さん、家族が集まり、先生方も惜しみない協力を申し出て下さり、支部結成の運びとなったのでした。》(「宮崎県支部が発足」、『JALSA』34:19)

会の雑誌に掲載される文章が会に肯定的なのは当然のことだとも言える。ただ、大きなものを受け取った人がいるのは事実だ★06。

364 奥村敏[255]。《私は告知をされるうえで患者本人にとっては、ALS協会、会報の存在は非常に大き

★06――同時に、表に現れることは少ないが、組織には様々な問題が起こる。方向をめぐる対立が生ずることもある。それは当然のことだ。対立は少なくとも短期的には発展を阻害することがあり、問題が明らかになることは敵を利することにもなる。またたんなる行き違いとしか思えないこともある。だが何が対立しているのかを考え、そこから受け取るべきものを受け取ることが大切な場合もある。一つひとつについて書かれるべきだと思う。薬害エイズ裁判を振り返った対談として川田・保田[1998]。立岩[2005]で紹介した。

く意義のあるものであるし、これからもそうであって欲しいと思います。というのは、私自身ＡＬＳ協会に出会ったのは平成三年の夏に、新聞にたまたまＡＬＳ協会の紹介の記事が載っているのを見つけ、ああこういう患者会があるのかと思い、早々に家内に相談し自分にとっては、これから闘病生活を送る上できっとプラスになることがあるに違いない、ということを話したうえで、自分自身で協会に入会の申し込みをしたのです。しばらくして会報が送られてきたのですが、その会報を読んで私は大変驚かされました。その内容が一般の医学書や医師の言われるような患者にとっては冷たく希望のない言葉ではなく、この病気は大変な病気ではあるが、こういうふうにやれば今残された機能を最大限使ってこんなこともやれるし、精一杯頑張って生きていけるんだという、患者さん本人の生の声を聞くことができたし、病気自体のことや現在研究されていることも詳しく知ることができたことにより、どんなにはげまされたことか分かりません。そしてそういうことの知識があるのとないのとでは、告知や闘病生活を送るうえでどんなに大きな違いが生まれてくるか計り知れないと思うのです。

それからＡＬＳ自体、世の中に知られなさ過ぎると思います。そのために悲惨な状態に陥っておられる患者家族の方が大勢おられるような気もします。そのためにも、ご苦労様ですがＡＬＳ協会の方々にもっともっと頑張っていただき、一般の人々にＡＬＳの現状を知ってもらう事により、ＡＬＳを理解してもらい、さらには治療研究が大いに進められることにもつながり、告知もごく普通に行われ、それからの闘病生活も、希望の持てるものになっていくのではないかと思います。》（奥村［1995］）

第8章 川口武久のこと 2

1 苦痛の位置

前の章で川口武久という人が書いたことを紹介した。そこで、自らの思考が自らの「自然な死」を否定し、生を肯定してしまうものであること、そのことを彼がわかっていたと述べた。そしてその川口は、ALSの人たちのつながりを作り出し、その人たちが生きるための組織を作り出した人でもあった。ならばなぜ川口は「延命」を拒むのか。あるいは死を受け入れようと言うのか。

まず、身体を襲う疲労がありそして苦痛がある。緊張、痙攣、硬直、だるさ、嚥下困難によるむせ込み、呼吸困難、無気力、等、それらが気持ちを暗くさせ弱くさせることが頻繁に記される。この状態が続き、悪化することが、生きつづけることのよさを少なくする。むろん、苦しいから気管を切開したり呼吸器を付けることにもなるのだが、呼吸を楽にすることを考えない時には、苦痛が生きようとする力を減らす。呼吸器がなくてはどうしても生きていけないというほどではないが、しかし苦しい状態が続く。呼吸が十分にできない時の状態については第5章2節でも紹介した。

もちろん、呼吸困難に伴う苦痛だけではない。ALSでは皮膚の感覚等も保たれるのだが、自力で身体を動かせないから、わずかな身体の位置のずれ等が大きな苦痛をもたらすことがある。ただ、その多くの場合には、苦痛を減らす手立てもあるらしい。川口も、入院している自分の現実をそのまま描くことに気がねがあったこともあってか、むしろフィクション（[1993]）の方で、食物の摂取や排泄やその他の様々について、かなり詳しく、不適切な方法をとられる時の不快と苦痛と、よりよい方法について記してもいる。だからいくらかは軽減する方法はあり、むしろそれを人に頼めないこと、人が指示や希望の通りにしてくれないことのつらさがある。

それにしても、それ自体のつらさ、苦痛がまったくなくなることはないだろう。ただ時にそのつらさがどこから来るのかがわからないことがある。それは、現在の自分の状態に発するつらさではなく、想像されたものであることがある。

365 八一年一〇月。《S君がいよいよ、鼻注食に頼らなければならないとの知らせが入る。明日は我が身。どんなに悔しく、つらいことだろう。私は人工的な延命は望まない。自然のままに召されたい。それが残された願いである。》([1983:180]。鼻注食は鼻からチューブを通して食物を摂る方法[297])

後の小説では、鼻注食に移行しなくとも食事を味わって食べられる方法が示され、すぐにチューブで栄養を補給しようとするその乱暴さが指摘され([1993:157-158])、それはまったく説得的なのだが、ここでの「つらいだろう」はそれとはまた異なった場所から発せられているように見える。

川口の最初の著書をラジオで知り、《入手できた日は、夜を徹して二人で読みました》(松本るい[1995:292])と妻が記す松本茂[263]は、川口にさっそく連絡をとった。そんなことが全国にいくつもあって日本ALS協会が結成された。そして松本は川口の後を継いで会長をつとめることになる。その松本は経管栄養(ここでは鼻注食と同じ方法)について次のように書く。

366 《経管食は、食べながら仕事ができて実に便利だ。仕事に忙しくて、経済観念のある方はぜひ試してみるとよい。[…]どうしたことか、経管栄養になってから、本当に食べたいと思ったことがない。あまりにもむせて苦しい思いをしたせいか、一生食べる分を食べてしまったからか、食べたいと一度も思ったことがない。自分でも不思議に思う。負け惜しみではない。妻は、本当は食べたいのでしょう、といっこうにわかろうとしない。》(松本[1995b:95-96])

こうした受け止め方が正しい反応だと言うのではない。ビールを口から飲めてうれしかったことを記している人もいて[421]、それはとてもうれしいことだっただろうと思う。ただ管から食べることをそれほど苦にしなくてよいかもしれず、実際に管から食べていたのでない川口にとって、その苦しみには、なにか観念的なところがあるように思えるということだ。あるいは次のような記述。

367 八二年一一月。《香川さんは私とほぼ同年代だが、病歴は長い。小さい時に脳性麻痺にかかり、それ以来、ずっと車イスの生活。痙攣・硬直がはげしいが、言葉はかなり自由に話せる。［…］どこまでも明るく、長い闘病生活のつらさを微塵も感じさせない。》（［1985:67］）

368 八三年八月。《きょうも車イスの女性が、きれいな花と人形を持って、見舞いに来てくれた。小さい頃に脳性麻痺にかかったということで、手足が不自由で、痙攣と硬直がはげしい。［…］たいへんな器量良しで、この病気さえなければ、さぞかし幸せになられたであろうに、と心が痛む。／だが、御本人は暗さなど微塵もない。》（［1985:178］）

彼はただ脳性麻痺の人のことを知らないだけなのかもしれないのだが★[01]、脳性麻痺の人にとっては、「病気」、「（つらい）闘病生活」という言葉はよくわからない言葉のはずである。こうして彼が感じるあるいは考えるいくつかの苦痛、つらさは、身体から直接やってはこないようなのだ。

ALSの状況を共有する人たちの集まりに積極的な意味があることを前章で述べた。ただ、病の人たちのつながり、組織の可能性と困難と両方がある。ALSの深刻さが受け止められ、近い将来の自分が予想され、気持ちを萎えさせることもある。だから会わない人もいるし[304]、番組を見たり本を読んで暗くなる人もいるし[306]、会って衝撃を受ける人もいる[308]。ALS協会の機関誌を見て呼吸器を拒否しようと思った人もいた[307]。押し潰されるような感覚はその人にとってまったくの現実である。

ただ、その塊のような重苦しさをいくつかに分けてみることはできる。そのある部分は、自分が呼吸器を付けて横たわることになった時——実際には横たわらなくてもよいのだが、目にするのはそうした光景であることが多い——自分はどうだろう、つらいだろうと思うことだ。ただその具体的なところはその時にはまだわからない。それは当然のことだ。実際には、漠然と思うよりつらいこともあるし、それほどでないこともある。そしてそのつらさはいくらか少なくすることはできる。

あるいは、それ以前に、異形の、異様な像として受け取られるのだろうか。ALSの人は動かなくなっていく[429]。例えば顔の筋肉も動かなくなっていく。(ALSの人は血色はよいのだが)どこにも動きのない無表情の人と受け止められることがある。また呼吸器を付けた自分の姿に驚く[280]。

川口は脳性麻痺の人の痙攣と硬直を見て驚いた。驚くことがこの世からなくなることがあるとは思えない。姿に関わる好悪の感情は存在し、存続するだろう。そして、その好悪は、少なくともそのために他者からよく思われない人にとって、よいことでない。自分のせいではないのに、自分が好かれないなら、そんな好き嫌いはない方がよいと思って当然だ。ただ、ならばどうしたらよいのか、私にはわからない。できないことの多くは他の人ができればそれですむ。代わってもらうことができるし、代わることができる。しかし身体そのものを替えることはできない。少なくともとても難しい。加えて、人から好悪の感情がなくならないと言ってしまえば、出口はないとも言える。

ただ、それでも、慣れることはできるし、実際に慣れる。という以前に、とくに様々な身体の人を見知っている人にとっては、ALSの人はむしろとても普通の人に見えるはずだ。ただの人が車椅子に乗っているという感じで、呼吸器を付けていてもその印象は動かない。そして、ALSの人を見て感じるつらさ、例えば孤絶感があるとすれば、そのかなりの部分はその人の身体から発するというより、その身体が置かれた状況によっている。そして、その状況に大きく影響される、その人のあり方も関わる。

[369] 二〇〇二年四月。《横川:最近呼吸の調子が悪いって伺ったんですが。/花田:悪いってもんじゃない、

★01——一九九〇年代以降出版された脳性麻痺の人の書いた本に境屋[1992]、横田弘[2004]等。

かなりやばい（笑い）。カラオケで声が続かなくなったし。朝起きると胸が苦しい。／横川：あぁ、寝てるとき呼吸の状態が悪いと頭が痛くなりますよね。私も呼吸器つける直前は頭が痛くて辛かった。／花田：そうそう、僕なんか頭が痛いの通り越して、胸が苦しいんですよ（笑い）。［…］話し続けるのも苦しいし、精神的にまいってる。不安になったり、物事を悲観的に考えたり、感傷的になる。感動的な音楽とか聞いたりすると悲しい気持ちになったり、気分的に落ち込みやすくなった。》（花田・横川・佐藤［2002(1):4］、横川の花田へのインタビュー）

これはもう呼吸器を付けている横川由紀による、まだ付けていない花田貴博（北海道、筋ジストロフィー）へのインタビューの一部なのだが、花田はいつ付けようかと考えているから、この状態がずっと続き悪化していくことへの悲観はない。ただ呼吸器を付けるのも負担ではあるから、どの程度苦しくなったら付けようかと思案しているのだ。

370 五月。《花君とそのあと手術の話になる。「キセツは一時間くらいでできるよ」というと「ふーん、盲腸みたいなもん？」と聞くので「盲腸より簡単かも。だって臓器を取り出すわけじゃないもの、穴をノドにあけるだけだから」というと「ピアスあけるみたいなもんか？」と聞くので「まぁーそんなもんだね」と話す。》（花田・横川・佐藤［2002(2):4］、佐藤の文章。キセツは気管切開）

371 五月。《体のことを考えたら、早くキセツしてベンチレーターを使った方がいいに決まってる。しかし、肺炎がきっかけで意識がないままに気管切開した私にも、その決断がいかに厳しいものかわかる。痛くもないのに盲腸を切ろう！　という人がいないのと似ているかな？（ちょっと違うかも…）。［…］呼吸は徐々に体力を消耗させるから切るタイミングっていうのが難しい。》（花田・横川・佐藤［2002(1):14］、横川の文章）★02

花田はBipap（バイパップ）と呼ばれる鼻マスク式の呼吸器（↓非侵襲的人工呼吸療法、第6章1節）も使ってみたが、それでは足りない。二〇〇二年七月に北海道大学医学部附属病院で気管切開、人工呼吸器を付けた。その前後を使用者ネットワークの人たちが支援した（花田自身も現在、ネットワーク事務局次長）。たしかに筋ジストロフィーとALSとは同じでない。身体の動かなさは、その時期によるが、ALSの人が上回ることがある。ただそれにしても、ここで深刻さは薄らいでいる。既にキセツした人が、それから様々あったにしても、その上で、生きていて、まあこんなものだよと言う。それをこれからの人が聞く。

横川由紀は一九七六年生まれ、進行性の病気で、すこしずつ筋肉機能が低下していくシャルコ・マリー・トース病のため、九九年に呼吸困難から人工呼吸器を装着。佐藤きみよは一九六二年生まれ、脊髄性進行性筋萎縮症。一二歳の時から二四時間人工呼吸器を使用。彼女の文章に佐藤[1991][1992][1994][2000]等。一九九〇年に発足した「ベンチレーター使用者ネットワーク」（JVUN、機関誌『アナザボイス』。ホームページもあり、ここにも佐藤の文章が多く掲載されている）の代表で、「自立生活センターさっぽろ」（佐藤[2001]）や「全国自立生活センター協議会」の活動・運営にも関わってきた（自立生活（運動／センター）については第10章2節でふれる）。

JVUNは、人工呼吸器についての情報の交換・提供等を行なっているのだが、そこではどんな自動車がすぐれているか、どんなパーツを加えるとなおよいかといった話と同じに呼吸器についての情報が提供される。「カニューレはピアス」とは佐藤がずっと言ってきたことで、ALS協会の機関誌『JALSA』に寄稿した文章では、ベンチレーターは《実は車椅子やメガネと同じ「日常生活用具」なのです》（佐藤[2000:41]）と書かれる。ここで呼吸器は軽くされている。ただそう思うことにするというだけでなく、付けてどこへでも行く、飛行機で移動するといった現実を作りながら軽くしてきたのだが。

★02———引用は『アナザボイス』に数回に渡って掲載された記録より。この記録は後にベンチレーター使用者ネットワーク編[2004a]に収録された。用語解説も付されている。販売されている。

つらければ呼吸器を付ければよいのだから、苦痛は、付ける理由にはなっても付けない理由にはならないと言う。それはそうなのだ。右に引用した人たちは、必要になったら付けることに決めているから、それまでの苦痛は一時的なものである。それで川口の身体と文章を覆う重苦しい苦痛はなく、軽い。しかし、いよいよ苦しくなったら、あるいは苦しくなりそうだったらその手前で付ける、とは簡単に言えない時、体調は悪くなって、生きていくことに消極的になる。

2 死に引き寄せるもの

372 八四年二月。《昨日は年甲斐もなく、狼狽し、醜態をさらしてしまった。なぜあのような気分にのめり込んでしまったのか、自分でもよくわからない。／午前中は、いつもと大して変わりなかった。日課のタイプを打ち、手紙の返事を打つ。やがて昼。朝食と同じく、二匙か三匙しか口に運べず、とうとうここまで来たかと、諦めとも寂しさともつかない気持ちになるが、それほど気にもとめなかった。／そして、食後の昼寝。この日に限って、時間が来ても、起き上がらせてもらえなかった。待つのには馴れているはずが、なす術もなく、丸太ん棒のように横たわっている自分がひどく哀れになり、惨めに思えてきた。／次つぎと、悲観的なことばかりが浮かぶ。人の世話にならなければ、何一つできない自分。今でさえ迷惑をかけている身で、これ以上、病いが進めばどうなるのか。付き添いをつけたくても、自分で雇えるのはせいぜい一年か二年。それまでに召されれば良いが、これればかりはどうにもならない。いっそのこと、食事も飲み物もとらなければ、二〇日もしないうちに楽になるのではないか。／心の中で、何かが切れた。もう力が尽きた、という思いに駆られた。後はだらだらと下り坂を転げ落ちるように、生きる意欲を失ってしまった。／夕食が運ばれ、ヘルパーが起こしてくれようとするが、拒む。看護婦が心配して、入れかわり立ちかわり駆けつける。[…] やさしく語りかけてくれるが、無言のまま。／長い夜がすぎ、窓辺のカーテンが白んでくる。頭の中で、もう一度、頑張れるところまで頑張ってみようではないか、という声。見えない相手に向かって、弱々しくうなずく。》（[1985:243-244]）

373 八八年五月。《私もたとえ嫌われても、嫌がられても一日も長く生き延びたいというのが本音である。／しかし、私は弱虫で勇気がないのである。よりよく生きたいと望めば、より多くの迷惑をかけてしまう。よりよく過ごしたいと願えば、より沢山の世話を受けることになる。いくら他人の親切に甘え、頼るのが宿命だと言っても限度があろう。同病者のように強く逞しく生きられないのだ。／「死にたい、死にたい」と言っていても、子供や家族に受け止められ、支えられる境遇ではないのである。また、精神的な苦痛が強まると生きがいも薄れ、生きていく意味も価値もないと思い込んでしまう。こんな排他的な考えはよそうと思うが、心身が疲れに疲れきってしまうと意欲も減退してしまう。／仲間には「負けるな、頑張れ」と励ましているが迫力のない矛盾である。》（[1989:53-54]）

374 八八年九月。《私の病状も更に嚥下、呼吸困難の様相を見せてきた。特に息苦しさは耐えられないものだ。末期の苦痛が嫌でも脳裏をかすめる。そんな弱さを見抜くかのように「人工的な延命を受けよ」との声が高まる。いち早く大阪のI保健婦は、こう言われた。／「生き延びられる道があるのに、それを拒むのは間違っている」と。／T患者の家族は「私たちのためにも生き延びて欲しい。同じ個室に入ってもらい私がお世話をしますから……」と言ってくれる。また、ヘルパーは言う。／「パートに切り替えてでも付き添うから……」と涙ながらに説得してくれる。

この方たちは少なくとも、私の存在を認めてくれ、私が必要だと思ってくれている。こんな有難いことを言ってくれる人が、他に誰かいるだろうか。感謝に尽きない話である。何も役立ちそうにない私の心は揺さぶられる。それは延命の道が開かれるというのではなく、心情が激しく動揺するのである。／マザー・テレサも「人間にとっては他人から無視され、必要とされていないことほど悲しく、寂しい者はない」と、その愛の渇きを嘆かれている。

私は人工的な延命を受ける勇気はなく、生きがいにも乏しい。人の倍以上生きて生かされてきた体はくたくたに疲れきってしまった。油切れでガタガタになりオーバーヒート寸前だ。これ以上他人に迷惑をかける意義もみいだせないでいる。そんな者がのうのうと生きる資格はないとも思っている。また、自然な寿命に委ねていくのが罪だと言われるのだろうか。先立たれた仲間はどのように受け止めていたのだろうか。／丸太ん棒のように転がり生きていくのは、死ぬより難しいと言えるかもしれない。それだけに現在、極限の中にありながらレスピレーターを付け、鼻注食で頑張っておられる仲間には敬服するばかりである。しかし、私の体験から言えば発作的に、衝動的に命を投げ出す場合を除いて、死を受容する方が遥かに耐え難く、勇気のいることのように思える。その勇気を生き抜くことに活かせばいいだろうと反論されるだろう。そこに受け入れられない矛盾を感じて苦悩している。／私も沢山の同病者にお目にかかったが、生きている喜びを全身で表現する人は余りにも少ないのはどうしてなのだろうか。「死にたい、楽になりたい」と漏らす人が意外に多いのはなぜなのだろうか。生き続けていくのに適した環境では無く、異次元ほどの隔たりがあるのではないか。一度レスピレーターを装着すれば、外すことは倫理的にも、法的にも許されなくなる。それを承知で受ける方も、受けさせる方も踏み切ったのだろうか。そうであるならば双方が歩み寄り、建設的な生活空間を築いていくべきだ。それは不可能なことではないはずだ。

他人には、どんなことをしても生き抜くべきだ、生き抜いて欲しいと切望し、懇願してきた。そんな私は許されない偽善者なのか。神を冒瀆する者なのか。矛盾は日増しに強まる。この矛盾の対岸に何時の日か、解答が示されるのだろうか。／アメリカでは四〇〇〇人以上のレスピレーターを付けた患者がいると聞く。我が国では、まだ、そこまで普及していない。やがては、それが当然のことになるだろう。そのためにも先達としての使命を果たすことが私たちの任務だろうが…。》［1989:85-87］）

米国の方が呼吸器に積極的だという理解は当たっていると言えないとしても、ここではそんなことはどうでもよい。生存を続けるのに肯定的なこと、そして否定的なこと、そして肯定的なこと、と折れ曲がり積まれていく文章の中にすべてが含まれている。彼は機械を付けること自体を否定しているのでなく、また、意識がある限り少なくとも表出できる限りは生きていたいと思う。しかしいま挙げられたこれらの事情があって、思いがあって、それは留められる。

だがそれにしても苦痛は昂じていく。

375 八八年一二月。《異物が喉に引っ掛かり、たんが絡み、むせ込み、咳込み、息苦しさにあえぎ、体力の消耗に憔悴した時に、この苦痛から逃れられるのは気管切開しかないのではないかと思えた［…］。／それは私が、人工的な延命を望まないとする人生観を、根底から揺るがすような大問題になってきたのだ。日頃から気管切開を望まないと言いながら、ちょっとした試練に遭遇するだけで心身が動揺し、楽な道を探ろうとする。いままで考えてもいなかった気管切開に、関心を示そうとする。何故こうも簡単に、意志を覆そうとするのか。まったく、我ながら呆れ返ってしまう。

先日、和歌山から訪ねてくださったK先生に「たんが絡まり、なかなか取れず苦慮している」と相談した。その時に呼吸器の装着とは関係なく、気管切開を受けるべきだと進言され、また、それしか方法がないだろうと言われた。今は、気管切開をしても発声できる器具もある。そういえば二、三人の同病者も気管切開を受けていながら、呼吸器を装着せずに召されていった仲間がいたことを思い出した。そのアドバイスが唯一の救いのように、慰めとして残っていたためであろうか。》（[1989:148-149]）

376 八八年一二月。《呼吸は普通の状態で息を止めれば、五秒位しか保てない。更に大きく吸い込んでも一五秒位が精一杯の限度である。［…］私自身は、我慢強い人間だと思っている。しかし、痛みはある程度我慢もできるが、息苦しさだけはどうすることもできないのだ。これも経験したものでないと、到底理解さ

れないものであろう。》（［1989:150-151］）
しかし彼は結局、気管切開をすることはなかった。
377 八九年一月。《発病して一六年、我が人生の三分の一を占めるに至った。病状も命に直接影響する。嚥下機能と呼吸困難が進んでくることが予想される。それに、何処まで堪え忍ぶ力を授けられるか。昨年は気管切開の問題を持ち出したことによって、胸のしこりが取れた。周囲の反応も判った。もう二度と口にすまい。孤独な闘いになるだろうが、初心に返って、もう一度出直しだ。》（［1989:164］）
ここでの周囲の反応がどんなものであったかはわからない。
378 八八年一二月。《主治医には「心が揺れ動きますか」と問い返された。「これからのことを考えると、夜も眠れないでしょう。僕だったらレスピレーターをつけますよ」と、看護士は同情と励ましを与えてくれた。》（［1989:151］）
こうした反応だけだったのか、気管切開をしない決心を変えないことにつながる反応が他にあったのか、それは書かれておらず、わからない。ただともかく彼は気管切開をすることはなかった。だから呼吸困難と呼吸困難に伴う苦しさが続き、大きくなる。

著書に記されているのは八九年四月までのことで、その後の数年は手元の資料からはよくわからない。
379 九二年一一月。《「これから、どう生きたいですか」／「これからは、生きるよろこびを述べる旅をしたいです。そして、人とのつながりのなかに、なお生きるよろこびを見つけていきたいです」
「身体の機能上、川口さんが、一番恐れていることはなんですか」／「人とのコミュニケーションがとれなくなってしまう身体になることです」／「死ぬのは、怖くないですか」／「死ぬのは、恐ろしいというより、寂しいですね。いまここにいた人が、この世から消えたのに、まるでなにもなかったようにすぎていくのですね」》（マオ［1993:176］）

彼は電動車椅子に搭載することのできる会話装置の開発を望み、待っていた。ALS協会近畿ブロックにも「時間がないので早くしてほしい」という葉書が寄せられた（豊浦［1996:97］）。これは間に合わなかった。

3 よい死という言説・教養

川口のまわりにはその当時現れてくる死をめぐる言説がある。彼の文章にはキューブラー＝ロス、千葉敦子（著作に千葉［1987a］［1987b］等）、柏木哲夫の著作（多数あるが、この時期のものとして柏木［1986］［1987］）等についての言及、「植物状態」の人の呼吸器の取り外しの是非が問題になったカレン事件★03等への言及がある。

380 千葉敦子について。《「死をかたわらにして生きることにもだいぶ馴れてきた」というのはアメリカでジャーナリストとして活躍され、話題をさらったTさんである。／乳癌の手術をし、再発、再々発を繰り返され「死への準備」という講演で、／「どうせ死ぬならなるべくよく死にたい、よく死ぬことはよく生きることと同じだ」と言われた。これは名言だ。死を超越した者だけに許される言葉だ。》（［1989:89］）強くあって死を受容すること。死を受容できるほど強いこと。しかしなかなかそうはいかない。自力で死に立ち向かうのは難しい。

381 八八年六月。《「人は生まれてきたように死んでいく」と「淀川キリスト教病院」の柏木哲夫先生が言われていたことが社会的に公認されていくという変化のきっかけになったと捉えられている。このことはこの本で私が述べていることと符合する。すなわち、医療のもとで死ねなかった人が死ねるようになったのではなく、既に人は死なせられていたのである。

★03――この事件を追った書物として Colen［1976＝1976］。この裁判の判決を日本の新聞が安楽死の容認と報じたことについて、唄孝一によってなされた批判が唄［1990］に収録されている。他に数多くの文献で言及されている。例えば Anderson［1978＝1981］からの引用を含む Chambliss［1996＝2002:229-232］では、既に米国の病院で頻繁に行なわれたが、まさに名言であろう。最近は核家族化が進み、畳の上で家族に見守られながら召されていく方が少なくなり、病院で最期を迎えるのが当り前になってきている。看護者も患者以上に死生観をしっかり持つ必要があるのではなかろうか。そうでなければ患者の苦痛、苦悩は受け止められないだろう。死生観には哲学か、宗教のような強力なバックボーンも欠かせないだろう。これは難しい課題である。》([1989:62-63])

　宗教の勧誘を受ける人もいる。また自ら宗教に向かう人がいる。いかがわしいとされる宗教もあるし、社会的な評価が定まった宗教もある。キリスト教を信仰する人の割合は、日本に住む人全般と比べれば高いだろう。ある宗教は、現世での治癒を説き、しかしそれは実際には無理なことだから、そのままになることもある。金を注ぎ込んだことだけが残されることもある(第2章3節)。他方、この世での治癒は言わない、より賢明な宗教もある。死後の生を信じることのできる者は強いはずだ(「ターミナル・ケア」は宗教との関わりなしで語られることもある。あるいはそう称されることがある。しかしそれが当人に意味をもつとすれば、どれだけこのような信と離れたものであることができるだろうか)。

382 八八年五月。《八年前にキューブラー・ロスという精神科女医の『死ぬ瞬間』『続・死ぬ瞬間』(読売新聞社)を読んで大いに感動した。》([1989:49])

《死によって肉体は朽ち果てるが、霊魂は昇華されて新しい世界に導かれることを、キューブラー・ロス女史は語るのである。我々より先に死んだ親愛なる人たちに、死によって再会できる希望は何にもまして大きな歓びになるはずである。》([:51]。言及されているのはKubler-Ross[1969=1971][1975=1977])

383 八八年九月。《白血病に苦しんだアメリカの少年は「安楽死」を選んだ。少年は「今度は丈夫な子に生まれ変わりたい」と言い残したそうだ。カレンさんの場合も両親は「来世における善き生活」を望むために、人工呼吸装置の使用停止を求めた。どちらも死のみを求めているのではなく、その底には別の生への願い、来世を望む宗教的希求があることを見逃せないだろう。》([1989:91])

384 八四年一月。《あいかわらず、身の置き場がないほどのけだるさ、憂うつさが続く。この状態から、もう抜け出ることはできないのかもしれない。ならば一日も早く受け入れ、それに馴染むようにしなければならないのではないか。／先日、不思議な体験をした。仰向けに寝ていると、不意に意識が薄れ、体がフワーと浮いて何かに吸い込まれてゆくのを覚えた。それが四、五回続いた。今までは仰向きに寝ると、息苦しくなることがよくあったが、今回はそれもなく、楽なものであった。／死ぬ瞬間とは、このようなものではないだろうか。／だから決して恐れることはない。残された日々を悔いのないものにせよと、神が暗示を与えられたのではないか。》（[1985:233]）

臨死体験と呼ばれる経験は他の人の文章にも出てくる。

385 本田昌義[360]、一九九五年。《いよいよ呼吸が困難になり早朝に仮死状態で救急車のお世話になって、緊急入院をしました。その時に臨死体験なる貴重な体験をしました。正直に申して、今となってはあれが臨死体験なのか、夢なのか、現なのか、或いは単なる幻想なのか、分かりません。いずれにしても二月末に気管を切開して人工呼吸器を装着しました。》（本田[1999]）

川口は一九八〇年にルター派の教会で洗礼を受けている。多くの人が信仰、とくにキリスト教を信仰する。別の世を信じることについては、その信が与える効用以上を与えられるものを私は思いつかず、その意義を否定できない。そして信仰は人を生きさせることにもなる。

ただ、死後に今よりよい世界があると信じられるなら、そのことによって人は死の方に傾くことがあるだろう。死の方に傾かせる可能性があるからではないにしても、同時に多くの宗教には、その方に傾いていくことを止める安全装置とでも言えるものがついている。命をまっとうすることもまた命じられたことではあるのなら、それは積極的に死を選ぶ行為にまでは行かず、自らによる死を抑止する方に働くだろう。カトリックは自殺を禁じ、イスラム教の教典にもそのように解せる箇所があるという（大川[2004:44]）。

けれど、「自然な死」であれば、その宗旨から言っても問題はないということになるかもしれない。しかし、何が自然で、ゆえに認められ、何がそうでなく、ゆえに不要であるという規準は宗教に内在しているものなのか。多くの場合、そうではないはずだ。川口の場合も、彼の信じている神は直接に答を与えることはない。

386 《自然に近い死も、神の御旨と思えるならば、生き延びることも、また神の御旨に変わりはないであろう。当分は気管切開のことは考えないで、更に自分に厳しさを課しつつ、あるがままに恵みを受け、感謝を忘れずに生かされていこうと思う。》〔1989:152〕

「人工的な延命」という言葉自体が、この時代にこの社会に現れ、頻用されるようになった。こうした言葉の出現と普及を跡付け、言説と言説の受容のあり方を検証する必要がある。それはこの文章をさらに長くさせることでもあり、私にはできない仕事でもある★04。ただはっきりしているのは、私たちは、自らの生のために、生のための活動の延長に技術を作り出し、使っていること、そのことを否定できないはずだということである。そのこともまた川口はわかっていたことを前章に記した。

そして、死後の世界、救済を十分に信ずることができたとしても、多くの人にとっては、この世もまた捨てがたいものではある。だから、死後を信じられるなら信じながら、生きることもまた願われることになる。別の世はそれとしてあるとしても、この世で生きていたいことに変わりはなく、このこともまた感じられ、言われる。

むろんよい死（死までの生）はよくない死（死までの生）よりよいだろう。また死後の生を信じることは信じられないことよりよいことだろう。しかし、そのことはみな、生きられるだけ生きることを否定するものではないはずだ。しかし、川口自身に生きたいという欲望がありながら、彼はそれを押しとどめなければならないと思った。死の方に進んでいく時に使われ、自らを納得させようとしたものが、「死の受容」を言う言説だった。

4 引き止めたかもしれぬもの

彼はよくALSのこと、ALSに関わることを知っていた。自分が「延命」をためらう理由もわかっていた。だから、川口の場合には知らないことが問題なのではなく、彼に何かを言うとしたらそれは知らせることではない。また、身体の不調や衰弱から来る鬱屈、気弱さはあったにせよ、意識ははっきりしていた。だから、彼に何かするとして、それは本人が理性を失っていることを理由にすることもできない。

つまり、彼にとっては、また彼ほどでないにしても理性的な多くの人にとっては、「インフォームド・コンセント」などと言われるときの「情報」の不足が問題なのではない。また、ただ情報を提供する以上の行いを正当化しようとして、「パターナリズム」★05が許容される条件として意識や判断能力の低下をもってくることもできない。となると、どんな時、彼は自らの「事前指示（事前指定、advanced directives）」を翻すだろう。

彼は同じALSの人に呼吸器が付けられなかったことに憤っている。

387 一九八三年四月一一日。《同病のSさんがついに昇天された。何か言いたそうなので、看護婦さんがエンピツと紙を持たせると、たどたどしい字で「くるしい。息ができない」と書いて、息を引き取ったという。さぞかし、つらかったことだろう。》（[1985:124]）

この人は同じ病院に入院した、七〇歳の女性だった。四月九日に個室に移ってすぐのことだった。亡くな

★04——大谷いづみが死の尊厳を語る言説を跡付ける研究を行なっている（大谷[2003][2004a][2004b]）。

★05——関連文献のリストとその紹介は樋澤[2003-]にある。私が書いた文章としては立岩[1999b][2002a][2003c]。[2002a]と[2003c]は同内容。

る一週間前、川口は彼女を見舞った。言葉はほとんど聞き取れなかったが、起き上がり、話そうとした。

388 四月一八日。《Sさんの死因や延命策について、先生方の意見を聞く機会に恵まれる。明日はわが身であれば、ぜひとも聞いておきたかった。／Sさんは筋萎縮のため、呼吸困難をおこしたという。前から呼吸器官の衰退がいちじるしく、いずれ呼吸困難に陥るのは目に見えていた。／「気管切開はしなかったのですか」／と私。「しなかった」という。／これについては、医師側の意見が二つに分かれた。Sさんは老衰がはげしく、気管切開をしても苦痛を与えるだけで、さほど延命は望めなかった、と一方は言い、いや、それでもやるべきではなかったか、と別のグループ。家族も、延命も望まなかったという。病人をこれ以上苦しませるのはしのびず、静かに眠らせてあげたい、と。それが家族の情かもしれない。／それでも、気管切開をしてあげてほしかったと思う。Sさんはまだ歩くことができた。言葉はしゃべれなくても、手の平に字を書くことができ、目、耳、頭もしっかりしていた。呼吸困難に陥りさえしなければ、まだまだ生きられたのではないか。／私の場合は、意思の疎通がはかれる間は生かしてほしい。合図を送れなくなる、ギリギリの瞬間を見極めてほしい。感謝の言葉を最後に召されたい。それまで、手足は動かず、口はきけずとも、私は生かされていたい。》([1985:127–128])

既に幾度も見たように、「意思の疎通がはかれる間は」、さらに「口はきけずとも」という言葉は「自然な死」を迎えたいという彼の言葉とは整合しない。川口は、Sさんの生を望み、まだ自らも生きることを望んでいる。そしてその彼は、結果として、「自然な死」の方を選ぶことになったのだが、しかし他人が自らを生きさせるのなら、それを受け入れることもまた述べている。

389 あとがきに九三年七月とある小説『菊化石』で、主人公の橘剛は呼吸困難に陥り、意識をなくし、緊急入院する。医師が《「奥さん、気管切開はされますね」／と確認した。／「はい、お願いします」／と泰子は答えてから、剛の意思はどうなのだろうと思った。しかし延命を望むのは人間の心理であり、道理であると確信をした。／［…］／この事で夫からは、はっきりとした意思表示を受けていなかった。しかも、札幌で初めて呼吸器を着けている同病者を見て、俺は嫌だなと感想を漏らしていた。回復の見込みがないままに、どこまで耐えていけばよいのか。延命の意義は分かるが、その必要はあるのか。人としての尊厳は保てるのかとも語った。泰子も、その気持ちは痛いほど汲み取れた。しかし生き延びる術がある限り、生き延びて欲しい。》（［1993:141-143］）

本人の意志によらない気管切開、呼吸器の装着の後、意識が戻り、そして呼吸や食についての様々な処置の苦しさや不快やその改善の過程が書かれていくが、結局、この行いは肯定される筋になっている。決定を委ねたこと、他人に生きることを続けるようにされたことが肯定されるのである。川口はその前の三冊の「闘病記」と同様、ＡＬＳのことを書こうと思い、「創作等は大の苦手」（［1993:254］）なのだがフィクションの形にした★06。彼の現実と異なるのは、フィクションの中では主人公を生きさせてしまう人がいることである。主人公には立派な妻がいて、そして娘がいて、その娘は自分に理解を示すようになる真面目な医師と結婚することになるという筋になっている。

相手には生きるべきことを言いながら自分自身はそう決められないことを川口は幾度も書いている。［373］［374］にもそうした記述があった。このことをどう考えたらよいか。

しばしば「告知」の主題などで「日本的」な「二重基準」が批判される。自分の場合なら知らせてもらいたいが、肉親には知らせないといった行いは一貫しておらず、よろしくないというのだ。しかし、その批判が、自分の場合と他人の場合と異なることがただよくないと言っているだけなら、それは実はよくないことではないかもしれないのだから、批判として十分ではない。また、一貫性がないのではなく、人によって判

★06――小説家がＡＬＳの女性を主人公に書いた作品に高橋治［1994］がある。現在書店では入手できない。

断を違えるという一貫性がそこにあるとも言える。これは考えた方がよい主題だ。

他人は救うが自分はよいと言う。自分は弱い人間だが他の人はそうではない、そうではないようであってほしいといったことも書かれている[373]。ただ彼は十分に我慢強い人ではあった。

自分は弱いのだが、他の人たちが生きられるようにすることは、人のためによいことをすることである。人を助けるのは単純な義侠心というのか、そんなところもあるだろう。そして自分のことを強く出すことは控えるべきだという規範からも来ているだろう。これはそれほど特殊な規範ではない。自らよりも他人を優先することは多くの社会において美徳とされる。私もここで自己犠牲全般を否定することはしないでおこう。ただ二つのことを見ておかなければならない。

ここでは、まず否定があって、その否定自体は消え去ることはない。彼にとって、この世において、自分とその身体とそれが置かれるその境遇は否定的なものである。とくに周囲に迷惑をかける存在であることによって、自身が否定的な存在であることは、自らにとって動かないこととされる。

ALSは多く壮年に発症する。多くの人はその時に、人の世話にならず、様々に働き、貢献し、そのことに価値を見出してもいる。川口もまたそのような人だった。するとALSにかかり状態が進行していくことは、自らの価値がなくなっていく過程になる。そのような認識は、この社会では、ごく自然に生じてしまい、前提として動かないものとされる。人は神の前で平等ではあるとしても、それは、この世では平等でないにもかかわらずのことなのだから、否定は保存されている。他人に与え助けることと励ますことはよいことであり、自らもそうした行いを行ない、そのことによって貢献し、自らを価値づけることはできる。ただやはり、否定そのものは解かれない。その否定はなにか別のことをすることで軽減されることはあるだろうが、消し去るのは難しい。

だから否定は否定のままに留まる。その上で、それが他者の愛や善意によって救われるという構図になっている。この世では、にもかかわらず肯定してくれる人が存在することにより、否定は帳消しにはならないが、存在が許され、生きられることになるのである。

ということは、自らが否定的な存在である必要がないと考えるなら、話は違ってくるということだ。これが確認しておきたいことの一つである。

その否定とはなんだろう。それは身体が動かなくなることに関わる。自分の身体でなくとも他人があるいは機械が代わりにできることがあり、それ自体容易なのだが、現実には阻まれることが多い。それで生きるのが難しくなる。あるいは身近な人に負担がかかることになる。できることや貢献できることに価値を置いてそれが失われることを価値の喪失と考えるか、あるいは自分でできなくなると人に迷惑をかけて申し訳ないと言うか。洋風の言い方と和風の言い方と二通りあるが、両方が指している事態は同じである。

私は著書でずっとこのことばかりについて書いてきたし、第12章でも述べるから、ここでは簡単にするが、まず、自分でできる範囲でしか生きていけないという規則は間違っており、自力でできる／できないと別に、したいことができることがよく、そのための負担を負担できる者たちすべてが負うことにするのがまっとうな規則である。次に、自分ができることに価値を置くのはわるくないとして、それほど強い価値を置く必要はない。しかし、この社会は人とできることとを強く結びつけてきた。この点でも社会の側がおかしい。これらのおかしなことによって、その人は否定される。

問題の過半はここにある。ただそれだけではない。代わってもらえないもの、代わってもらったら意味がないように思われるものがある。身体自体を取り替えることはできない。他人に代わってもらえることであっても、例えば排泄について、自らは自分の身体を意識し、そこに他の人が関わってくることを意識する。そのことに関わる羞恥や引け目があり、このこともまた多くの人が記している。

こうした感覚がどこから来るのかもやはり定かではない。引け目の大部分は、前段に記した価値、つまり自分でなく他人にさせることを否定的に捉える価値と独立に起こることではないだろう。羞恥にはまた違ったところはあるように思われる。なぜ恥ずかしいと感ずるのか。しかじかのことが恥ずかしいことだと教わるから恥ずかしいのだという答は当たってはいるのだろうが、それだけですべてを説明できるかどうかはわからない。羞恥のある部分は定数のように存在するのかもしれない。しかしそれでも、結局のところ慣れることはできるし、実際慣れる。

そして身体は離れないから、その姿も自分から離れることはない。このことについてこの章の1節にすこし記した。そこでは、自分も他人もそのうち慣れるぐらいのことしか言えなかったが、しかしそれは確かな事実ではある。そして身体の苦痛があり、その身体を切り離すことはできない。苦痛がうまく除けるか、あるいは減らせるか。また、知覚・感覚についてもそれをすべて代行してもらうことはできず、どこかでは自分の身体を使わなければならない。それがうまく働くか。これらについて次の章で見る。

たしかになかなか難しいところがある。ただ、それらはいくつか足し合わされても、自分の生存を否定するまでにはすぐにはいかない。やはり、現実に生きることの困難（をもたらしているこの社会の仕組み）と、動かない自分が生きること（の価値がないというこの社会）の価値が大きく関わっているだろう。だから、否定を解除することは可能なはずだ。しかし実際には解除されないとしよう。としたとき、もう一つ起こることを確認しておこう。

否定という前提が維持されたままであるなら、私が生きつづけていくためには、私から求めるのではなく、他の人から肯定、積極的な申し出が得られることが必要になる。自分の存在の意味が具体的に人に認められ、自分が肯定されなければならない。その人が自らを生きさせることを決め、そしてその関係が継続するなら、自分＝彼は生きることを受け入れるだろう。

そして彼にとって、彼がその望みを受け取ることができ、生きさせたいという願いを受け入れ生きることができるようになるその相手は家族だった。しかし家族は彼にとっては存在しなかった[373]。彼は病名を知った翌年の七八年に、先のことを考え、自ら言い出して離婚し、単身で松山にやってきたのだ。他の人からの申し出は、それはありがたいことではあったが、むしろありがたいことであるために、そのまま受け取れないものであったように、あるいはそれでは十分でなかったように思われる[374]。

このような道行きは、ただ彼一人が辿ったものでない。他人に依存しないようになることが人になることだと信じるに至る「社会化」の過程がうまくいった場合には、当たり前に辿られる道である。この時、その人の決定に委ねることはどんなことを帰結させるか。

生きることを積極的に勧めず、その意味で中立の立場を取るのであれば、それは、否定性があってなお生きていくだけのものが与えられることにならないのだから、その人は死ぬだろう。否定をそのままにして、その人の価値や決定に委ねるなら、その人は自発的にこの世から去っていくことになる。ALSにかかる人の多くは分別盛りの年代の人たちであり、その分別のある人が去っていく。

まずそれは不公平なことではないか。川口は他の人が生きることを支持し支援した。それで他の人は生きられようになるかもしれないのだが、川口自身は、他の人々が中立であるために、生きるのをやめる。川口のような態度は一般に肯定され、賞賛もされるのだが、そのような人であるからその人自身は生きられないことになる。その人が自己犠牲的な人であるとして、その自己犠牲が現実のものになってしまうのである。そしてこの美徳を有する人は消え、その美徳をその人に教えたかもしれない周囲の者たちは負担から逃れられ楽ができる（立岩[2000d:49,195]）。これは不等な、しかも不正に不等なことではないか。

しかし、その人は自分の意志でその道を選んだのだと、だからそれに文句を言ってはならないと言われるかもしれない。するとさらにそれに対して、このような人のあり方をその人自身が発明したとは考えられない、それは社会的に形成、整形されたものであって、その人自身に負わせるべきものでないと反論がある。このような反論は、なにかというと自己決定・自己責任を言う人たちに抗してなされてきた。しかし、それを言ったらなんでもそうではないか、もともとはどこかから教わったものであったとして、少なくとも自分がそうすると言った、そのことをもってその人の決定、選択とするほかないではないかとさらに言われる。

この反論の一部は受け入れてもよい。つまり、その人の価値や選好が社会的に形成されたものであるからといって、それをその人の価値や選好として認めないということにはならない。しかし、このことはわかった上で、その価値や規範——ここでは生存に対して否定的に作用する価値や規範——の内容を私たちは問題にすべきだと言える。つまり、その価値を社会が与えているからその人の決定でないとするのでなく、与えているその中味が間違っていないかと問い、それを考えることができる。そしてそれが間違っているとなったら、それを取り消し、別のもの、具体的には生存が肯定されることを提示することである。そして生存が実際に可能な状態を設定することである。

これが基本になる。しかしそれは難しい、すぐには間に合わないとしよう。とすると、次に、その人に対して、より積極的に、ともかく生きることを支持すると言い、勧めることである。こちらにはいくらか無理があるが、仕方がない。その人が否定の中にあり、それ自体が消去できるのでなければ、それよりも強い肯定が必要となる。そして、同じく、生きるのが実際に可能な状態を作ることである。

まだいくつも見ていないことがあるが、ここまでについてはこう言えるはずだ。

5 逝去(一九九四年)

受け取りたいものを受け取りたいのだがうまくいかないし、受け取ることをためらってもしまう。このことが、まったく日常の細々した事々、しかしそれが大きな苦痛につながるような場面場面で、具体的に彼に作用しつづけた。

彼は、きちんと自分の意思を伝えた方の人ではある。そして彼のいた病院も彼の力になった。他の病院であれば、彼が病室にいて機関誌を出したり、本を書いたりすることもかなわず、外出し、全国の人たちを訪ねることも不可能だっただろう。しかし病院はやはり病院ではあり、病院として当然供給されるとされるもの以外のものは、やはり善意によって——病院の運営者や病院で働く当の人においては、それが使命・義務として、当然のこととして観念されているとしても——与えられ、受け取るものになる。

そしてその病院に、彼は「末期」をしばらく過ごす人として入院したのでもある。彼はもう自分は長くないと、その間この病院にいるのだと言い、その覚悟だった。病院の側がどのように受け止めていたのかはわからない。ただ、少なくとも彼自身はそのことを気にしていることを示す記述が[317]だけでなく何箇所もある。

[390] 八二年一一月。《私の体は、次第に細まってきた。このことを指摘し、共に憂えてくれる人はいるが、どう対処すべきか、適切なアドバイスをしてくれる人はいない。人工的な延命は望まない、と日頃から言っている私への配慮か。》([1985:71-72])

[391] 八八年五月。《私が「松山ベテル病院」に受け入れてもらった時に「人工的な延命を望まない」という約束があった。それが予想以上に長生きをさせて頂いているので、私も病院も戸惑っているのが現状である。》([1989:52])

こうした中で疲労が蓄積されていく。川口のその後について、私が読むことのできた文章は六年後のものになる。

[392] 九四年五月。《ＡＬＳに対して、私は精神的な安定が何よりの良薬だと信じている。現に病状が安定し、回復傾向になる同病者は沢山おられる。それらの方達は前向きで明るく、ユーモアに富み、ストレスを

適当に発散されている。／しかし、私は限界に来たようだ。年々病院のスタッフは変わる。それにつれて理解者も少なくなっていく。コミュニケーションが円滑にいかないと不自由さばかりか、身体にも悪影響を及ぼすものである。「違うんだ」「そうじゃないんだ」「分からないかな」「もういいよ」とイライラ、カリカリ、そして抑制、孤独、忍耐、それがストレスの最大の要因になる。》（日本ALS協会近畿ブロック会報。豊浦［1996:86］に引用）

393 九四年八月、豊浦保子らが病院を訪ねた。《次号の会報に「川口さんのネットワークについて書いてほしい」とお願いした。［…］ところが、川口さんはすぐに「ないよ」という文字を打ち、苦笑のような表情を浮かべた。そしてそのあとすぐ「家族がいれば……」という文字が続いた。》（豊浦［1996:96-97］）

394 九四年九月二二日、病棟のスタッフに宛てた手紙。引用の前には、むせ込み、下痢、倦怠感、脱力感、頭痛、顔面麻痺、よだれ、頭が朦朧とすること、等についての記述がある。

《もし非常事態になれば、皆様にお任せします。但し意識が無くなっているようでしたら、そのまま逝かせて下さい。気管切開は望みません。このように申しても、臆病な私は苦しさの余り助けて欲しいと言うかもしれませんが、気管切開以外の方法で苦痛を取り除くように善処して欲しいと思います。

私の考えは間違っているかもしれません。（中略）／しかしこれ以上呼吸器を装着して、ご迷惑をかける訳にはいきません。それに妻も子供もいませんので、励みも失いがちです。単身で生きるのに限界も覚えます。発病から二一年、正直に言えば疲れました。くたくたです。だからといって、命を粗末にするものではありません。むしろ末期になればなるほど、命の重さ、生への執着は強くなっていくのもいなめません。あとどのくらい猶予があるのか。とにかくそれなりに精一杯燃え尽きたいと望んでいます。／くじければ叱ってやって下さい。弱気になれば支えて下さい。苦痛を訴えれば和らげて下さい。意思の疎通は難しくとも言葉をかけて下さい。頼み事はたくさんありますが人間としての尊厳を保ちつつ、最期は感謝をしながら、一足早くお別れするのが、私の夢でございます。どうか夢の実現にご理解とご協力をお願いします。》（豊浦[1996:86]。中略は豊浦による）

この五日後の二七日未明に川口は急性呼吸不全で亡くなる。

第9章 その先を生きること 1

1　危険

前の二つの章で川口武久という一九九四年に亡くなった一人の人が書いたことを読んだ。この本は、一つに死の決定についてどう言ったらよいかを考えながら書いている。川口は生きたいと願い、それをはっきり言いながら、しかし「自然な死」を望むとも言い、結局後者の思いを実現して亡くなった。そこに既に私たちが言いうることのあらかたは書かれている。

ただ、川口は状態の進行の遅い人でもあり、長いＡＬＳの時間を過ごしたのではあるが、この病気の行く先のだいぶ手前のところで、つまり人工呼吸器を付けず、呼吸不全で亡くなった。だから、たしかに川口はＡＬＳの本人だったのだが、その生を断念した時点以後の自身は想像されるものとしてだけ存在した（第一に現に経験していること、第二に現実に自らに起こるだろうこととして想像していること、第三にただ想像していること、少なくとも三つある。それぞれの間の差異は小さくない。本人ではあっても、第一の場にいる時と第二の場にいる時とは同じではない）。

その先を生きた人たち、生きている人たちが多くいる。川口がその手前でいなくなった、その後をその人たちはどのように生きてきたか。川口にとってその一部は想像されるものとしてあった生の困難は現実にどんなものか、またそれはどのように生き抜けられたのか。

病であることが、生きつづけることを断念させることがあるだろうか。実際にはある。では、その病の経験やそれに関わる決定はどのような成分によって構成されているのか。ＡＬＳについては常に最大級の否定的な形容がなされてきた。ある種のがん等、他にも身体の強い苦痛を伴う病気はあるが、身体的な苦痛自体はかなりの程度緩和できるようになってきている。とすると、「難病中の難病」（[2][27][183]）、《誰もが「難病中の難病」と考える病気》（椿[1987:1]）、《欧米ではガンより恐れられ》る（川口[1983:46]。[295]でも引用）

というALSはやはり最強の病なのかもしれず、死ぬこと、生きないことにするほどの病気とはどんなものかを考えようとするなら、この病のことを考えればよいということになるのかもしれない。

前の章で、生き難くするいくつかのものについて述べた。まずすこし姿のことにふれ、違和はなくならないとしても慣れはすると述べた。より大きなのは、できないこと、それで迷惑をかけると思うこと、価値の低落を感じること、手助けが得られず実際に生きにくくなること。これらも、本来なら、なんとかならないではないはずだと述べた。しかしそれだけでないかもしれない。

この病では、徐々にときには急激に、意識と感覚を残して、全身が動かなくなっていく。それはどんな状態なのか。動けなくなったらひどく退屈ではないだろうかと単純に思ってしまう。そして不快ではないか。そして、身体に完全に閉じ込められ、不快を放散することができない不快としてその不快はあり、いったいそれに耐えられるものだろうかと思う。また死が近くにあってそれを意識してしまうこと、状態が進行していってそのことがその終着にあるものとしての死を思わせることがあるだろう。その思いから離れられないのもこわいと思う。

このように書いた私がそうであるように、その当人たちにとっても、不安はまず自らも体験したことのない事態の予想としてある。むろんその予想は当人たちにとっては現実の事態として現れることの予感であり、それはただその状態を想像してみるというのとまったく異なるのだが、それでもまずあるのは未来の事態への恐怖、不安ではある。だが実際にその生活をするようになって、また状態が進行して現れるのは、具体的な不快、恐怖、危険である。呼吸困難によって生じる心身の状態、医療者や看護・介助者の対応のまずさも関係する身体の痛みや不快についてはすこしだけだがこれまでにも紹介した。それをどうやって軽減するかはその人たちの大きな関心事なのだが、その対処法をいくらか記しても関係のホームページやメーリングリストに流通している情報量には到底追いつかない。中途半端にここに記すより、全面的にそれら★01に任せた方がよい。ここではただ二つだけ記しておく。

一つには、多くの場合、もっとよい他の対応があるのだが、それが知られず行なわれていないこと、あるいは知られても行なわれていないことである。それらは小さいといえば小さく、細かいといえば細かいことなのだが、決定的に重要なことでもある。

395 長岡紘司[326]。《医療者の中にはいまだALSに対して、理解をしめしてくださらない方々が、いらっしゃるというのは、誠に残念なことです。／「ALS患者をかかえた家族は家庭が崩壊します」「患者が人工呼吸器を拒否していますから装着はしません」「この病は三〜五年の命です」「人工呼吸器の動きに息を合わせなさい」「たとえ内臓に異常がなくても当病院ではミキサー食はできません」「寝たきりの患者は、タンがつまって窒息のおそれがあるから、つねに側臥位をとらせなさい」「マーゲンチューブは細い方が入り易く、キシロカインゼリーはたっぷりとつけ、挿入に際してはピンセットを使います」「声をかけても返事がないのだから気切の患者には一方的な無言のケアでよい」「マーゲンチューブがうまくはいらないのは、患者が不器用でゴックンを出来ないためで、私の理解のなさではない」／多くの方々はこのようなことは、とうに越えられていると思いますが、しかし又、お心あたりのある方も、まだまだいらっしゃるかもしれません。／何しろ、ある著名な病院長でさえ声を失ったALS患者と、肯定、否定の意志疎通さえとろうとしなかった現状なのですから。》(長岡［1991:11］。マーゲンチューブは経鼻胃管ともいい、経管食等に使う)

機械との間に起こる問題がある。調整の仕方がわるいと呼吸器と動きと自分の身体との不調が起こって苦しくなる。さらに、呼吸器から空気が送られなければ、そしてそのことを伝える手段がうまく働かなければ、すぐさま生命が危うくなる。実際に多くの人がそれを経験し書いている。

396 《夜中に息苦しくて、目が覚めた。[…]／鈴をけり、妻を起こそうとした。しかし、いつもはすぐに起きてくれる妻が、何度鈴を鳴らしても起きてくれない。[…]／心臓は高鳴り、身体が恐怖で冷たくなっていった。[…]／死への恐れか、身体が震えてきた。[…]／どのくらい時間がたったろう。妻はまだ気づいてくれない。右足をけって鈴を鳴らそうとするが、力尽きたのか、足が動かない。意志を伝える唯一の手段を奪われたと思った途端、〝死〟への恐怖がどっと押し寄せ、心臓は破裂しそうに高鳴り、身体の震えがますますひどくなった。はげしい孤独感に襲われた。／いつしか、部屋にうっすらと光が射し込んできた。／トントン、と階段を降りてくる音がする。小学四年生の娘が起きてきたのだ。鈴をけり、助けを求めた。》（長岡[1987:76-77]）

これは自宅で暮らす人、二〇〇一年に在宅療養が一七年目を迎えた人[241]の一九八七年の文章だが、では病院にいれば安全かといえばそうでもない。まず、病院であっても病院の人がついているわけではない。本人の傍に付き添っているのは家族であることが多い。

397 土居喜久子[278]。大分協和病院。《平成七年大晦日[…]その夜更け午前一時前、呼吸器のつなぎ目がはずれ、アラーム鳴り続けども、側に寝ている主人は深い眠りについてしまい、起きてくれません。／巡回には一時間あまりあり、もうだめだと意識の薄れゆく中、思い出す方々にお礼を述べ、どのくらいの時が過ぎたころか、うっすら目を開けると、看護婦さんが「土居さん、大丈夫」と覗きこむ姿が見え、徐々に意識が回復してくると、当直の先生、看護婦さん二人の姿があり助けられたことがわかりました[…]。》（土居・土居[1998:57]。この後、病院ではナースセンターにつながるリモート・アラームをつけることになる）。

他方、家族の方が気がついてなんとかなったということもある。

★01――メーリングリストで様々な情報が交換されている。またＮＨＫ厚生文化事業団の援助によって発行された橋本編[2003]、そしてベンチレーター使用者ネットワーク編[2004b]が具体的な情報を掲載している。介助する人に当てて書かれたものとして、松本茂の「壁紙」（松本[1995c]。その増補版が松本[2003]）、佐々木公一の『介護通信』（佐々木[2000-b]）がある。また在宅での危機の不調の事例、その対応を記したものに熊谷・熊谷[2000]、等。

398 菅原和子[280]。岩手県立中央病院。《カニューレと人工呼吸器をつないでいるコネクターがゆるかったのでしょう。呼吸器から送られてくる圧力で、コネクターがはずれてしまいました。これがはずれると、肺に空気が送りこまれません。私はビックリし、はずれていることを知らせようとしましたが、空気がのどを通らないのですから、声を出すこともできません。[…]やがて母が戻って来、大急ぎで呼吸器を接続してくれました。わずか数分のできごとでしたが、私にとっては長い長い時間でした。/こんなことが二度、三度とありました。[…]/人工呼吸器のコンセントがはずれるという事故もありました。》(菅原[1987:92-93])

近くに人がいても寝込んでしまうことがあるなら、わずかでも身体に動かせるところがあれば、それを使って連絡し呼び出せればよいと思う。しかしそれもうまく動かないことがある。

399 知本茂治[270]。鹿児島大学医学部付属病院。《看護婦さんとコンタクトするただ一つの方法であるナースコールがその機能を失うことは、声の出ないねたきり人にとっては致命的です。ナースコールをして、ナースコールが駄目になっていることを報らせられないわけです。これまでコールの異常は度々ありましたが、電気設備の配線上のトラブルや足先の紐がナースコールに結ばれていなかったこと、結ばれた紐がほどけてしまったことがその原因でした。そのために、ネブライザーをかけている最中で苦しい思いをしたり、心ならずも小便をもらして惨めな思いをしたり、長時間寝返りもうてずに腰や肩の痛い思いをしたり、痰がつまって息が止まるかと思ったりもしたものでした。病院暮らしはスリリングなアドベンチャーという一面ももっていて、そんな中でナースコールはまさしく〈命の紐〉なのです。》(知本[1993:297])。ネブライザーは薬剤や水分を霧状にして口や鼻に当て、気道粘膜や肺胞、副鼻腔に送り込む装置)

そのナースコールが、事故によってでなく、使えなくなることもある。

400 《ある患者さんは、ナースコールも持たせてもらえなくなっていました。きちんと意思もあるし、押せる機能もあるのに、それを持たせてもらえなくなった。持たせると、やはりコールが多くなるからだと思うんです。転院先の病院が見つかって、それを報告したときには、涙を流して喜んでいました。》（難病医療専門員へのインタビューより、玉井[2004:109]）

橋本みさおは家族の人以外の介助によって自宅で暮らしているALSでは数少ない人の一人だが、幾度か入院したこともあり、両方を知っている。

401 《わがままな私が特別なのかも知れませんが、呼吸器をつけての入院生活は、闘病と言うよりストレスとの闘いなのです。／たとえば呼吸器が外れた時、ナースコールが使える人は良いけれどそうでないと毎日がギャンブルのようなもの。運が悪ければ一人ぼっちで死んでしまう。／深夜にナースコールを蹴飛ばした事がありました。普通の人ならば何のことはないのに、指しか動かない私は、コールの押せない恐怖だけで眠れなくなって呼吸回数を数えて時間を過ごすのです。》（橋本[1997f]）

402 《人工呼吸器をつけたから病院にいるのだからといったことは、私達にとって何の安全保障にもなりません。呼吸器は外れやすいものです。（そうでないと気管吸引の時に、困るのですが）。たとえば私の場合、呼吸器が外れて二分も過ぎずに顔は真っ赤、心臓はバクバクです。三分で死ねると言う話も、あながち嘘とは言えないかも知れない。今年も、同じ区内で退院準備中の患者さんが、二人、落命されました。》（橋本[1997b]）

遠くに人がいる場合には通信手段の確実性が必須だが、それにも限りがある。また知らされてもあまり遠くては間に合わない。そして身体に動かせる場所がまったくなければ発信もできない。少ない人数で多人数を相手にして費用を節約しようという方向は、死人を減らそうとするなら、よい方法ではない。当たり前のことだが、機器の接続等を確実にすること、通信方法があればそれが確実に作動するようにし、それにすぐ対応できるところに人がいることが必要になる（カナダ、デンマークにおける呼吸器使用者の安全管理システムについて松井[2002:149-150]にごく簡単な紹介がある)。

そして、とくにこれらが困難な場合、また確実でない場合には、(寝込んでしまわない)人が近くにいることを要する。二四時間、誰か眠らない介助者が交替で傍にいるという体制で自宅で暮らす生活は実は不可能でなく、高井綾子(東京都)[436]等、現実にそうして暮らしている人もいる。だが、それが実際に可能であることに人はあまり思い至らない。思い至らないほど、現実の大勢はそうなっていない。

403 一九七三年に気管切開し呼吸器を付けた玉川桂[292]は東京都内の病院に入院していた。妻の玉川よ志子がずっと傍についていたのだが、八一年五月、二時間半ほどの外出から戻ってくると、呼吸器からカニューレが外れていた。二日後に亡くなる。結局、看護婦の過失を病院は認めなかった。その事故のあった日の医師の話が次のように記されている。《今年の神経内科学会で、T大学の先生が玉川さんと同じ状態(筋萎縮性側索硬化症で気管切開、人工呼吸器使用)の三人の患者の症例を発表しましたが、二例までがこのような事故死なんですね。人工呼吸器使用患者の事故死は宿命みたいなものです》(玉川[1983:124]。傍点は玉川による)

404 玉川の本にも言及しながら、折笠美秋[242]。《この病気では、呼吸器の管が外れて窒息死してしまう事故が多いと、この本にも書かれており、玉川さんも、看護婦が抜管に気付かず、それで亡くなってしまう。嘆き切れない死。/現に、抜管の危険性は日常の事で、痰を喉から吸引するなどのために、呼吸器を外し、いったん仮留めしたまま、しっかり留め直す事を忘れてしまうケースが少なくない。外れ易いので、その都度、目と口を使って「きつく留めて」となんとか合図を伝え、留め直してもらっているが、やがて目も口も動かなくなり、「外れそうだ」と判っていながら、注意を喚起する手段の無い日が来よう。当然その時は、たとえ外れても、これまでのようにナースコールを吹いて知らせる力は失せていようし……。》(折笠[1989:216-217])

どれだけの人がそうして亡くなったのか、実態は明らかでないが、それがときに明るみに出、報道されることもある。例えば二〇〇〇年四月、国立療養所沖縄病院で一年に二件の死亡事故があったことが報道され『琉球新報』の社説にも取り上げられた（四月三〇日）。この病院に暮らした人が書いた本（比嘉［2001］）を読む限りでは、他の病院に比べてこの病院に劣っていたところがあるようには思われない。他にも、本人の状態の急変、死亡の経緯について家族が書いた文章にも事故を想定しうるものが幾つもある。

山本真［278］は長期にわたって呼吸器を使う人のうち、「毎年一％以上の方が事故で死亡している可能性さえある」と指摘し、気管カニューレにロックを付けるよう――集中治療室で人工呼吸器が用いられる場合には、常時監視があるので外れてもすぐに気がつき、痰の吸引のためには外しやすい方がよいからロックが不要で、それが一般病室や在宅でもそのまま使われてきたのだという――政府が指導するよう求めている（山本［2003］）。

死亡事故について病院が責任を認め、再発防止のための体制の整備を遺族に約束した例もある（堀内［2004］）。しかしその遺族は、ALS協会の支部からは、病院に受け入れてもらえなくなる、病院を一方的に責めないでほしいと言われ、以後、ALS協会と関係を断って情報を集め交渉したという。一方が他方を必要とするが他方はそうでないという構造になっていると、一方は他方の機嫌を伺い、言うべきことを言いにくくなる。ALSの人たちは医療者や病院に言うべきことを言いにくくなる。このことを別の場でも見ることになる（第10章4節）。

2 機械の肯定

問題なのは、「管（カニューレ）が外れ呼吸ができなくなる呼吸器」といった出来のわるい機械であり、出来のわるい機械を作り、使いつづけさせている人たちであり、危険を減らそうとしない人たちである。

はっきりしているのは、起こっていることが、「機械」に対する「自然」、「機械による延命」に対する「自然な死」といった抽象的な図式のもとにあるのではないということである。機械は機械だから問題にされているのではない。信じがたく出来のわるい機械があるから、それをもっとよい機械にしようというのである。

同時に、人間と機械の新しい関係、といったようなことを語ってしまう人たちのように、ただ抽象的に機械との接合を賞揚しようとする必要もまたない。機械、人工のものと身体との関係はまずまったく具体的な関係であり、その問題とは身体とさしあたり身体でないものとの接続の場、接合面に生ずる具体的な不都合や不快である。身体と身体に接続するものとの間のインターフェイスの問題があり、苦痛の問題があって、人間と機械との接合は実際にはしばしばうまくいかない。サイボーグもなかなか大変なのだ。治療や、治療と称せられるもののための身体の管理に伴う不快も同様の不快である。例えば「不妊治療」についてそれを問題にしたのがフェミニズムだ。

そのようなことは「倫理」の主題にとっては次元の低いことだと思われたのだろうか、生命倫理学、医療倫理学ではあまり問題にされない。しかし単純な痛みやつらさを軽く考えること、軽く位置づけてしまうことこそが問題である。自分のために自分が大切にしているものを譲渡しなければならない。その支払いが低く見積もられることに敏感であるべきであり、得られるかもしれないものと支払うだろうものと、両者の天秤のかけられ方を問題にしてよく、問題にすべきである。そして自分のためならまだ仕方がないが、とくに他人にとって(も)有益なもの(例えば子どもを産むこと)のために、自らが時間を費やし、空間を狭められ、身体の不快や苦痛を得なければならない場合がある。体外受精(+胚移植)の是非についての議論はとうに終わったことにされてしまっている。しかしその苦痛、負担は終わっていないのだから、依然としてその技術はほめられたものではない(このことを立岩[1997b:156-158]で述べ、[2004e]で繰り返して述べた)。

つまり、得られる代わりに引き換えになるものがあるということだ。もちろん、どんなものを得るにしてもその代わりに何がしかを払うということはあり、それは仕方がないことだとも言えるのだが、問題は何と何が引き換えになるかであり、その支払いはどうしても支払わなければならないものなのかである。いらなければ使わなければよいし、使うしかなければ、不具合が少なく苦痛が少ない方がよい。

ALSの人たちはALSがなおるようになることを切実に求めている。それはまったく当然のことなのだが、別の障害の場合には、なおすこと、なおされることへの疑義もまた示されてきた。それはなおすために、(なおらないのに)支払うものが多すぎるからだった。多くの場合には、すんなりとなおるのであればなおすことの方がよいだろう。しかしそのために多くを支払わねばならないのであれば、それはやめて機械や人によって補ってもらった方がよいということになる。ここではなおすことと補うことのいずれがよいのか、あらかじめの順位はついていない。このことを第2章4節に記した。そして次に、補う方法しかない場合には、あるいはその方法の方がよい場合には、それはうまく補われた方がよい。ALSの場合もうまく機械が合わない時の苦痛は大きい。その苦痛はない方がよく、なくせないとしても少ない方がよい。

以上の当たり前なこと、当たり前にすぎることを確認した上で、機械と身体との関係を「ただ機械につながれた状態」とか「スパゲッティ症候群」というようにたんに抽象的に否定的に語る必要はなく、語るべきでない。不要な管が不要であることはまったく当然のことだが、必要なものは必要だというだけのことである。私たちは、そのままに与えられたものとしての身体が保存されるべきことを主張する必要はない。さらに、自らの生存を断念するという不自然な自然に回帰することもない。技術を、痛いから拒否することはあるが、否定しない。触手を伸ばして栄養を摂取する動物がいるように、その自然の過程の延長に機械はあるだろう。それもまた自然の営みなのだと、自然が好きな人に対しては言ってよい。なんならそれを進化と、進化が何よりも好きな人に対しては、言ってもよい。

この意味で機械は肯定され、技術は肯定される。この本の冒頭に——「サイボーグ・フェミニズム」というものを提唱したということになっている——ダナ・ハラウェイの著書からの引用を置いた。次のような文章もある。

405 《なぜ、我々の身体は、皮膚で終わらねばならず、せいぜいのところ、皮膚で封じこめられた異物までしか包含しないのだろうか》(Haraway[1991＝2000:341])

《機械は、息を吹きこまれ、崇められ、そして支配される何物か(it)ではない。機械は、我々、我々の過程、我々が具体的なかたちをとる際の一つの側面である。》([:345])

3 無為

さて次に、身体がまったく動かないとは退屈ではないか。それが苦痛ではないか。けれど、次のような答え方で、退屈でないと言う人もいる。

406 秦茂子[200]は一九八八年に発病し、いまは自宅で暮らしている。《病気暮らしは毎日同じことの繰り返しで、しかも私は何もやっていないから、退屈しないか、と子供から聞かれたことがあります。かりにALSを敵とすると、強力そうで私はハナから闘う気はなかったけれど、これから敵がどうでるか分からない不安があるので、緊張が抜けず、退屈できなくなりました。》(秦[2000])

また、このように真剣な人とは違うことを言う人もいる。

407 宮下健一[202]。《寝たきりになって、その上どこも動かすことができなくなってから、四ヵ月が過ぎたことになる。これも病気(ALS)のためだからしかたがない。ただ起きて歩きたいのも事実だが、不思議なことに、まだ寝ていることにあきていない。/これも私が、普段からひまがあったら横になってゴロゴロしていたり、疲れて寝ているのが好きなせいか、それとも元来なまけ癖があるのかよくわからないが、いずれにしても寝ていることに対してそんなに苦痛を感じていない。もしこのように寝ていることをどうしようもなく苦痛に思っていたなら、きっと今ごろは、ストレスのかたまりになって、相手かまわずあたりちらして、羽生先生の言うとおり、ヒステリックによくケンカをしているだろうなぁーと思う。／むしろ私は、この寝たきりの今の時間を楽して楽しむようにしたいものだと考えていたい。はたしてどうなっていくやらわからないが、同じ一日を過ごすなら、何とか希望をもって楽しく暮らしたいものだと思う。》（宮下［1996: 197-198］）

あるいは、島崎八重子［66］の文章（島崎［1997-］）にあるように、また橋本みさおが［416］に記したように、家事の采配等々で忙しい人たちもいる。自分がいる状況と自らの状態によるのだが、したいことやしなければならないことはあり、それをすることができる。

その［416］を書いた橋本の別の文章を以前ホームページから読んで、そこに次のような箇所があって記憶に残っていた。

408 《呼吸器人間で、意識は清明、しかも動けずと言った状況は、健康人には多分、想像できないでしょう。／終わらないジェットコースター、永遠に続くカナシバリ（そんな楽しいものではない）、語彙が乏しすぎて上手く言えないけれど。／気管切開、呼吸器装着と八ヶ月の入院生活で、一番つらかったのは一人の時の怖さですね。》（橋本［1997f］）

同じ人の文章から拾ってみると、《運動神経が、侵されていますから、動けませんし、もちろん声も出ません。喩えて言えば、カナシバリでしょうか》（橋本［1997a］）といった同様の表現の他、以下のような部分もある。

409 《ほかの病気と違って、この入院生活は、孤独と死の恐怖との、闘いといえるでしょう。時間があるからといって、本を読むことも手紙を書くこと、能動的なことは一切できません。限りないストレスとの、戦いなのです。死の恐怖をこれほど日常的に実感している人達は、少ないと思います。》（橋本［1997b］）

しかしこれらを読み返してみると、[408]は呼吸器が外れる危険について書いている[401]に続く部分であり、また[409]の後に続くのは、やはり同じ危険を言っている[402]である。つまり、これらは病院での特定の状況に置かれた時の気持ちとして書かれている。さきに記した機械の不具合、それを伝えることができず、生命の危機にされされてしまうという具体的な危機が問題になっているのであり、ALSであること全般について述べたものではない。このことを私は[408]を読んだ時には自覚しておらず、今になって気がついているといった次第だ。

それにしても、呼吸器を付けて四年目の橋本のこれらの文章では全体として深刻な記述が前面に出ている。その後の文章ではそれほどでない。そしてこの変化は橋本一人のことでなく、ALSについて、また呼吸器を使って生きることについて、その本人たちが記す文章を読んでいくとき、次第に——個人差の方が大きく、最初から呑気な文章を書く人もいるのではあるが——、その深刻さ、悲劇性、悲壮さが薄れてきているように感じていた。前の章では、花田と横川と佐藤が話しているところを引用した。

二〇〇二年の夏、私は橋本に話を聞いたのだが、その前日に聞きたいことをEメールで送った。

410 《ALSという病の経験について。／ぶつしけな問いではありますけれど、身体が動かない（動かなくなっていく）という状態を生きている、生きていく、とはどんなことであるのか、…／「呼吸器人間で、意識は清明、しかも動けずと言った状況は、健康人には多分、想像できないでしょう。終わらないジェットコースター、永遠に続くカナシバリ（そんな楽しいものではない）、語彙が乏しすぎて上手く言えないけれど。」などいくつかの記述を読むことはできたのですが。／（また、きちんと追えているわけではないのですが、ALSで過ごすことについて書かれるトーンのようなものが数年の間にすこし変わってきているような感もします。）》

翌日、橋本に会ったとき、既に文章での回答が用意されていて、そこに（ ）内の部分への返答があった。

橋本《ご指摘のとおりです。上記の文章は、人工呼吸器装着直後の率直な感想です。たとえば深夜に呼吸器がはずれても、入院中は看護師はすぐには来ません。また自発呼吸が残っていましたから、人工呼吸器の作動回数で時間の経過を予想するのです。かなりスリリングでした。生来体育会系でなく、動かないことが好きなので、動けないことへのストレスは今はないと思います。》

[408]が前項に記した生命の危険に晒される状況のもとでの気持ちであることが言われている。呼吸器を付けた生活、彼女の場合は自宅での介助者との生活が軌道に乗ってそのような危機的な状況から脱した時にはALSの受け止め方は変わってくる。この時、彼女の場合には、動けないことはつらいことではない。ちなみに問い本文の方への回答は次のようなものだった。

411 《何度か悔しい思いをしましたが、進行性の筋疾患ならではの興味深い体験も多くあります。トータルロックトインステージまで生きてはじめて、ALSといえるのかもしれません。》(橋本より、二〇〇二年八月)

トータル・(トータリィ・)ロックトインについては第12章でふれることになる。そこまではまだ行かなくとも、自分の身体を直接に動かして行なうことはできなくなる。それに対する一つは、代わりに別のことができるという答である。

412 松本茂[263]。《「ALSになると、どこも動かなくなって全部の神経が頭に集中するので、頭が冴えてくるのではないですか」/と伊藤さん。私は頭が鈍くなったと嘆いていたが、病気のせいではなく、元々頭が鈍かったのだと思うことにして、伊藤さんの話を信じることにしよう。その方が、何だか都合がよさそうだ。さらに伊藤さん曰く/「座禅は人為的にALSにして、精神を集中させる。調べれば調べるほど、ダルマさんはALSではなかったかと思われる。世界的宇宙物理学者のホーキング博士も、あれだけの研究ができたのはALSのおかげではないだろうか。……」/さすが印度哲学者、伊藤さんの話には説得力がある。

つい、ダルマさんやホーキング博士に自分をあてはめて嬉しくなる。何だが勇気が湧いてくるから不思議だ。》(松本[1995b:181]。文中の伊藤は伊藤道哉、著書に伊藤[2002]。ALSに関連した文章に濃沼・伊藤[1997][1999]、伊藤[1996][2004])

413 二〇〇二年夏、[410][411]に引用した橋本みさおからの回答を復唱しながら、聞き取り。《小学生のように聞きますけど、身体が動かないっていうのは、退屈ですか?」/橋本「かんがえごとができていいよ。」/[…]「ちょっとそういうこと思ったことがあって[…]今わりと頭一つあればできる仕事をやってるんで、やれるかなと思って。」/橋本「できます。ふふ」》

こうして何かができる、身体を動かすこととは別のことができるという答が一つだが、もう一つ、もし退屈せずにすむのなら、何かをしなくてすんでよいという答もありうるし、実際になくはない。できないということはしなくてすむということでもあり、それをもし別の人が行なってくれるなら、その間別のことができるということも含め、その分だけ得しているとも言える。普通に考えるなら、他人がしてくれて自分がせずにすむことは——むろん、その他人にとってはすべきことが増えるのだから困ったことだが——本人にとってはむしろよいことでもありうる。

414 松本茂[412]。《私はALSになって「殿様」になった。[…]頭が侵されないのはありがたい。この頃は、病気がALSでよかったと思うようになった。妻はこれまでこちら任せで何一つやらなかったが、私の病気のために全部やらざるを得なくなった。「後家さんと同じ」「こうやって女も強くなるのだね」「あんたのおかげで天国から地獄に堕ちた」とぼやく。》(松本[1995b:256-257])

それでも自分でしたいことはあるだろうし、自分に代わって他人にさせたら意味のないこともある。自分ですることと他人にやらせることと切り換えられたらもっとよいだろう。そのことは認めた上で、人に委ねられるということは、むろん実際に人がそれに応じるならだが、かつては「殿様」の特権であったようなよいことであるというのは、すなおに考えれば事実である〔立岩[2002d]でもうすこしだけ詳しく、このことを述べた〕。

むろん、ただずっと考えているだけなのは多くの人には楽しいことではないだろう。一つに、様々なことがまわりにあったり起こったりし、そしてそれを感受できたらよい。そして一つに、人に伝えられないのはつらいことであり、自分がしたいことを他人に頼もうにもその思いが通じなかったら困ったことだから、送信できるとよい。仮に生命が危険にさらされることはなくとも、人とその世界から遮断されて、無為になり、受信できる世界が限られ、送信も困難な空間に置かれるなら、それはつらい。

4 遮断

415 多気常男（東京都）。《ベッドとベッドの間にはカーテンもなく、患者のプライバシーは全く守られていない。吸引器とネブライザーは簡易なもので一台で二つの機能をもっている。カテーテルは口と気管カニューレ用のそれぞれ一本ずつで、実に非衛生的ではあるが退院まで使用した。／またこの夏は例年にない酷暑であったが、冷房はさほど効果を発揮せず体調を崩す日が多かった。部屋のゴキブリが身体の上を這い回っても、声が出なく身体も動かすことができない私にとってはとても苦痛だった。／特殊入浴がなく、毎日清拭をしてくれるお湯や、水分補給の湯冷ましなども一回三〇円のガス代がかかる。電気代は一ケ月九千円、家政婦管理費三万六千円、家政婦布団代一万五千円、ベッドマット使用料六千円、その他の経費には理解し難いものも随分あった。／文字盤の会話は、病院では誰一人としてわかってもらえず、取り組んでくれなかった。自分の意思が伝えられずストレスがたまった。／毎日来てくれる妻を待ち焦がれた。妻の顔を見ると矢継ぎ早に文字盤でいろんなことを話した。清拭もやり直し、介護しやすいように妻が改良したパジャマに着替える。／あまりのALSについての認識不足と自助努力の限界を知り、主治医に安楽死をさせてい

ただきたいと懇願した。》(多気[1991:31])

ゴキブリが這い回る病院は今はそうない、ということにしよう。しかしやはり病院は何もなく何も起こらない場所でもある。

416 橋本みさおは一九九七年に杉山進[253]を見舞う。《私には、この一〇年間に、数回の入院経験がありました。最短で三泊四日から八ヶ月まで、期間はまちまちですが、いつも音と色彩にあふれ、雑踏の中にいるような入院生活でしたから、杉山さんの、白いお部屋はショックでした。私にも三年間の田舎暮らしがあり、地方の福祉行政の貧しさは身にしみてわかっていますから、軽々に在宅なんてすすめません。/杉山さん、ありがとうございます。貴方にお目にかからなかったら、現実も知らず、お気楽人間でいたでしょう。このお見舞いは、本当にショックでした。私は日頃、娘や夫と言いたい放題。もちろん声が出ないので、唇の形とまばたきを読み取ってもらうので、口論などには不利でも、介護者を介して、言いたいことは必ず言うので日常が戦場のようで、家族も私も病気を思いだす暇がないのです。まるでSFマンガで見たマザー・コンピューターのように、ベッドにいて家庭教師の手配、介護者のスケジュール調整、はては冷蔵庫の在庫確認まで、すべて私の仕事です。ほかの患者さんだって、家庭に帰れば沢山の仕事や家族が待っているはずなのに、ひとり病室の壁や天井を見つめて過ごしているのです。このことは、いろいろな意味でマイナスですね。》(橋本[1997b])

杉本は一九八九年に静岡県の病院に入院し、二〇〇〇年に亡くなった人だが、著書に杉山[1998]があり、それを読む限り、外界からまったく遮断された人ではなかった。多くの人から手紙を受け取り、多くの人に手紙を出しているし、役所や報道機関に働きかける活動もする人だった。第7章、第8章で紹介した川口武久と同様、入院している他の人たちと比べれば閉鎖的な環境にいたのではない。それにしても、橋本はまず杉本が白い部屋にいることに驚いてしまったのだ。

そして病室で姿勢が固定されるなら、病室の天井を見ているだけになる。このことも、いま見た[416]も含め、頻繁に言われる。その通りの現実があるからであり、そしてそれはつらいことだからだ。これはどうしても楽しいことではない。

[417] 鹿野靖明は一九五九年生まれの筋ジストロフィーの人で、一二歳から一五歳までを国立療養所八雲病院で過ごす。それは筋ジストロフィーの子どもたちが集められた病院だった。彼はそこで多くの、しかし口に出されることのない死を感じて過ごす。その後様々あった後、一九九五年に勤医協札幌西区病院で呼吸器を付ける。《「このまま天井の穴の数をかぞえながら、ぼくは死んでいくんだろうか」[…]病室の天井は、小さな穴がたくさん開いたよくある白いボード板の天井だった。それは少年時代を過ごした国立療養所八雲病院とまったく同じだともいった。／「ここにいると、ぼくは死んでしまう」》(渡辺一史[2003:252]。立岩[2005]で紹介している)

5 世界の受信

[418]《殺風景な壁と天井に囲まれた病室では、どんな達人であっても、「病」を飼いならすことはできないのです。》(原[1994:199]。初出は九一年)。原宏道は一九六二年新潟市生まれ。糖原病(手足や心臓の筋肉にグリコーゲンが溜まってくる進行性の病気)で八〇年新潟市民病院に緊急入院、人工呼吸器を付ける。八七年の日本ALS協会新潟県支部の設立に参加、活動を支援。九三年に死去。

見るものといえば病室の天井だけという状況に置かれつづける人がいる。そして、呼吸器を付けると天井を見たままずっと過ごすことになる(過ごすことにしかならない)から人工呼吸器を付ける付けないの決断はよく考えた上でした方がよい、と言う医師もいるし、学会のガイドラインにもそんなことが書いてある[499]。もっと率直な人の中には、呼吸器を付けて生きていてよいことはない(「低いQOL」しか得られない)、だから、付けない方がよいだろう(死んだ方がよいだろう)と言う人もいる。

もちろん、それに対しては、もっと別のものが見られればよいではないか、「花鳥風月」に接することができるようであればよいではないかというのが、より素直な答である。

419 西尾健弥[269]は、日本ALS協会の事務局長をつとめた松岡幸雄に、生きていれば「春の桜、夏の海、秋の紅葉、冬の雪景色と四季折々の景色が楽しめるではないですか」と言われたという[269]。それがどれほどに受け止められたのかは書かれていないが、西尾の死後も残されている彼のホームページ(西尾[-1999])には庭の雪景色の写真と《(これは我家の庭の雪景色、この景色を眺めながら入浴します。)》という短い解説が付されている。

420 土屋融[247]。山梨県立中央病院。《病室で富士が見えるようになったのも、看護婦さんのはからいであった。長いこと天井ばかり見ていたのでは、気が滅入ってしまうからと寝台の位置を変えてくれたら、全く別の世界がひらけてきた。そこには富士が見えていた。》(土屋[1993:9])
そしてむろん感覚は視覚だけでない。

421 知本茂治[399]。一九八八年七月、鹿児島大学医学部付属病院。《四年半ぶりにお茶が喉を通ったとき、いま使っているこのパソコンを初めて使ったときに覚えた興奮と同じ興奮を覚えました。それは「生活が広がる」という予感だったのです。》(知本[1993:135])
一九九二年八月。《スズムシたちもじっとして動かない昼過ぎの一番暑いとき、病室に来た看護婦の赤松さんが、涼しげなガラスのコップを用意し、クーラーのスイッチを切り、お盆だからという変な、それでも私にしてみればうれしい理由によってビールを飲ませてくれました。[…]コップのビールはガラスの注射針で私の口の中に注がれ、食道に冷たい感触を伝えながら元気な泡と一緒に胃袋に入っていきました。[…]毎日お盆であればいいのにとも思いました。》(知本[1993:273])

ALSになっても酒を飲めるというのは、考えれば当然のことなのだが、すぐには思いつかない。そして酒は口から入れなければならないというものでもない。

422 《もちろん胃ろうからビールやワインを楽しむ患者もいるし、在宅でそれらを愛飲することに何の問題もないのである。》(山本[2004:11])

酒が飲めるならALSになってもだいじょうぶと思ったという人もいる。

むろん、病院にいる人にとっても眺めるのが病室からの景色だけに限られなければならないことはない。人工呼吸器を使っている人にとっては、持ち運びでき車椅子にとり付けられる人工呼吸器が使えるようになったことが大きな意味をもった。その記述が現れるのは一九八〇年代の後半になる。

423 小林富美子[251]。《先生の努力で、ポータブルレスピレーターを病院で購入してもらいました。これほど行動範囲が広くなるとは考えもしませんでした。/春先、車いすに器械を積み、病院内を見学したあと、待望の外へ出てみました。私が入院している燕労災病院は、周りを田んぼ、畑に囲まれ、環境に恵まれた病院です。[…]今度は、花見をかねて一泊の外泊。一〇月目のわが家。まさか生きて帰れるとは、夢のようです。》(小林[1987:110-111])

424 八七年四月、土屋敏昭[201]。山形大学付属病院。《画期的なことがあった。それはポータブルバードを買ってもらったことである。今までのバードは病院に備えつけられてあり、外に持ち運びはできなかった。しかし、今度のポータブルバードの場合は、家庭の電源、カーバッテリー、それに内蔵バッテリーに充電もできるという、三電源方式の素晴らしいものである。このポータブルバードを使えば、いくらでも遠出ができるというものである。》(土屋他[1989:107]。バードは人工呼吸器の機種)

自宅で呼吸器を使って暮らす人にも外出する人が出てくる。

425 長岡紘司(神奈川県)[396]は八八年頃に外出した。《夫はALSを発症して二四年になります。人工呼吸器を装着して一八年になり、一〇カ月入院生活をしていて、在宅療養は一七年目を迎えました。／在宅療養四年目に、初めてストレッチャーに乗ってすぐ近くの小学校にお花見に外出しました。［…］人工呼吸器患者が外出したのは初めてで、新聞に報道され、その後テレビにも放映されました。／それを観たドクター達が、呼吸器をつけて外に出られるのだと部屋から一歩も出たことのない入院患者を病院の庭へ散歩させてくださるようになりました。》（長岡［2001:29］）

その程度のことは可能であることが、呼吸器を付ける前にも付けた後も知らされないことがある。

426 土居喜久子は呼吸器を付けられたとき、文字盤で「どうしてたすけた」と伝えた人だが 277、大分協和病院に入院して一年がたった一九九二年六月に日帰りで帰宅する。《「お家に帰ってみませんか」という先生のお言葉に、私は一瞬わが耳を疑いました。なぜなら呼吸器につながられた身では、外どころか、病室からも出られないと信じこんでいましたから。／夢のようなお話に心は舞上がり［…］》（土居・土居［1998:74］）

こうして、知って驚き喜ぶ人もいよう。ただ、機械を付けての外出が可能であることがわかっているなら、そのことを知らされないことに驚き憤慨する人もいておかしくないだろう。ここではまったく紹介できないが、呼吸器を付けて方々に出かけた記録、出かけるための準備の仕方、移動を妨げる航空会社の対応やそれへの抗議行動、等々、多くの情報が、呼吸を使っている人たちやその人たちの組織から——ベンチレーター使用者ネットワーク（JVUN）の機関誌『アナザボイス』やそのホームページ http://www.jvun.org 等によって——発せられ、流通している。外に出ること、世界を受け取りに出かけることは、基本的には除去することができるしまた容易にできる障壁を除去すれば、可能である。

6 送信

思いが伝わらず、したいことができないのはつらい。痒くても掻けないこと、蚊が飛んできても払えないことが、実感としてわかりやすくもあるから、よくあげられる。

427 長尾義明[252]を主に取り上げた新聞連載に徳島保健所長（当時）の佐野雄二の言が紹介されている。《蚊が体に止まった。刺すのも分かる。それでも振り払うことはできない。病状が進めば動くのはまぶたぐらい。かゆい。手助けを求めようとしても声を出す能力が失われている。気付いてもらおうとまばたきを繰り返すが、すぐそばにいる人にすら訴えが伝わらない。すべてが分かりながら、どうすることもできないのがこの病気の特殊性》（『徳島新聞』[2000]）

428 同じ連載中に同様のことが長尾義明の言葉として引かれる。《どこかかゆくても、じっと我慢し、蚊が飛んできても、血を吸い終わるまで待つ情けなさ。毎晩寝る前に、今夜こそはこのまま眠らせてと頼むのだが…》（『徳島新聞』[2000]）

429 山口進一（福岡県）は一九九六年にALSの診断を受けた人で、自分の声を用いた音声合成装置を使って話し講演もする人だが、その講演の冒頭にも次のような部分がある。《まず、ショッキングな写真をお見せすることになるのですが、この方はALSの重症患者さんです。歩きにくくなったり話しにくくなったりと、ALSはいろんなところから進行しますが、最終的にはみんなこうなります。全身の筋肉がピクリとも動かない。見た感じは植物人間ですが、この方の頭脳は全く正常なのです。目はまぶたを誰かが開けてやれば見えるのです。耳も聞こえます。かゆさ、痛さもよくわかります。でも自分で掻けない。とまったハエをはらうことすらできない。誰かにはらってほしいと伝えたくても、一言も話せない。つらいですよね、やはり。／皆さんもこの状態を体験することができます。一番楽な姿勢でベッドに横たわり、微動だにしないで一時間過ごしてください。たぶん一〇分も我慢できないと思います。一〇分もしないうちにどこかが痒くなる。それを訴えることができない。動けないということもつらいのですが、それを表現することができないというのが、一番つらいことなのです。しかし最近のデジタル機器の発達により、このような方でも、

意思を伝えることができるようになってきました。これが我々の救いなのです。》(山口進一[2000])

430 《入院中に一番我慢できなかったことは頭がかゆかったこと》(島崎[1997-(61):(62)])

痒いところを掻かせるためだけでなく、コミュニケーションの手段の獲得はまったく大きな意味をもっていた。それは多くの人によって一番大きな出来事として語られる。してほしいこと、してほしくないことを伝えることができると同時に、表現すること自体に意義が感じられる。それは長い時間を過ごすための営みともなる。こうして数多くの絵画も書かれたし、数多くの手記、闘病記も書かれた。

以下技術的なことの紹介は他の書籍・ホームページ等に譲り、ごく簡単に言葉の伝え方を記していく。まず気管切開し人工呼吸器を付けると発声ができなくなるかというと、そうではない。人工呼吸器を使っていても発声できる場合がある。呼吸器を付けると声が出なくなるのは空気が声帯を通らなくなるからだが、息を吐き出す時に空気を咽頭に送れるようにして発声できるようにする。「スピーチカニューレ」と呼ばれるものがある。また「スピーキングバルブ」という小さな器機がよく使われる。米国の筋ジストロフィーの人が考案したもので、一方向にしか空気が流れないバルブが付いている(土屋竜一[1999][2002:134-154]等。コミュニケーション方法全般を解説した小西[2000]にも解説がある)。

他にも様々ある。ポンプの技術者だった水野靖也(千葉県)は経験を生かしスピーキングコンプレッションという機械を開発し、自ら使いはじめる(『読売新聞』[2000(3)])。後に製品化もされる。

431 鎌田竹司[357]は、一九九七年一〇月に気管切開、呼吸器装着。《私は、小型コンプレッサー(スピーキングコンプレッション)を使って声を出しています。平成七年日本ALS協会総会の時千葉支部のALS患者水野さんが呼吸器を付けていたがスピーキングコンプレッションを使い肉声で話をしているのを見て私も気管切開の時は、これを付けようと思っていました。気管切開三五日後[…]導入し肉声を取り戻し現在は声は低いが日常会話が出来ています。》(鎌田[199?b])

ただ声を出すにはいくらかは筋肉が動かなければならないから、ALSの場合にはうまくいかないこともあるし、次第にうまくいかなくなることもある（若生［2003-］）。呼吸器を付けないにせよ付けるにせよ発声ができなくなったときにどうするか。一九七〇年代の状況についての記述もいくつか拾える。

432 七五年五月にALSの母がいる鈴木千秋が医師から聞いた言葉。［298］にも別の部分を引用。《口、手足から体全体が動かなくなるのを待つばかりだが、頭と眼の機能だけは残るから、壁に大きな文字を貼って視線で追えば意思伝達は可能である。》（鈴木［1978:57］）

433 川合亮三［313］、七五年頃。《私はいずれ字が書けなくなることを知っていた。それなりの覚悟も出来ていたつもりである。ところが、いざその時が来てみると、意思を相手に伝える手段のないことに気がついて、うろたえた。妻は、唇のかすかな動きを見て日常の用を足してくれるが、その妻にも、少しこみ入った話になると解って貰えない［…］／字が書けなくなって半年を過ぎた頃、〈あ・い・う・え・お〉を紙に書いたものを目で追い、妻がそれを拾えば意思が伝わることを知った。思っていることが相手に伝わり、目の前が急に明るくなった。》（川合［1987:154］）

434 伊井［293］、七五年。《足指のところに置かれた押し板でブザーを鳴らし、目の正面の壁に貼られたアイウエオの文字表を使って、まばたきの回数から、奥さんが一字一字探し出しあてて伊井さんのことばを作り出していく。》（木下［1996-(10):37］に川村他［1978:167-169］からの引用として）

435 橋本みさお［416］の発病は八五年だが、《その頃の日本では、ALSは死に至る病で、終末期には眼球によるモールス信号でのコミュニケーションしかない、と言われた絶望的な病でした。たった一五年前のことです。》（橋本［2001a］）

実際によく使われるのは文字盤だろうか。身体で動く部分の小さな動きで合図を送ることは多くの人が行なっていることだが、言葉にしようとすると、五〇音にいくつかの定型的な表現を加えた文字盤を用いる。

手や首が動くならその動きを使える。また眼球が動くなら、文字を目で追い、それを読み取る。

436 透明な盤に五〇音の表があり、その盤の向うにいるＡＬＳの人がある文字を見る、その人の視線と文字盤に記された文字とを一致させるというやり方で読みとることができる。このタイプのものを私が見たのは、二〇〇三年の春、大澤真幸が京都大学の大学院の演習に高井綾子（東京都）を招待した時だった。高井は八二年に発症、八九年に呼吸器を使いはじめた人で、様々なものを発明してきた発明家なのだが（高井[1998(?)][2001]）、文字盤も彼女が改良したものだった（大澤が高井と彼女のもとにやってくる人たちのことを書いた文章に金子・大澤[2002:65-81]、大澤[2002:219-220]）。

もちろん交信も身体の状態に左右される。呼吸がうまくいかないと文字盤での発信も難しい。

437 《できるだけ人工呼吸器の使用時間を短くしたい、人工呼吸器に頼ってはいけない、という気持ちが彼の闘病意欲を支えているかのようでした。ですから、訪問している間、かなり苦しそうな様子のときも、なかなか人工呼吸器を使用しません。無理な負担はかえって病気の進行をはやめることをいくら説明してもなかなか理解してはいただけませんでした。／ある訪問の日、Ｂさんは息苦しさのため文字盤もうまく読めなくなってしまいました。[…] 本人が何と言おうと、文字盤を使用しているときだけ人工呼吸器を装着することにしました。実際呼吸器を着けてみると、いままでの苦労はどこへいったのか分からないほど、スムーズに文字盤を読み取ることができました。[…]／こんなことをきっかけに、Ｂさんの人工呼吸器に対する考え方は変わってきました。》（奥山[1999:31-32]）

438 橋本みさお[435]は《現在ワープロは右足親指で、ナースコールは額に付けて使っています。日常会話は、母音を唇で形作り介護者に、母音の形を覚えてもらい「う」の形の時は、ウクスツヌフムユルと言ってもらって「く」と言いたいときは、「く」で、まばたきをします。」唇の動かせない患者には、介護者が「アイウエオン」と言って患者に合図してもらい、母音が決まった五〇音表を横に進んで子音を選びます。もちろんその逆でも良いのですが「ん」を忘れると永遠に話は終わりません。文字盤を使う方が多いのですが、「努力、根性、忍耐」のすべてを欠いた私には向いていないようです。患者も介護者も五〇音表を丸暗記しなければなりませんが頭の体操にオススメです。》(橋本[1997g] cf. 橋本・安城[1998])

これでは途方もない時間がかかりそうだが、そうでもない。《ゆっくり話す人だったらこの人にはかなわないほど、ものすごく早く話します》(山口進一[2000])というほどとは思わなかったが、橋本は十分に速く話す。習熟した介助者であり通訳である人が、「ウクスツヌ…」と言いながら、橋本から発せられた字の列を記憶していき、一文になったあたりでまとめて言ってくれる。だから、どこかが動く限り特別の機器がどうしても必要なのではない。ただ読み手の側の学習が必要ではあり、そして多くの場合に読み取りに時間はかかる。多くの入院患者を相手にする病院等で、意志を通じさせるための人と時間が提供されず、意志を伝えることのできない苦痛は[414]でも語られていた。

だからどうしても機械が必要なのではない。人工呼吸も手押しのバッグでやっていた時代があった[287]。生きていくのに高度な機械が必須であるわけではない。ただ、コンピュータを使う場合には他人の技術や時間の有無に依存する度合いが減る。川口武久のように文章を書くのにカナタイプや普通のワープロをいくらか工夫して使う人はいるが、指にも力が入らなくなればそれも使えなくなる。そこで橋本の介助・通訳者のような働きをするコンピュータが登場する。

画面上をカーソルが一定の速度(速い遅いは設定できる)で「あ・か・さ・た・な…」と動いていく。例えば瞼の動きを信号に変えて、あ行を指定する。こんどはカーソルは「あ・い・う・え・お」と動く。そうして字を選ぶ。五〇音以外にも日常的によく使う言葉を設定しておくことができ、それらについては一つひとつ文字を拾わなくてもよい。こうした機器が使われるようになるのは一九八〇年代の半ばからのようだ。

439 川口武久は、自らは使うことはなかったが、情報は得ていた。一九八四年一月。《Aさんの弟さんから、便りが届く。鳥取大学病院に入院中のAさんが、新しく開発されたパソコンレター作成機を使って、意志伝達のテストを開発された、という。／手紙によると、新しい機械は、ワープロとパソコン、筋電計をセットしたようなものらしい。ひら仮名の五〇音順が表示された画面を、タテ、ヨコ二本の細い帯（選定帯、カーソル）が上から下へ、左から右へと動く。それを見ながら、使いたい文字のところへきたとき、まばたきをしたり、あるいは奥歯を軽く噛んで合図する。すると、頬にはりつけてある電極が筋肉のかすかな動きをとらえ、その文字が印字されて出てくるという。／自分の意志が伝えられる。これほどの喜びがあろうか。特にAさんの場合は、六年間の〝沈黙〟がある。体の自由を奪われ、一言の意志表示もかなわなかった六年。それにひたすら耐え、ようやくにして〝言葉〟を取り戻そうとしておられる。Aさんの喜び、家族の方がたの感激はいかばかりだろう。》（川口［1985:228］）

440 松本茂［414］は一九八六年九月にワープロを打てなくなる（松本茂［1985:16］）。《一〇月には、すっかり言葉をなくしてしまった。私はこれまで書く方はさっぱり駄目で、もっぱら口に頼っていたので、言葉だけはと祈る思いだった。別れは何でもつらいが、言葉との別れは格別つらく、未練が残った。／手足も駄目、そして言葉も駄目となると、自分の意思伝達ができない。万事休す。もはやこれまでかと、さすがにがっくりきた。／そんなある日、本部の松岡事務局長から電話があり、スイッチ一つで文字を打てるパソコンがあると聞き、さっそく導入することにした。一〇〇万円も出せばすぐに使える立派なのがあるとのことだが、できるだけ経費節減といきたいので、いろいろ調べてみた。》（松本［1995b:35］。松岡は当時日本ALS協会事務局長の松岡幸雄。押しボタンスイッチ、ソフト、MSXパソコン、プリンター一式を一四万五〇〇〇円で購入）

441 一九八六年四月、土屋敏昭［424］の場合は、一部は人が受け持つ方法が取られた。《しゃべれない私たちにとって素晴らしいプレゼントがあった。それは病院でワープロを買ってくれたのである。たったひとつ残念なことに、そのワープロはひとりでは操作できないという欠点があった。誰かにボタンを押してもらわなければならないのである。付き添いがいるのだから、そんなことはどうでもいいことだが、とにかく私たちには素晴らしい贈り物には違いなかった。／［…］たとえば、画面に五〇音が全部出るから、その五〇音の上をカーソルという四角い棒状の物が動く。「あ」を書きたいとき、まずカーソルが「あ行」にきたら目で合図を送る。すると付き添いがボタンを押す。》（土屋他［1998:91-92］）

442 土屋融［247］は一九九一年二月に発症、八月に山梨県立中央病院神経内科入院。九二年二月。《山梨大学の山下先生らの尽力により、意思伝達装置「パソパルＰＣ」が私たちのような病人にも送られてきた。早速使ってみる。打った文字が画面と音声になって出、ワープロと同じように印字もできる。口や手で意思の表示が出来ない私たちにとってこんないいものはないと、新しい世界が生まれてきたような気がする。》（土屋［1993:182］。パソパルは一九八六年発売のナムコの製品）

443 東御建田郁夫［197］。《退院後一年ほどして瞼の動きで操作できるワープロを入手して、受動的な生活から脱することのできた喜びはたとえようもなかった。》（東御建田［1998:2-3］）

ただ、想像できることだが、時間はかかる。

444 松本茂［440］の著書（松本［1995b］）は四〇章からなるのだが、《各章は短いものでも三～四日、長いものは二週間以上かけて打った》（松本［1995b:20］）

445 土居喜久子［426］。文字盤を使っていたが、まばたきで入力するワープロを使うようになる。《初期のころは、一〇分も打ちますと目は疲れ、腰は痛く、長続きするかしらと思いましたが、一五分、二〇分と時間を延ばし、今でも急ぐことがあれば、七時間くらい通して打てます。［…］／ちなみに、紙一枚、約四百字打ちますのに二時間かかるというスローペースのワープロですが、少しでも私の心の思いが通じ、理解してもらえたらと願って打続けております。／ワープロは、私の命。心のままに活躍してくれるのが不思議です。》（土居・土居［1998:49］）

《文字盤では表現しえないことばの数々、文字に表わして感謝とお礼のことばを打てた日の喜びは、今も脳裏から離れません。》(本田昌義[385]への手紙より、土居・土居[1998:51])

[446] 橋本みさお[438]。《現段階で私に残されている機能は、顔の表情を作れることと左足の指でワープロが打てることでしょうか? だからと言って、左足でバチバチとキイ・ボードを叩く図は想像しないで下さいね。かろうじて動く左足第一指の動きを、光センサーが感知してパソコンの障害者用ソフトで変換してゆくのです。私の残存機能で、四〇〇字打つためにおよそ一時間かかりますが、だからと言って五時間で二〇〇〇字と言う計算は成り立ちません。一時間を過ぎると極端に疲労が進み、八〇〇字打ち終わるために三、四時間はかかります。》(橋本[1998a])

こうして伝えるのと声で伝えるのと、まったく同じにはいかない。

[447] 土屋敏昭[441]。《母に文句を言う時は、文字板を使うと途中でやめられるから、ワープロに「ばか、あほ、まぬけ」などと思いつくかぎりの悪口を書く。しかし、そう書いてみたところで、胸がスーッとするわけでもないし、後味が悪いだけだ。お互いに気分を悪くするなら、時間をかけてわざわざ書く必要もない。/一度でいいから、思いっきり叫んでみたい。「ばか野郎!」と。自己中心的な考え方をするのは、自分の身体がままならない苛立ちと、今までのつもりつもった気持ちの鬱積をどうしようもない心の焦りが、人間の心まで変えてしまうのかもしれない。》(土屋他[1989:181-182])

それでも、こうして伝えることができ、伝えたように人が動いてくれるなら、そして人がいたり人以外のものがあったりする場にいることができるなら、またその場に出かけることができるなら、まずはやっていける。病から身体の苦痛を差し引けば、それに関係して生じる不自由が結局残り、そしてそれは完全になくすことはできないにしても、かなり減らすことができる。

コンピュータ関連では様々な製品が出ている。例えばコンピュータ等に接続するスイッチの類がある。しかし機械があってもそれだけでは使えない。身体のほんの微かな動きをうまく伝えるために、適した製品を使い、うまく設定して、それでようやく使えることがある。その支援の活動を行なっている人がいる。ALS協会近畿ブロックでは西村泰直が長くこうした援助活動を行なってきた。

ソフトウェアとして開発、発売されているものもある。ソフトウェアを組込んだ機械が開発され、販売されることもある。何種類かあるが、よく使われている「伝《でん》の心《しん》」（日立製作所）は一九九七年に発売された。九八年に機能強化した製品が発表され（堀田[1998]）、二〇〇〇年七月にはインターネット接続を標準機能に組込んだ製品が発売された。利用者には照川貞喜（千葉県勝浦市、照川[2003b]等）、等々。

448 《日立製作所の社員がALSに罹りました。…二番目の要因として、北里病院東病院から共同研究の提案がありまして、私共の関係ですとALSの患者さんとの接触は余りありませんので、こういう提案があったというのは非常にラッキーだったと思います。三番目の要因として、お金が取れたということです。財団法人のテクノエイド協会という厚生省の外郭団体ですが、そこから平成六年度、七年度、合計二千万円の補助金が取れたということで、この三つが重なりまして「伝の心」の開発に至ったということです。》（小澤[1998:26]。他に小澤[2002]）

こうして発信の手段は様々ある。それが知らされないことが当然、不満・批判の対象になる。

449 鹿野靖明[417]は一九九五年に人工呼吸器を付ける。主治医はキーボードを押して音声を出す装置を紹介したが、鹿野はキーボードを押せず使えなかった。《パソコンやワープロを重度身体障害者用の意志伝達装置として「生活用具を給付する」公的制度があるのを知ったのは、退院してから二年も経った頃のことでした。[…]／トーキングエイドのキーボードは押せませんでしたが、パソコンのマウスは自由に操ることができました。もっと早い段階で制度を知っていて、この方法が病院に持ち込まれていたら、人工呼吸器を装着した直後の苦しみは間違いなく半減しただけではなく、周囲の負担も大きく違ったことでしょう。》（鹿野

［2001:56］。トーキングエイドはナムコの製品、一九八五年発売）

しかしALSの場合、やがて最後まで残ると言われる眼球の動きもなくなってしまうことがある。「（トータリィ・）ロックトイン」などと言われる状態であり、意識があってもそれを表出する術を失うことになる。こうなったときにはどうなのか。むろん自らが呼吸器を外すことはできない。他の人もできないとしよう。とするとその状態で生きることになるが、それはつらいだろう、そんな未来を予期して、呼吸器を付けない選択――これは許されているとされる――をして早く人生を終わらせるより、外すこと――を本人から（あらかじめ）依頼された誰かが外すこと――を認めた方が、かえって長い時間を生きられるのではないか。そんなことも言われる。どう考えたらよいのか。それは第12章に残す。

次の章では、痛くないように、極端に危ない目にはあわないように、そして退屈しないように暮らしていくために必要なものが、ともかくいくらかはこの社会にあるようになったその過程を追う。

第10章 その先を生きること 2

1 暮らすこと

機械が外れて息ができなくなったら大変だが、安全に支障なく使えればよい。あまりに退屈なのは困るし、自分の思うことが伝わらないのも困る。ただ、送信のための手段が使えるようになってきている。そして、世界から受け取るものがあればよいし、そこに出ていけたら退屈しない。そしてもちろん、一時的な外出でなく、自宅で暮らせればその方がよいと思う人たちがいる。一九七〇年代からそれを実現させた人についての報告があった[293]が、地域によっては、それはもっと後のことになる。[312]には、一九八三年に東京都板橋区の自宅に戻った人のことが記されていた。

[450] 長岡紘司（神奈川県）[425]は一九七八年に発症、八四年二月に呼吸器装着。《一〇か月間の入院生活の後、在宅療養生活に入って、現在一二年目になります。退院時にはその病院としては初めてのケースということで、先生方は「三か月で病院に戻ってくるだろう」とおっしゃってました。》（長岡明美[1996:14]）

[451] 鈴木淳[281]は一九四六年、仙台市で生まれる。九〇年に発症、告知は四年後の九四年、その八月に気管切開。一九九五年二月、《在宅を実現させる。当時入院していた大学病院でのALS患者としては第一号だった。》（鈴木[1998-]）

[452] 本田昌義（大分県）。[385]の続き。一九九五年《二月末に気管を切開して人工呼吸器を装着しました。／予想した通りの病状の進行であり、家には年老いた父母もいる事も気にかかるので、看護役の妻が慣れれば帰宅して在宅療養に踏み切ろうと考えていました。しかし当時大分県下ではレスピレーターを装着して自宅で療養しているALS患者は、私の知る限りでは一人もありませんでした。人工呼吸器は病院が管理する物だと言う考え方が一般的で、療友の中には冷ややかに見ている者も有りました。然し、主治医に励まされ、数回の試験外泊の後に我が家へ落ち着いたのは、同じ年の秋真っ盛りの青空が印象的な一〇月の上旬

でした。私は信頼できる主治医に巡り逢えた幸せを噛み締めるゆとりを持て退院しました。》(本田[1999])

自宅に戻れることは呼吸器を付けるにあたっての条件とされることもある。

453 来田治郎[40]は大阪府堺市の自宅で暮らしている。《発病から九年後、家内は私の様子を「肩で息をする」状態と見ていましたが、私自身はうつ病になったと思いました。上田先生から、血液検査の結果から呼吸不全状態であること、人工呼吸器を装着するについてのメリット、デメリットの説明を受けました。それを聞いて、私は三つの希望を出しました。/①人工呼吸器をつけても話ができること/②移動(外出)できること/③自宅で暮らせること/それが不可能なら自然なままにさせてほしい、と言いました。一九八七年九月のことです。》(来田・来田[2001:54])

病院でなければ生存に必要な医療が提供できないなら病院にいるほかない。しかし病院でなければ提供できない医療、病院以外のところに設備を設置できない医療はそうはない。それだけのものが必要な人もいるにしても、ALSの場合、その数は多くない。そして医療はいつも必要ではない。ときに医療を受ける必要が出てくるにしても、その時々に使えばよい。そして病院にいるからといって絶対に安全ということもない。

454 本田昌義[452]。《私はかねがね病院という所は、一般的に言って人間の修理工場だと思っています。あくまでも、社会に復帰すると言う前提で、心身に障害を受けた人が立ち寄って、その傷を癒して再び勇気を得て、社会へと戻って行く所と理解しておりましたが、これは現行の医療制度や医療の仕組みに問題があるのではと思いますが、大きい病院になればなるほど病院は高齢者で溢れています。更に此の集団の中に、治療の方法もない而も、不可逆性の難病患者が加わることはどうみても、社会的に不合理だと思います。》(本田[1999])

そして病院は暮らすのによい場所ではない。だから病院でなく福祉施設の方がよいかもしれない。身体障害者療護施設の一部でALSの人を受け入れるようになっている(千葉市の「ディアフレンズ美浜」について今井他[2004]、金沢[2004]。高知県の「オークの里」に入所した人の施設への批判として瀧本[2003])。そしてさらに、福祉施設でなければならない理由もない。右に引用した講演を行なった本田昌義はグループホームを構想しているのだが(本田[1999])、人が複数集まるとよい積極的な理由がないのであれば、そして自宅の方が暮らしよいことの方が多いなら、やはり自宅の方がよいということになるだろう。

しかし家族が世話するなら──病院でも多く家族が世話しているのだが──その負担は大きくなる。

455 東御建田郁夫[443]。《一年三カ月後に退院したが、病状はさらに悪化して、人工呼吸器を一時も離せなくなっていた。しかし、恋しいわが家にとりあえずは帰還することができたことでホッとしたことは否めない。病院では特別待遇を受けていたので、ある意味では快適ともいえる入院生活を送ることができたが、やはり自宅に勝るところはない。もっと早くに帰るべきであったと後悔したものだ。/私の喜びと反比例して、妻をはじめとする家族の負担が増大することは確実だが、二重生活から脱する方が家族全員の精神衛生上プラスになると考えての退院であった。/私の病気を考えると、自宅に戻るということは、一見危険性が増すようにも思えるが、人工呼吸器に頼っている身にとっては病院と自宅は五〇歩百歩である。そう言い聞かせてはいても、自宅に戻るや否や落雷が恐くなったのは、その残りの五〇歩の差を認識していたからである。》(東御建田[1998:2-3])

456 中島貴祐[220]。《私が在宅療養出来ない理由は、病気がちの母が自宅で、一人で私の看病をしなければならないから大変で、親子共倒れになります。まだ、二四時間公的福祉サービスをしてない私の町では無理です。》(中島[1998-])

病院にいる限りは病院側の態勢によって暮らせる。他方、自宅に戻ると看護・介護を家族が担うことになる。そのために病院にいることになる人、病院にいつづけなければならない人が多い。それは医療的理由による入院ではないから「社会的入院」と呼ばれる。医療のために人や設備が置かれている病院にそれを必須としない人たちが長くいるのはその人・設備の有効な使い方でないとされ、それが医療費の増大に関わっているとして、その解消が主張された。

だから二つの、異質な理由で病院に留まることが問題にされたのである。つまり、一つは居心地がわるいから病院はいやだというのと、一つは金がかかるから病院にいない方がよいというのと。そして、金を払う側にとっての関心事は後者だから、後者の理由から制度的な対応がなされた。入院期間が長くなると医療保険から支払われる診療報酬が少なくなっていくという仕組み（診療報酬逓減制）は、病院に長く人をいさせないための、かなり野蛮な、方法である。とくに高齢者の医療の場からの放逐や医療の切り詰めにはこの要因が関わっている（斎藤義彦[2002]、向井[2003]）。

日本の医療保険制度は、個々に保険点数が設定され、一点に一〇円をかけた額が医療機関に支払われる。医療保険による支払いによって医療機関が経営的にやっていければ、さらに利益が出ればよいが、そうでないとそうした患者を抱えることは損失になる。「在宅」はこの人たちを長く病院に置いては採算に合わないから病院の側から勧められるものでもある。またそれ以前に入院自体が難しい。ただＡＬＳ協会などからは診療報酬逓減制について強く緩和、廃止の要求があり、実現されてきた（「二〇〇〇年度の診療報酬改訂について」、『JALSA』50:52）。この制度改訂以前に次のような指摘もある。

457 《急性期の疾患で、病院が手一杯で引き受けることができない、あるいは逓減制の問題で三〇日以上超えると病院経営が難しくなると表面上答えていますが、試算上は例えば四〇床から五〇床の一般の入院状況で、三人そういう患者さんが入っても、実際には経済的な問題に支障を来さないと思います。》（佐藤猛[1998:9]）

だからどうにもならないというわけではない。ただ、ＡＬＳの人は他の人より人手を要する。その分、病院の側の受け取りが増えるのでなければ、他の病気の患者の方がよいということなる。長くいてもらわない方がよいということになる。入院したい人、入院せざるをえない人が入院できない[486]〜[488]。いったん入院しても、自宅に戻るか別の病院に転院させられる。そんなことがいくらでもある。

458 長尾義明[428]は徳島健生病院に入院し呼吸器を付けた。彼のことを中心に『徳島新聞』は連載記事を掲載した。《思いもかけなかったことだが、症状が安定し始めると病院から退院を促される。「人工呼吸器をつけたまま家に帰れというのか」。義明らの訴えは理解できたが、研修医だった宮崎には転院を勧めるほか、どうすることもできなかった。》(『徳島新聞』[2000])

だから「家で死ぬ」といった言葉を単純に持ち上げるべきではない。ALSに限らず、病院に入れないこと、退院を迫られることが多くある。それで生きていく場がなくなってしまう人もいる。家族がいれば家族の負担が大きくなる。現実はそのようでしかないのに、「在宅」がより人間的なものとして勧められる。それではことの片側しか見えていない。あるいは見ないことにされてしまっている。

とりわけ一九八〇年代以降、「家で最期を迎える」「在宅ホスピス」といった題の本がいくつも現れるのだが、ALSの場合生きていく時間はもっと長い。その時間をどうするか。それをはっきりさせない限り、「在宅」や「家で死ぬこと」を賞揚する言説は、家族が看るのが一番という流れの中に呑まれてしまう。また、病院あるいは財政側の都合が本人のためという言葉にすり変えられてしまったり、曖昧に混ぜられてしまったりする。例えば次の文章では、当人にとってよかろうという判断と、病院にとっての利害とが混ぜられ一つにされ、病院・医師の側から在宅療養が勧められる。

459 加藤誠司は妻[190]について次のように言われ、自宅で妻を看ることになる。《医師は状況から、今後半年から二年位と言う厳しい反応でもありました。又、出来る限り自宅で過ごさせてあげられた方が良いと思われます、と言うお話しでもありました。先行きの無い、治療方法も無い人を、ただベッドに寝かせて置くだけになってしまう様な形では、基本的には病院へ置くことが難しく、在宅介護と言う形になりました。》

（加藤・加藤［1998:99］）

こうして事態はいくらかは複雑ではあるのだが、どうしたらよいかは、整理すればそれほどでもない。言うべきこと、すべきことははっきりしている。

まず、暮らしたい場所で暮らせた方がよい。そしてその場が自宅であることは多い。そして病院に常時いなければならないことはALSの場合にそう多くはない。そして多く病院はそれほど居心地のよいところではない。そして医療のための人手が集められ、特別の設備が設置された場所に、それを常時必要とはしない人が入院しているのは、人手や設備の使い方としては効率的ではない。その限りでは財源のことを気にする（財源のことしか気にしない）人たちの言うことにももっともなところはある。

ならば、自宅で暮らしたい人は、自宅で暮らせるのがよい。そのためには人手がいる。人手さえあれば暮らしたい場所で暮らせる。だから人手があればよい。

ただ現状では、病院にはまがりなりにも看護の態勢があるが他の場にはない。そのようである限り、入院の拒絶、退院の勧奨はむろん不当なことであり、入院できない状態、あるいは続けられない状態は改善されなければならない。けれども、家族に押し戻そうという医療側の意向、社会の力があることを踏まえるべきであることは、暮らす場所として病院はよい場所でないという事実を否定することにはならない（このことに関して立岩［2000b→2000d:262ff］で述べた）。基本的な方向としては、家族の負担に依存しないかたちでの在宅での生活を可能にすればよい。

以上、誰もがわかっているはずのことを確認した。そしてこのことの実現は、難しいと言う人が思うほどには難しくはない。少なくとも部分的には可能になっている。

2　暮らすためのもの

身体が動かないから代わりのものがいる。とくに暮らしていくことを介助する人がいる。ただ、呼吸器を付けて生きることと介助を獲得することとが相伴ってきたわけでは必ずしもない。介助制度の獲得と拡大のための運動が行なわれ、制度が作られ拡充されてきたのだが、そこにALSの人たち、いわゆる難病の人たちの姿をあまり見なかった。このことが、私にはすこし不思議に思えていた。

運動と、制度の経緯と、(書いた時点での) 現況とは別のところに書いた (立岩[1990b][1995a])。一九七〇年代以降、一つにホームヘルプサービスの拡大、一つに各地に独自の制度としての介護人派遣事業の開始と拡大、一つに生活保護の他人介護加算の利用の拡大、その増額が目指された★01。それに関わったのは脳性麻痺の人たちが多かったのだが、その人たちは、小さい頃から障害があって、親が介助をしてきたことが多い。そのままずっと過ごす人もいるのだが、親はそのうち年をとり亡くなる。また親が元気な間なら親の世話になっていてよいか、気持ちがよいか、といえば、それも違う。となると施設に入るか。しかし施設は暮らすのによいところではない。そこで親がかりの生活でもなく施設での生活でもない生活をめざすことになる。

それを地域で暮らすと言ったり、自立生活などど呼び、そのための活動を自立生活運動などと言った。そしてその運動は「自立生活センター」と呼ばれる介助サービスの供給などを行なう組織を自らが作り運営していく動きにつながっていく。その全国組織して「全国自立生活センター協議会」がある★02。

まず、「ホームヘルプサービス事業」は、以前は「家庭奉仕員派遣事業」と呼ばれていた制度で、一九九〇年に名称が変更になった。身体障害者福祉法などの法律に規定されている。これは介助について中心となる制度だが、多くの地域では低い水準にとどめられ、長い時間の介助を必要とする人にとっては使えるものでなかった。またヘルパーを派遣する側が必要に応じた派遣を行なわないことが多かった。

次に、「全身性障害者介護人派遣事業」、短くすると介護人派遣事業は一九七〇年代以降の障害者運動の中で獲得された。一九七四年に東京都で「脳性麻痺者等全身性障害者介護人派遣事業」として開始され、各地に広がっていった。それはホームヘルプサービスの不足を補うものであるとともに、自らが選んだ人を介助者とすることができ、自らが必要な時間・用途に使うことができる制度であったために、暮らしていく上での重要な手段となった。それで全国にこうした制度が広がり、規模も拡大していった。

最初の東京都の介護人派遣事業は自治体の単独事業だったが、国のホームヘルプの制度であれば予算の半分は国から出ることになるから、自治体の負担額が少なくてすむ。また新たに条例を制定する必要もない。そこで、後で開始された事業の多くでは、この事業をホームヘルプサービス事業の一部に組込むかたちがとられた。そして、ホームヘルプの方も、利用者側が選んだ介助者を地方自治体や自治体が事業を依託する組織に登録するという「登録ヘルパー制度」と呼ばれる形式が取り入れられ、二つの制度は予算の上でもまたその内容としてもはっきりと区別されるものではなくなっていった。

第三の「生活保護の介護加算」は、生活保護を受給できる人で介助を必要とする場合に得ることができる。障害基礎年金だけでは暮らしていけないから、はじめから稼いで生活するに足る収入を得ることのない人たちが家族の経済的支援を受けずに暮らそうとしたとき、生活保護は唯一の重要な手段になる。そしてその人

★01——他に一九九六年から「難病患者等居宅生活支援事業」が始まっているのだが、これを実施している地方自治体はとても少ない（東京難病団体連絡協議会[2001]、武藤[2001][2003:22]）。

★02——自立生活、自立生活運動について安積他[1990][1995]、短い解説として立岩[2002c]。自立生活センターについては安積他[1995]所収の立岩[1995b]。その活動を主導してきた人たちの一人の共著書に中西・上野[2003]。こうした組織の活動の支援もしている青森県の整形外科医による神経筋疾患のある人の自立生活の勧めとして大竹[2004]。

たちは介助を必要とする人で、この制度の中にある介護加算が注目された。なかでも他人介護加算の特別基準と呼ばれるものは、金額も高く、生活のための有力な資源となった。

こうして、一九九三年以降、これらを組み合わせることによって、一日最大二四時間の介助を得ることができる地域が出てきた。これらは数としてはけっして多くない人たちが獲得し拡大させてきたもので、広く人々に知られたものではなかった。だから私たちもそれを紹介してきた（立岩［1995a］等）。

さきに不思議に思ったと述べたのは、これらの制度、制度を獲得し使うための運動とALSの人たちの関わりだった。ALSの人たちはこうした長い時間の介助が得られる制度を最も必要とする人たちである。だが一九八〇年代、こうした流れの中にALSの人を見ることはなく、この動きとの関わりがないようだった。またその制度を積極的に使っている人がいることを、しばらく聞くことがなかった。

それには幾つかの要因があるだろう。生活保護の介護加算についてては事情はわかりやすい。この利用はALSの人の多くにとっては現実的でない。ALSの人の多くは既に長く働いてきた。四〇代、五〇代までに形成した資産を、基本的には使いきってなくしてしまわないと生活保護を利用することはできないし、毎月の受け取りも多くはない。だからこの制度を使う人は少ない★03。けれど他の制度にそうした制約はないから、制度への執着度の違いは別の要因による。

まず、一方の障害者たちの出発点は、施設での暮らしや家族の介助を得て暮らす生活を選ばないことにある。この場合、家族でない介助者の確保は決定的に重要だから、というより自らの生活が可能になるための必須の条件だから、制度の獲得と拡充にまじめに取り組むことになる。それに対してALSの人たちの場合、活動することのできた人の多くは在宅の人で、ほとんど家族が介助を行なってきた。むろんそれは大変なことだったから負担の軽減が求められたが、大変ではありながらなんとかはなっている場合、その要求は強いものではなかった。

また、現実になんとかなっているというだけでなく、家族が介助することが当然のことで望ましいことだという感覚も、ある人にはあっただろう。家族に感謝しながら同時に家族が看るのを当然と思うＡＬＳの人もおり、また、世話をする大変さとともにそこにある生きがいを感じている家族もいる。

次に、家や施設から出てしまった人たちは自らの行いが社会「常識」に反していることを知らないではない。しかしそれを気にしてはいられない。その人たちはこの社会のシステムをそのまま受け入れてもよいことがなかった人たちだった。それに従っているなら、小さくなってかろうじて生きていられるという程度のことにしかならなかった。その人たちにはその常識の方が間違っているという出発点があった。だから要求し獲得することにためらいはなかった。

年齢や、いつから障害者をしているかという要因もあるだろう。生まれてこのかた障害者をしているということになれば、その上でやっていくことを考えるしかない。比較的若い人たちが一定の割合を占めていると、若気の至りということもあって、直接的な行動に向かいやすいこともある。それに対して、ＡＬＳにかかる人たちの大部分は分別盛りの年代の人たちである。そしてそれまで普通に社会を渡ってきて、そこから得るものを得てきた人たちでもある。ＡＬＳ協会も、おおむね大人の、行儀のよい組織として、陳情を行ない、要請活動を行なってきた。個別に役所の担当者にかけあうことも時になされてきたが、やはりたいていはおとなしいものだった。

★03――むろん生活保護の利用者もいる。そして生活保護の受給者なら使える制度を使うことなく亡くなった人もいる。一九八〇年代後半、東京都世田谷区、訪問看護に関わった人による報告。《介護者の絶対的力量の限界そして最悪の在宅療養環境のなかで、高熱と痙攣により急速に体力を消耗した。再入院した病院では以前の主治医は転勤し、誰が主治医か不明確なまま急性症状のなくなった時点で、民間の老人病院に転院させられ一か月後に亡くなった。生活保護世帯であった。》（足立［1995:19］）

そして、ＡＬＳの場合、関心が医療の方に向けられ、期待が原因究明と治療法の確立の方に向けられていたこともあるだろう。それで、ＡＬＳの状態で暮らすためのものを得ることに全力を注ぐことができなかった。他方、例えば脳性麻痺の人はなおるのをあきらめている。むしろ、第2章にふれたように、なおると言われてされた様々のことで害を被ることさえあった。そこで、いま障害があることを前提にした上で、生きていくための手段を獲得することに力を注ぐことになった。

だから違いはある。しかし、介助の必要から言えば、ＡＬＳの人たちはむしろ脳性麻痺等の人たちより多くを必要とする。脳性麻痺の人で四肢がまったく完全に使えないという人はそう多くはない。そして夜間の介助が必要であるといっても、呼吸器が外れるとそのまま死んでしまうというほどではないから、介助する人も眠っていられる時間がある。しかしＡＬＳの場合にはそうはいかない。まったく言葉通りの意味で二四時間の介助が必要になることがある★04。だから本来は制度を最も必要とする人たちだ。家族がいて、その人たちが介助していたとしても、やはりそれはつらくはあるから、他の手立てが求められる。長く生きる人が多くなれば、それはなおのことになる。

ＡＬＳ協会の機関誌などをすこし調べてみると、いくらかずつ制度があることがＡＬＳの人たちに知られ、それを得ることが目指されるようになってきたことがわかる。

460 一九九一年、松本茂[444]。《安心して闘病できる環境とは／(一) 専門医、看護婦、介護者の充実した、長期療養施設の設置。／(二) 介護費の公費負担。例えば東京立川市の登録介護人派遣事業のような制度の導入。私も含めてＡＬＳ患者家族の最大のなやみは介護である。介護が保障され充実すれば、生きぬく希望が湧き、寝たきりも解消できる。／(三) 入院と在宅は、同じレベルにしなければならない。人工呼吸器、吸引器は生活必需品。当然、給付か貸与になるべきである。》(松本[1991:13])

ＡＬＳ協会の機関誌に会長をつとめていた松本のこの記述があるから、誰も知らなかったのではない。どこからか情報が得られ、紹介され、そして望まれるようになる。立川市には東京都の事業の他に独自の制度として「立川市登録介護人派遣制度」があり、九三年度には月一九三時間までの介助が得られた。またこの九三年度から、立川市は、田無市・東久留米市とともに、いくつかの制度を併用した場合に二四時間の公的な介助サービスが得られるようになっていた。日野市・練馬区では二四時間の介助が九四年度から実現する（立岩［1995a:252］。一九九一年に設立された自立生活センター・立川の一〇年について自立生活センター・立川［2000］、その設立に関わり一九九九年に亡くなるまで代表をつとめた高橋修について立岩［2001a］、http://www.arsvi.com/0w/tkhsosm.htm）。

461 一九九三年。介護人派遣事業について。《聞くところによると、東京都では介護券や、介護人を雇った場合の補助が出ているということですが、これはどういうものでしょうか。支給の申請窓口はどこですか。他の府県では同じ制度はないのでしょうか。（愛知Ｓ生）》（『JALSA』27〈Q＆A〉介護援助について、回答者：平岡久仁子。介護人派遣事業では、利用者に券が支給され、介助者が働いて利用者から券を受け取り、それを役所に持っていって対価を受け取るという仕組みが使われた）

そして橋本みさお（東京都練馬区）［446］が、こうして獲得されてきた自治体の制度を実際に使い、介助のすべてを家族外から得る生活を一九九三年に始めた。

橋本には会社づとめの夫がいた。橋本はさっぱりと夫――橋本誠［2003］に彼の文章と彼が撮ってきた写真がある――の介助は期待しないことにする。一般に男性の場合には妻が介助者の役を担うことが多い。それが当然だということにもされる。他方、男性の場合、既に退職している人や退職する年齢に近い人であれば

★04――夜間をボランティアに頼っている、呼吸不全だが呼吸器を拒否しているといった事情が重なることにより、夜の介助が非常に不安定で困難なものになることが水町他［2002］で報告されている。

事情が違うこともあるが、多くの人には職業がある。だから女性の方に呼吸器を付けずに死んでしまう人が多いのだが（第4章5節）、他から介助を得られるなら話は違ってくる。橋本は女性であったことによってかえってすっきりこの方向で行くことの方に進めたとも言える。そしてなによりそれが可能だった。彼女が住んでいる東京都練馬区は、脳性麻痺の人やその支援者たちが中心になり、東京都でも最も早くに制度の拡充が進んだ地域だった。

462 橋本は一九九三年一月に呼吸器装着［254］。その年の五月に。《四ヶ月後に、ようやく家に戻れました。家族三人で、娘も中学校に入って一ヶ月、夫は忙しくしていましたので家族介護は考えていませんでした。MSWが、夜勤の募集広告を福祉系の大学に掲示したところ、四人の応募があったので交代で三ヶ月ほど実習してから退院したのです。尤も、退院間際に突然一人辞めたので、しばらくは三人で夜勤をしなければならず学生は三日に一度の夜勤で大変な負担でした。平日の昼間は、ALS協会から紹介を受けた介護経験者に、土日は民間の看護婦派遣会社にお願いして、ほぼ完璧な二四時間他人介護が実現したのです。》（橋本［1998a］）

463 家に帰って一年後に『JALSA』に投稿した文章（橋本［1994］）ではまだ制度の利用の具体的なところにはふれられていないが、橋本は「さくら会」のホームページで自らの制度の使い方を公表していく。また雑誌の取材を受ける。その一九九七年の記事によれば、練馬区から橋本に月五〇万円ほどが支給され、学生などの介助者への支払いに当てられていた。彼女の二四時間介助を支援する「さくら会」の会員は、予備会員を含め、夜勤一〇名、昼勤五名（橋本［1997h］）。

ここで引いたのは、一九九五年に発刊され、難病治療と看護の記事を掲載してきた——頻繁に「各種難病の最新治療情報」と「各種難病の最新看護情報」といった特集が交替で組まれる——『難病と在宅ケア』が初めて橋本を取材して掲載した記事からである。この頃からALSの人自身が書いた文章の掲載が始まり、そして定着していく。その雑誌では在宅医療・看護・保健に献身してきた人々がその足跡を回顧した文章も掲載され（木下［1996-］他）、その苦労が偲ばれるのだが、通して読んでいって感じるのは、そうしたたしかに大きな意義を有する医療・保健・看護の営為からひとまず切れたところに、制度を使い長い時間の介助を得て暮らす暮らし方が現れ、自分の家で暮らす人たちの暮らしとその主張が現れてきていることである。医療、さらに福祉の専門職者の援助は得るが、それは生活のための最も主要な資源とはされない。制度の獲得も、それを使う仕組みも別のところから現れてきている。

464 こうした制度は、妻が外で働いている場合も、その仕事を続けることを可能にした。後藤武雄（東京都）は一九八九年に発病。多くの人は職業を続けるのをやめざるをえないのだが、後藤の妻は二〇〇二年に退職するまで仕事を続けた。自費を使い、東京都・荒川区の制度を使い、大学生等の介助者が介助にあたった（後藤［2003］。後藤の介助者の一人、安城敦子を取材した記事に安城［1999］）。

二〇〇一年に橋本は介護保険を月一二〇時間で一日平均三時間、介護人派遣事業を一日一六時間、不足分をホームヘルプサービスを使って暮らす。このことを橋本はＡＬＳ協会の茨城県支部の総会の講演で話す（橋本［2001a］）。橋本がこうして暮らしていることを知らせることによって、また橋本のことを知ることで、このような制度があること、実現可能性がないではないことを知るようになる。

465 杉山進［416］、一九九五年一〇月。《橋本さんがくれた手紙で初めて、東京では介護手当が出ていることを知った。》（杉山［1998:50］）

466 橋本から杉山への手紙。《「進さんの手からは闘志が伝わりましたし、おっしゃりたいことも重く響きました。退院しましょう。人間の忍耐には限界があるものです。［…］／退院の可能性を探ってみませんか？同封のプリントを参考に、沼津市の現状を保健婦さんに検討してもらい、介護者集めのできる人を探して、見通しがついたら順天堂の相談室のＭＳＷにどこまでバックアップしてくれるか相談してください。その前に平岡さん(協会の理事でもある)に相談すると効果的です。行政に期待はできません。前例がなければ動かないのが行政ですから、進さんが座り込みでもしない限り、沼津市は変らないと思います。練馬の手当も先人がハンストまでして、もぎ取ったものです。すべてが久美子さんの負担になることですから、五割の介護力(家族以外)を確保しないと無理です。》(杉山[1998:208-209])。平岡は帝京大学病院のMSW=医療ソーシャルワーカー)

そして制度の獲得は全国組織の方針となり、各支部で自治体に働きかけるところが出てくる。

467 ALS協会一九九八年度活動方針ならびに事業計画《3④患者・家族の経済的負担軽減のために「全身性障害者介護人派遣制度」の各自治体への導入や浸透、特別重度障害者手当等を国・自治体に働きかけていきます。》(『JALSA』44:12)

468 山梨県では介護人派遣事業をALS協会山梨県支部の人たちが要求して、一九九八年に実現させた。いわゆる難病の人たちが主体になってこの制度を要求しそして実現させたのはこれが初めてのことだった(その経過について山口衛[58]を取材した山口[2000]。関連して立岩[2000e])

469 二〇〇〇年月、ALS協会青森県支部。《制度面でも、全国で導入が進んでいる「全身性障害者介護人派遣事業」が依然、県内では実施されていない。[…]県支部は一七日、青森市のアウガで定時総会を開き、介護人派遣事業実施要請など本年度の活動方針を決めた。》(「「介護支援策の充実を」ALS県支部が総会」、『東奥日報』二〇〇〇年七月二四日 http://www.toonippo.co.jp/tokushu/kaigo/kaigo2000.html。関連して『東奥日報』[2001])

3 暮らすためのもの、二〇〇〇年以降

このようにして制度が徐々に知られ、そして求められていくのだが、九〇年代後半、ここまで述べたのとすこし異なるところから来た動きが関わることになる。つまり、介護保険の創設が現実のものとなってきた。

これは基本的に六五歳以上の高齢者を対象とするものだったが、例外を設けることが検討された。ALS協会はALS患者についても介護保険に組み入れるように要請した（例えば一九九七年五月の陳情について『JALSA』44:7）。

ALSは高齢者対象とされた制度の例外の一つとされ、ALSの人は二〇〇〇年四月から開始された介護保険制度を利用して介助が得られるようになった。それは供給水準の低い地域については前進ではあった。ALSで全身がどうにも動かなければ、最もサービスが多く得られる要介護度五の判定にはなる。それによって得られる介助は多くの自治体ではそれ以前の水準を上回り、全体として底上げされた。

しかしそれでもまったく十分なものではない。介護保険で訪問介護を利用しようとすると、まずその絶対時間が少なすぎる。そもそも介護保険で想定されているのは訪問・巡回型の介助で、ALSの人に必要な滞在型の介助ではない。この結果、時間当たりの単価が高くもなる。要介護度五とされても、在宅介護に使えば一日三時間ほどにしかならない。そして利用額の一割を自己負担する必要がある★05。

介護保険に大きな期待があったとして、それは期待外れのものだった。実際、いまみてきた障害者の運動はこの時、介護保険に吸収されることを危惧し、別制度が維持されることを望んだ。介護保険で足りない分は別制度で補われるとしても、総量が変わらなければ利益はない。そしてようやく獲得された水準が維持さ

★05――《昼間一人でいる間、私の住む尼崎市で月一二〇時間の介護保障が受けられます。ただし私の場合、夫が働いているので一時間について九三〇円の自己負担額が必要です。［…］一二〇時間では一一万余円になります。》（熊谷［1997:5］）

自己負担は過剰な給付を避けるためにあるとされる。しかし医療保険のような出来高払いの場合はともかく、給付が定められている介護保険のような場合、それが理由になるかは疑わしい。他に、負担を課すことによって要介護状態にならないように気をつけるという理屈もある。しかしそれはどれほどの現実性をもつだろうか。少なくともALSには関係がない。しかも自己負担は、自己負担でなく家族の負担になる。だから自己負担を求めるべきではない。しかし現実には自己負担がある。

れる保障はない。判定を受けねばならず、それに基づいたケア・プランを受け入れることになる。それで介護保険への吸収には反対した。そうした主張ゆえに、とは言えないが、他の多くの障害は介護保険の対象外になった(立岩[2003a][2004d])。ALSは例外的に介護保険の中に入れられたのである。

そして介護保険とともに他制度を同時に使えることは確認され、その拡大に厚生労働省は前向きであるとの言明も引き出されはした。

470 二〇〇〇年。《以下の質疑応答は、日本障害者協議会(JD)——日本ALS協会は全国難病団体連絡協議会(全難連)の一員として関与——が厚生省(当時)障害保健福祉部障害福祉課と「介護保険と障害者施策」にかかる意見交換をし、内容確認をとって整理したもの[…]/……/質問五　国のホームヘルプサービス事業要綱を使って全身性障害者介護人派遣事業(以下「全身性事業」)を行っている場合、どのように取り扱われるか/回答　ガイドヘルプサービスは問題ない。都の場合は、要介護認定によってそれまでより削られた時間を全身性事業によって補うことになる。基本的には金の出所が違うだけで現状と変わらないようにする。この事務連絡によって全国に全身性事業が増えていくことを期待する。》(『JALSA』49:16)

しかし実際に使ってみての反応は肯定的なものではなかった。

471 《介護保険の実施と共に連日患者のご家族からの声が沢山協会に寄せられています。これらを要約しますと、最も多いのは、①「訪問看護など医療保険と介護保険との区分や障害者・難病施策(主としてホームヘルプサービス)とのかかわりが難解で行政の担当窓口で聞いてもわからない。どうしたら良いのか」との相談で、難病患者・障害者の分野での混乱が大きいことが明らかとなっております。次いで②「自己負担が嵩み実質上はサービスが低下した」(注1)、「介護保険の対象とならない方がよかったのではないか」(注2)など不満や憤りを訴えるもので「経済的負担が減り有難い」(注3)と評価する声は少数に止まっているのが実態です。/(注1)障害者福祉で入浴サービスを月四回三〇〇〇円で受けていたが、介護保険の一割負担で五一八〇円となり七割以上の負担増となった。祝日の訪問看護が打ち切られ、時間も短縮してしまった。／（注2）全身性障害者介護人派遣制度や障害者ヘルパーを使用してケアプランを立てようとすると、介護保険優先という結果、要介護度五の患者は、三五万円分のサービスを全部利用（三万五千円を自己負担）出来なければオミットされてしまう。しかも、サービス全体の五割以上を吸引等を認めないヘルパー（訪問介護）の利用を条件としているのでは一体何の（誰の）ための制度なのか分からない。》（日本ＡＬＳ協会組織渉外部・企画調査部［2000:53］）

とくに「注2」はすこしわかりにくいかもしれない。介護保険と他制度の両方を利用することは可能なのだが、まず自己負担のある介護保険を使わなければならない。そして介護保険の事業者が痰の吸引等の医療行為とされるもの――これが次節の主題――を提供しないなら、それを常に必要とするＡＬＳの人にとっては使えない。自己負担が多く、使えない介助者を派遣してくる介護保険をまず使わなければ別の制度が使えないと言われるというのである（他に平野［2002-2003（5）］等が問題点を指摘している）。

こうした優先順位をつけられながら、とにかく介護保険では足りないから、別の制度を――むろんその制度がある地域ではということだが――多く使うことになる。そしてこの別の制度、つまりホームヘルプサービス、また制度上その一部に位置づけられる介護人派遣事業が二〇〇三年四月から「支援費制度」と呼ばれるものに移行した。

これは「施設から在宅へ」という移行を進めるものであり、「措置から契約へ」という流れに沿ったものと宣伝されたが、実質的には従来の制度をそう大きく変えるものではなかった。施設から在宅に予算を移したものでもなく、サービス量の拡大を意図したものでもなかった。また前述したように、行政が得られるサービス（サービスの提供者）を指定する措置制度は、既にホームヘルプサービス（の制度内に置かれた介護人派遣事業）等では実質的に利用者の側が選べるかたちに移行してきていた。支援費制度はその流れを追認したものだった。ただ、この点がより明確になり、どこからサービスを得るかについての自由度は増し、自ら供給組織を作って介助サービスを提供することはより容易になった。

この程度の変更と思われていたのだが、移行直前の二〇〇三年一月、一日四時間程度のところにサービス供給の上限を設ける方針が伝えられた。連日、数多くの障害者が厚生労働省の前に詰めかける大きな反対運動が起こった（その分析として岡部[2004]）。この動きを伝えるNHKのテレビ番組で、橋本みさお[466]は庁舎前でインタビューを受け、上限が設定されたらまっさきに死ぬのは私です、と答えている。これは、制度を使いはじめ、それで生きてきたALSの人たちにとって、他の障害の人たちに比してさらに深刻な問題であり、まったく文字通りの意味での死活問題だった。とくにこの時以降、ALSの人たちが介助の制度に関わる動きの前面に頻繁に現れるようになった。

結局、このときに上限は設定されなかった。二〇〇三年度、サービス利用の実績は増加した。たんなる名称変更とさほど変わらない変更であっても、変更によって関心が高まることはある。制度の改変に合わせ、利用の可能性のある人たちと制度の利用についてやりとりをした自治体——それをまったく怠った自治体もある——では、その過程で潜在していた需要が実際のサービス利用に結びついた。一月に起こったことも、制度の周知度を上げ、使ってみようという人を増えす方向にいくらかは働いたかもしれない。五一六億円の予算に対し、ホームヘルプサービスについて約一〇〇億円の不足の見込みが伝えられた。むろんサービスの増大は基本的に歓迎すべきことである。けれどもそれがすなおに歓迎されることにならなかった。

二〇〇三年秋、支援費制度が始まって一年たたないうちに、その介護保険への統合案が浮上する。統合を支持する側は、現在の財源では需要の増加に対応するのが困難だと言う。右記した予算の不足はそれを示すものだとされる。そして従来この事業に対しては国が半額を支出してきたが、それが「地方分権」の流れで一般財源化されるだろうとし、その場合、自治体が予算を増やすことは考えにくいとも言う。また、介護保険自体の支出がふくらみ、保険料を支払う年齢を引き下げることが必要と考える人たちが、それにはサービスを受けられる年齢も引き下げた方が理解を得やすいと考えたという事情もあるという。

このことについては別にいくらかを述べた（立岩[2004d]）のだが、基本的には次のように考える。

ごく原則的に言えば、二つの制度を分ける必然性はない。一つでよく、それは保険という名のついたものであってもよい。ただ、受益者となる可能性がある人たちがその可能性ゆえに加入するというものであるなら、それは私的保険にまかせればよく、わざわざ公的保険、公的な制度とする正当性はなく、この意味で保険という語を使うのであればそれは間違っている（立岩[2004b]第3章）。保険料の支払いを求めるのも、最初から一定年齢以上の人に限るべきではなかった。

以上は言うまでもないことに過ぎない。一番大きな基本的で現実的な問題は、介護保険が使える制度なのかである。述べたようにこれだけでは到底生きていくことができない。介護保険の対象が拡大されるのを受け入れるのであれば、介護保険のもとでのサービスを考え直す必要がある。その実現が難しいのであれば、別の制度と並存させるしかない。

「統合」推進側もこのことは認める。しかし、制度をどのように並存させ、結局どれだけの制度を使えることになるのかが示されていない。にもかかわらず、二〇〇四年の秋には決めたいとしている。それでは困る人たちは介護保険への吸収には反対せざるをえず、反対している。これがこの本の執筆を終了させた二〇〇四年八月の状況である。

ALSの人たちの場合は既に介護保険に入っていて、別制度を合わせて使っているから事情は他の人たちとすこし異なる。ただALS人たちはまちがいなく最も多く介助を必要とする人たちであり、制度の動向に関心をもたざるをえない人たちである。そして介護保険と他制度との併用を既に経験してきた人たちであり、その使い勝手の悪さを知っている人たちでもある。だから今後のことに最も関心を持たざるをえない人たちである。

その関心は、まずなにより得られる量に向けられるのだが、同時に、どのような介助を得られるのかという質の問題もある。そしてむろん、使える制度でなければ、その制度はないのと同じなのだから、使えない質の介助しかなければ、それは介助が量としてまったく供給されないのと同じことである。そのなかに「医療行為」とされる行為の位置づけの問題がある。

4 「医療行為」

痰の吸引などが医療行為だとして、医師や看護師といった職種の人しか、「業」としては、それを行なってならないとされる。しかしALSの場合には頻繁に吸引を行なう必要があり、それは介助者の主要な仕事の一つである。ALSの場合、吸引を行なわない介助者はいる意味がない。

472 医師法《四章一七条の「医師でないものは医業をなしてはならない」を根拠に、ヘルパーの医療行為を禁止するなら、早急に、医療行為の必要な患者に対して医師を派遣せねばなりません。／厚生省にたずねると「吸引などは医療行為なので医師、看護婦以外が行なうのは違法」とのこと。[…]／人権侵害と言いたいのは、呼吸器を諦めて死んでいく七割の患者の人権はもとより、患者を家族に持っただけで介護を強いられ、睡眠さえ保証されない家族の人権です。／「家族がいるから介護人を派遣しない」「ヘルパーは派遣するが、吸引は家族がするように」だったら家族はいつ眠るのよー！》（橋本[1998c]）

473 秦茂子[406]。《ALS患者は、二四時間そばにいる介護が必要で、しかも大変手がかかります。今のホームヘルパーによる短時間介護ではなく、少なくとも半日そばについていてほしいと思います。そうしたら、家族は、勤めや学校を続けながら介護のローテーションが組めます。／そして吸引もしてほしいのです。吸引は看護婦さんしか出来ないという点に困っています。吸引は注射と違って誰でも出来ます。現に、我が家の娘も小学生の時からやっています。／患者のためを思って、誰がやってもいいことにしてほしいのです。》（秦・秦［1998］）

家族がいなくてもヘルパーによる吸引等の介助ができる体制がとられなければ、家族の負担の実質的な軽減にはなりようがない。日本ALS協会は《…いわゆる医療行為とされているものを在宅療養の場合は必須ケア行為として認め、講習等を受けた者であれば訪問介護者が行えるようにすることを求めます。》（「一九九九年度活動方針」、『JALSA』47:38）とした。

現実に使われている制度としては、「医療行為」を行なえる看護職による訪問看護より訪問介助・介護の方がずっと長い時間使われていて（福永他［2002］、等）、その中で介助者たちは実際には「医療行為」を行なわざるをえないし、行なわないなら、利用者、そして家族が困る（家族は「業」としてこれを行なっていないので、「素人」であるのだが、許容されている。またヘルパーについては、「医療行為」を行なっているその行為を行なう瞬間だけ、それを「業」として行なっているのでないと解することにして、これまで行なわれてきた）。

それに対して、訪問看護をもっと増やせばよいと看護者の側から反論されることがある。そこで、それは現実に無理だとか、対価が高くなりすぎると利用者は言い返すことになる。するとそれに対して、現状では困難だが、看護婦を増やすとか訪問看護ステーションを増やして対応すべきだと言い、対価については、介護の対価が安いのが問題で看護師が受け取る対価は正当な報酬だと看護職の側は返すことになる。

まず必要のすべてを訪問看護で対応するという方向が今は現実的でないのは明らかである。次に今後についても現実的なものとして考えているか疑わしい。例えば山崎摩耶（日本看護協会常任理事）は訪問看護について、日本では総時間が少なく一回の時間が長い（といっても一時間半未満なのだが）傾向があるとし、滞在時間が短く総時間が長い欧米のシステムに比して「いまだシステムの成熟が望まれる段階」にあると

「訪問看護の現状と未来」と題した講演で述べる（山崎［2001:15］）。少なくともこの時、傍にずっと付き添い、頻繁な吸引を行なうといった形態は想定されていない（別のことも言っていることについては注★06）。この講演が掲載された雑誌の同じ号には、米国で訪問看護の派遣会社に研修に行った人たちの報告が掲載されている。その会社では日中一・五時間と夜間一三時から七時までの派遣を行なっている（松下・輪湖［2001a:10］）。もちろんそれだけの料金を支払える人が使っているのであり、使えない人はそのことを考えて「延命」をやめているのがその国の実情なのだが、それでも長時間の派遣はある。

474 長岡紘司［450］の妻・長岡明美の文章から。《退院後に医療職の方々がかかわって下さり、洗髪などしていただきましたが、他人が家庭に来られるということに非常に緊張してしまい、気苦労で疲労困憊しました。それに、当初はケアしただけでお帰りになり、後始末、後片付けは私一人がやらねばならず、非常に負担となり、それで、極限に達してしまい、一時はお断りを口にしました。／しかし、皆さんがいろいろと検討して下さり、ケア後の洗濯や後片づけもナースや保健婦さんが全部して下さるようになり、定期的に医療行政に支えていただいています。》（長岡［1996:14］）

以上に対して、（たしかに長岡も述べているように）事態は以前より改善されていると言い、やはり長時間滞在の在宅看護を充実させていきたいと真剣に思っていると看護職の人たちが主張するとしよう。私は、どれほど真剣であるかはともかく、この職種の人たちがそう願っていること自体は看護の仕事が増えることは看護を仕事とする人にとってはよいことでもあるから、事実だと思う。しかし、まず問題は現状を今どうするかだと、やはり困っている人は言うだろう。そして、それ以前に、より基本的な問題がある。つまり、なぜ看護職で対応しなければならないのかである。以下、このことについて。

原則的なことは簡単に言える。資格を定めるなどして、サービスなど財の提供を特定の人間に限定するのは、消費者の選択にまかせては十分に防ぐことのできない危険な質のわるい財の提供から消費者を守るためである。これ以外に正当な理由はない。立岩[1999c]で述べたことを短くして、説明しよう。

たしかに誰もがその仕事をきちんと行なえるとは限らず、行なおうとするとは限らない。事故が起こり、利用者が害を被る可能性はある。ただ、その人が質のわるい財・サービスしか提供できないなら、その人から得るのをやめればすむ。つまり、消費者・利用者自らが選べばよい。しかしときにはこの直接選択の方法でうまくいかないことがある。例えば、よしあしがその消費の時点ではわからず、何年も経ってから重篤な副作用が現れるといったことがある。また死につながるような事故が起こってしまってからではその人は文句も言えない。このような場合には、利用者の手に渡る前に、提供されるものが大丈夫なものかを調べ、一定の質以上のものを提供するようにするべきである。

ある資格をもつ人以外に仕事をさせないことが正当化されるのはこうした場合であり、こうした場合だけである。ふぐを食べさせても人を死なせることのない調理技術をもった人だけにふぐの調理を許可するのは理に適っている。

しかし同時に、資格によって供給を制限することは、その資格を有する人たちに有利に働く。他の人たちの参入を防ぎ、自分たちの仕事を確保し、ときには価格を高いところに維持するのに役に立つ。これは利用者に利益をもたらさず、誰から得るかを決めるのは得る人自身であると考えるなら、また仕事をすることを望んでおりまた仕事ができる人はその仕事をしてよいと考えるなら、正当性を主張することもできない。しかし実際には、資格による業務の独占には多くこの利害が絡んでおり、歴史的にもいくらもそのようなことがあったし、現在もなくなっていない。

次に消費者保護と供給者の権益の維持、このいずれが資格による業務の制限により強く絡んでいるのかはときに微妙である。権益を維持したい側にしても、そのことを正直に言えば支持は得られない。品質保持のため、消費者保護のため、資格による制限が必要だと主張することもある。他方、基本的に参入の自由、消費者の選択が支持されるとしても、それが無制限に認められることにはならない。例えば自由化がもっぱら価格の低下だけのために支持されることがあるが、働く側は常に無制限にそれを受け入れねばならないか。いわゆる自由競争で決まる価格をそのまま正当と考えないのであれば、この指摘も検討すべきではある。

だからこの問題はそれなりに微妙ではあり、検証を要する。ただいわゆる医療行為の問題に限れば、今までの事態をどう説明するかとは別に、どうすべきかについての判断は簡単である。この仕事を医療・看護職が独占しなければならない理由はない。それらの資格を取得していなければ、この仕事をきちんと行なうことができないとは言えないのである。それらの資格を取得することによってのみ、この仕事の安全性が確保できるとは言えないのである。従来、医療行為としてなされてきたことの一部は、一定の条件のもとで医療・看護の資格を有する人以外の人も行なえるようにすべきである。質を確保するための工夫は必要だろう。しかしそれが働きたい人、働いてもらいたい人の参入を拒むことになってはよくない。質を保ちながら同時に開放的なやり方を見つけていくことである。

日本ALS協会は国会、政府に働きかけた。二〇〇一年八月には参議院議長に議員が質問書を提出する。それに対して、九月、政府から吸引行為は「原則として医行為に該当」とする答弁書が示される（『JALSA』54:21-24）。これを、実際には行なってきていた行為を適法ではないとする見解をわざわざ出させてしまった、利口な戦術ではなかったと後に振り返る人もいる。

次に医療行為とされるものについて不合理な制限をなくすための署名活動が行なわれた。二〇〇二年一一月、一七万人分の署名とともに厚生労働大臣に要望書が提出される。大臣は「前向きの姿勢」を示し、検討会を発足させて検討させると述べた。二〇〇三年二月から「看護師等によるALS患者の在宅療養支援に関する分科会」が始まり、五月までに八回の検討委員会がもたれた。結果、吸引行為は許容されることになった。しかし許容されるのはALSの人に対する場合に限られ、そして許容される行為は吸引に限られ、またヘルパーの「業」としては認めないものだった。

なぜ当然の方向に事態は運ばなかったのか。この分科会の名称自体がその後を予示していたとも言える。どのような経緯でこの委員会の名称や形態が決まったのか知らないが、あらかじめ「看護師等による」とされ、「ALS患者の」と、限定されている。

この度のことについては医師の側に特別の利害はない。ALSの人を自分たちのところに囲ってしまうことが病院にとっての利益になるわけでないことは前に述べた。日本神経学会は条件付きでヘルパーにも認めるべきだとの意見書を出し、ALS協会はそれにお礼の文書を出す(『難病と在宅ケア』2003-5:77)。現状を知る医師は患者会の側からの制度改革のための運動を期待する(駒形[2001:5]等)。

ただ看護師の側――個々の看護師というより、その人たちの組織、あるいは人・組織を代表するとされる人たち――が、いかにこの仕事が素人にまかせられない危険なものであるのか、自分たちにしかできないことであるかを強く主張することになった。むろんALSの人たちはそれに反論はした(私のホームページ中、「ALS・二〇〇三」に掲載)。この分科会が開始される時点で、あるいはその途中でも、ALSや他の病・障害の人たちが自らの立場から一歩も引かない態度をさらにもっとはっきりさせるなら、議論の過程と結果はあるいは変わったかもしれない。しかしALSの人たちはそれほど強硬な態度をとることはなかった。

看護職の人たち、研究者たちがまずALSの人たちに関わり、援助してきたという経緯もある([293]、本章★07参照)。そしてALSの人たちにはたしかに医療的ケアが必要なことがある。看護師の人たちの協力、在宅の人であれば在宅看護、入院している人であれば病院での看護は必要なものではある。そして、看護職の人たちでなければできない仕事ではなくても、他にその仕事をする人がいなければ、看護職の人たちに頼らざるをえない。だから、その人たちは味方でいてほしい、正面からその主張に反論することが難しいといった事情があったということかもしれない。

それでも決定された方針は限られた部分ではいくらかの前進ではあった。さらに、この仕事を担える人を増やし、その人たちによる介助を増やす方向に進めていくことができる。

これまでも、もちろん家族は毎日この仕事を行なってきたのだが、それ以外の医療従事者でない人によってもなされてこなかったのではない。例えば自立生活センターの幾つかは実際に派遣を行なってきた。ただ多くの組織がためらってきた。それが、ALSの人たちの吸引に限定された中途半端な形ではあるが認められることになり、いくらかは前向きになる部分は出てきたのだが、それでもためらい、応じないことが多い。そしてその分、訪問看護への依存は続くことにもなる。そこで、ALSの人を受け入れる組織を探して利用しようとするのだが、それがなかなか難しい状態が続いてきた。

だから、既存の組織がしようとしないなら、むしろ自分たちで行なってしまうこと、自分たちで供給組織を作ってしまうことである。これは非現実的に思えるかもしれないが、そうでもない。そこで自分たちが信頼できる介助者を養成し、その人たちがその組織に属するようにすることである。

介護保険の制度においても、事業者になることは比較的容易にできる。また支援費の制度においても容易である。利益をあげることが目的ではないのだから、これまで他の事業者が対応しようとしてこなかった「医療行為」の提供が必要な対象者に絞って介助サービスを提供していくことができる。その仕事を行なう介助者に技術を教えることもできる。そして既にその事業は始まっている（さくら会[1999-]）。それを拡大していくこと、うまく運営していくこと、そのことによってこの仕事の担い手を医療・看護職に限る必要のないことを具体的に示しながら、必要を充足していくことが基本的な道筋になる★06。

医療者と患者（会）との関係はときに微妙である。患者会の場合、例えば血友病であれば血友病の専門の医療機関や医療者がいて、そこに通ってくる患者やその関係者がそのまわりに患者会が形成され、製薬会社が資金や人の援助を行なうというかたちがあった。しかし時にその利害が一致しない場合がある。例えば薬害ＨＩＶ事件では医療者や製薬会社は加害者となった。患者の側が供給者側に抗して自らを主張せざるをえない時にはこうした共存あるいは依存関係が負に作用することがあり、その形が壊れる場合がある。

このようなことはＡＬＳの場合には起こってこなかった。ＡＬＳの人たちは一貫して医療者との関係を保ってきた。

それは一つに、原因究明と治療法の開発が大きな関心事であったからである。医療者、医学者は切実な希望と大きな期待の宛先であってきた。次に、ＡＬＳそのものはなおらない間も医療が必要な場面はある。さらに、本来は別の場や人たちでもよい、むしろ別の方がよいかもしれないが、病院や医療者以外には必要なものを供給する場・人がないなら、それを使わざるをえないという事情がある。こうした事情を抱えながら、このたびの出来事は、利用者と供給者との間に潜在的には常に存在する緊張関係を表面化させた。あるいは

★06――この主題については、単行書として民間病院問題研究所［2000］、篠崎編［2002］（ＡＬＳに関して熊本［2002］）。大平・野崎［2004］でもふれられている。雑誌特集に『難病と在宅ケア』2003-8の――看護職の側の主張とその吟味がないために問題の本体が明らかにされているかについては疑問の残る――特集「これが本当の吸引問題だ！」（石川［2003b］、蜂巣［2003］、河西［2003］等を掲載）。他に吸引等を「医療行為」とするのに反対の立場から中村記久子［2004］、等。日本看護協会はこの年の終わりに「ＡＬＳ患者の在宅療養支援三か年計画」（日本看護協会［2003］）を発表。日本看護協会を代表して分科会の委員をつとめ、さきに別の講演を紹介した山崎摩耶は、二四時間三六五日在宅ケアを目指すとするこの計画を紹介し、その分科会を振り返り、《今回のこの問題を訪問看護の追い風にしたい、と心から思った。本当に今が勝負時なのである。》（山崎［2003:952］）と述べる。

二〇〇三年のいったんの決定後に事態がどのように変わっているのか、あるいは変わっていないのか、調べて今後のことを考えていく必要がある。そして学校に通ったりする子たちについてもこの制約は深刻な問題である。民間組織として「人工呼吸器をつけた子の親の会（バクバクの会）」等があり機関誌『バクバク』を発行している。子どもの医療的ケアについての本として藤岡［1999］、下川編［2000］、小西・高田・杉本編［2001］、等。

表面化させる手前のところまで来た。

「医療化」という言葉があり、例えば医療社会学という領域ではこの言葉はあまりよい意味では使われないことを第2章で記した。医療が入ってこなくてよい領域にまで医療が侵入してきてしまうといった意味合いがあり、少なくともあらかじめ肯定的な意味が付されたりはしない。他方、ALSの人たちは治療法が見出されることを切実に求めている。ALSから脱すること、なおることはもっとも大きな希望だから当然ではある。ALS協会の総会やその支部の総会など、患者が集まる場では多く医師の講演があり、医療についての情報が提供される。話の細部がわかるにせよわからないにせよ、希望が語られるなら、それを聞く意味はある。ただ、それはそれとして、他にもすべきことがいくつかあった。すぐにはなおる方法がない中で、今日明日生きていくときに必要なのは、そのために必要な資源である。ここでは医療が関わる場面は限られている。生活のための資源をどうやって得るか。結果論かもしれないが、その方に力を注いだ方が長く楽に生きられたはずだ。このことも第2章で述べた。

次に、医療そして看護から得ているものがあるために、独立した立場をとりにくいことがある。その中には必ずしも医療職・看護職の人から得なくともよいものがあるのだが、社会の仕組みによって他から得ることができないために、医療・看護に依存せざるをえなかったものもある。病院にいる必要がなく、積極的にいたいとも思わない場合でも、病院にいる限りは生きていることができ、そして病院の側にはその人たちを病院に引き止めたい誘因がない場合には、なんとかお願いしてそこにいさせてもらうという関係になる。また在宅で暮らす場合にも訪問看護などの利用はある。

以上のような事情で、医療の供給側に対してそう強くなれない場合がある。第9章1節にあげた事故への対応にもこうした事情は働きうる。生殺与奪を握られている以上、医療側とことをかまえるのは好ましくない。医療機関にも様々あり、医療者にも様々な人がいる★07。理解があり協力的な人もいるが、そうでない人もいる。しかし問題のある部分に対して強い指摘を行なうことはこれまでなされてはこなかった。距離をとった方がよいのだが、やはりこれまでの経緯、制度の仕組みのために、独立性を保つことができないために、事態がなかなか変わってこなかった部分がある。けれどもいくらか変わってきてはいるし、さらに変わっていくはずである。

5 戦略について

ALSの人たちの運動をとりまく環境は、むろん他と比べればだが、わるくはなかったと言えるはずだ。これだけ重い状態の人たちを門前払いにはしにくい。民間の支援を得るに際しても相対的には有利な位置にいる。報道でも、人数のわりにはよく取り上げられる。行政や議会の関係者にしても、少なくとも正面からは陳情を受けるのを断りにくい。そして会えばいくらかの前進を言うことにもなる。実際そうして前には進んできた。しかしそれでも、ALSの人たちの主張は、その必要の度合いを考えれば控え目なものだった。

それは一つに、家族がいる人たちの運動であること、家族だけではとても厳しいのだがそれでもなんとかなった人たちの運動であることにもよる。そして組織には家族や遺族の人もいて、その考えも一様ではない。

★07——これまでにもその文章をいくつか引用してきたが、今井尚志、近藤清彦、佐藤猛、林秀明、吉野英といった医師たちがいて、熱心に支援に関わってきた。また既に一九七〇年代から川村佐和子、木下安子といった保健・看護職の人たちがALSの人に深く関わり、ALS協会等にも協力してきた。そして、スモン病、新潟水俣病の原因を特定した人である椿忠雄（都立神経病院院長の後、新潟大学神経内科教授）がALS協会の創設などにも協力した恩人として記憶されている（現在入手できる編書としては椿他[1987]、遺稿集があるが未見。椿の新潟水俣病への対応に批判的に言及しているものとして宇井[1999]、椿の死の後のALSの困難に短くだがふれた文章として林[2003]）。こうした人々の業績、言説を跡付ける必要もあるが、本書ではその作業はまったくできていない。一九七〇年代から一九八〇年代のALSの人たちやその関係者、ALS協会の足取りは、今後の研究によって明らかになるだろう。

しかし、少なくとも今のままではやっていけないことは明らかであり、社会サービスとしての介助をもっと得ようとする、その点では一致している。実際、その方向に動いてきたことを見た。必要なものを実際に獲得しようとする動きはもっと強くなるだろう。

次に、その時、誰に対してどのようにものを言っていくかである。ＡＬＳ協会は知事や厚生大臣に陳情を行なってきた。役所に行って担当の課長をつかまえて何時間も粘って交渉するといった行儀のわるいことはあまりしてこなかった。ただ、社会福祉の実施主体は市町村であり、それも個々人に対するサービスの供給量はかなり役所の現場に近いところで采配できる部分があった。そこでここ三〇年ほどの障害者の運動は、まず各地で小さな折衝、交渉を行ない、続けてきた。またそれを全国的な組織が支援してきた。中央官庁については、担当部署と交渉の場をもって基本的な部分を確認させるとか、自治体に対する指導を約束させるというような役割を果たすように要求し、一定の成果をあげてきた。

たしかに医療保険や介護保険の制度は基本的には全国一律の制度で、国で決められる。これを動かさなければならないとすれば、そこを相手にせざるをえないところはあり、基本的な部分については議会や中央官庁のしかるべき部分が動かなければ変わらない。しかし、運営面では別の場が実質的な権限をもっている場合もある。また最終的な決定は別のところでなされるにしても、まずは担当部署と折衝し、直接の担当者と意見を交換する、交渉することが有効な場合がある。その中でその運動は、政策の実際に通じるとともに、担当部署が変わっていく行政の担当者より、知識においても政策立案能力においても優位に立ち、一定の影響力を行使できるようになってきた。

ただ、その運動が一定の成果をあげてきたことを背景として、次第に個々の窓口に近いところで押していける状況も変わってきている。サービスの水準が上がってきたことにより、予算の制約や制度の整合性を気にする部分から見直しの方向が示される。さきにあげた介護保険への統合といった論議もこの流れにあるもので、利用者の側も論議に乗らざるをえなくなっている。より大きな場で議論し、自らを主張せざるをえない状況になっている。各部署の担当者と交渉していくだけでは足りない。ときには偉い人に会う必要もあり、それは時にはＡＬＳ協会が行なってきた陳情に近い形態をとることもあるだろう。ただ、その場合にも、ただ嘆願するだけではことは動かないのだから、どのようにものを言っていくか、どんな案をもって、どのような力を背景に、主張を実現していくかが大切になってくる。

得たいものを得ようとすれば、維持すべきものを維持しようとすれば、いやおうなく、現存し変容しつつもある仕組みに、戦略的・戦術的に対していく必要がある。それぞれの病や障害の固有性があり、各々が言っていくべきこともあるだろうが、共通する部分もまた多い。この種の活動は時間を要するし、消耗する。こうした部分については、一定の規模を有し機動力をもつ組織が全体の中にあって、その力を有効に使う必要がある。

これまで「難病」の人たちとそれ以外の障害の人とあまり接点がなかったのだが、これから変わってくるだろう。とくに介助がどうなっていくかは大きな関心事だから、変わらざるをえないところにいるし、変わってきてもいる。

第11章　死の位置の変容

1　『依頼された死』（一九九四年）

困難はなくならないとしても少なくすることはできること、条件はなかなか整わないが整えることは可能であることを述べた。そして実際、生きる人たちが現れてきた。この時、生きることが否定される現実を否定し、自らを主張する動きが現れてくる。

死を願ったALSの母親の死を息子が手助けしたという本が一九七八年に刊行されたことを第6章で紹介した。その時には、好意的な反響があったとされるほかには、何も起こらなかったようだ。その後、八四年に川口武久の『しんぼう』（川口［1984］）が刊行され、それも一つのきっかけになって八六年に日本ALS協会が結成される。

その川口が九月に亡くなった一九九四年、一一月一六日と二三日に、TBSテレビの番組〈スペースJ〉で、ALSと診断された六三歳の男性の死への決定と死が映されたオランダのドキュメンタリー番組『依頼された死』が放映された。

475 《自分の誕生日にアムステルダムの自宅で妻が見守る中、ホームドクターの手により、睡眠剤で眠りについた彼に、筋肉弛緩剤が注射される……。静かに訪れる死。／［…］／安楽死の日取りが決定してから、彼はタイプに向かい、やっと動く手で妻に長い手紙を書く。「この病気になってから、ずっと死のことを考えてきた。これしかない。長い間ありがとう。」》（『JALSA』34★01）。

最初の放映直後から抗議のファックスが八〇〇件以上寄せられ、翌週の番組でTBSは報道に偏りがあったことを陳謝するとともに、ファックスの一部と、安楽死に対して賛否両方のインタビューを紹介した（伊藤［1997:44］）。翌九五年二月二日、『朝日新聞』に番組の内容に対する日本ALS協会の異議と、放送局の対応が報道される。四月に出た協会の機関誌には番組の概要の紹介と『朝日新聞』の記事と何人かの患者・家族の文章が掲載された。いずれも短い文章だが、この組織の機関誌にこの主題についての文章がまとめて掲載されたのは初めてのことだった（知る限りではその後もない）。

476 井上真一[**118**]。《私は同病者として、安楽死は認めたくない気持ちで一杯です。……これの立法化は弱者を追い詰めかねないので反対です。／[…]／患者さんは告知を受け多くの方が絶望しています。特に働きざかりの方が発病すると、その落胆ぶりは大きく励ましてもなかなか元気になりません。放映を見て気落ちしないか心配です。》（井上[1995:16]）

477 《ALSに限って申し上げさせて頂ければ、安楽死絶対反対です。／私は五五歳のALS患者です。自

★01——この紹介の筆者は不明。以下の文章の多くもこの機関誌のこの号に掲載された投稿。なおこの番組については加賀乙彦の文章がある（加賀[1995]）。またしばしば「日本生命倫理学会初代会長」とその肩書を記す星野一正は、この番組とそれへの批判に論評を加える（星野[1995]）。星野がこの番組について述べる一つは、オランダの制度の紹介がまちがっているということである。それは当たっている。ただ、星野も記しているように、精神的苦痛を理由とする場合を含む安楽死について罰せられなくなったのは事実である。彼の立場は、日本では「時期尚早」、つまり基本的にはよいことだというものである。比較して加賀は慎重であり、後にこの二人は安楽死をめぐり、NHKの番組で対談し、対立しもする。

　私は、その加賀の論（加賀乙彦[1997:28]）についても立岩[2000c]で批判的に言及しているが、星野との考えの違いはさらに大きい。日本人がもっと成熟し、「主体性」をしっかりとさせ、医療の機構が改善されるなら、オランダのように五人に一人が安楽死・自殺幇助で死んでいくのはよいことか。私はそうは言えないと考える。今のところ新書で生命倫理の主題を扱ったものは少なく、それで星野[1991]といった本も読まれているが、別の立場からの本が出され読まれるべきだと思う。

　オランダの安楽死については他に多数文献があるが略。私のホームページに幾つかを掲載。その中で、オランダの一般医は保険機関からの支払いにより収入を得ており、その額は登録患者の人数に応じた定額になっているため、費用のかかることを行なわないのが得になる仕組みになっていること、この番組でこうした制度を捉える視点が欠如していることを指摘する伊藤[1996:44]が重要である。

らの命を自らが決めるなんて野望と思います。／私は病名の告知を受けると共に、あと一、二年の命と宣告され、生きるか死ぬかの選択に迫られ自殺まで考えた事がありますが、医師の説得や患者家族などの集まりである日本ALS協会の存在を知り、必死に頑張る多くの患者さんとの出会いがあり、病の残酷さを知ると共に、改めて命の尊さを知らされた次第です。》（竹内［1995:16］）

ALSの人の家族の反応も掲載されている。

478《本日は妻の胃瘻作成（飲み込む事ができない）のための手術の日であったが、最初妻は頑強に手術を拒否していた。家族の負担、家の崩壊を憂いたからであり、進行が止まることも治療の希望もない、この病を知っていればこその「安楽死」を願ったからであろうと推察する。／医師を眼の前に、私や家族の切なる説得でやっと手術を承諾してくれたが、それでも前途の希望は全くない。人工呼吸器を付けての自宅介護は困難であるとの医師の言葉。しかも東京都には入院介護を引き受けてくれる病院もないという。／これでは安楽死ならずとも死ねということと同じではないか。しかし、妻には死ぬための薬を飲む手の自由も、呼吸器を外す力も奪われているのだ。病人はそれに耐えても生きよというのか。》（平田［1995:16-17］）

479《私の娘婿は四一歳で昨年六月、ALSとの診断を受け、［…］／娘も何とか彼を救う道がないかと闘病生活を送っている方々を訪問しておりますが、受け入れてくれる施設がなく四か所もたらい回しにされているうちに、看護の奥さんが精神的に行き詰まって入院されるという話をしながら、遠からぬ自分の姿を重ねたのか、おびえたような娘の顔が私の胸から離れません。／生命の問題に関しては絶対に他人がとやかく介在すべきではない事だと思います。その点でオランダが国として対応を打ち出してくれた事について、それを行うかどうかは個人の自由のわけで、それによって助けられる方々もおられるのではないでしょうか。／看護人の人権はないのでしょうか。家族も共々に生きられる制度の確立がない限り、悲劇の発生は避けられません。》（U子、『JALSA』34:18）

この番組のこと、オランダや米国のことはその後も言及される。

480 《この映像を見、解説を聞いた人たちはどう感じたでしょうか。／[…]日本の医療保険制度と違って、ALSの療養に全額国費の負担が認められていないのでしょうか。それにしても、自分の妻の将来を思いやる気持ちが美化され過ぎて、安楽死が美しい死のように受けとめた人もいるのではないでしょうか。……[…]／最近、アメリカ（USA）のある一州では、安楽死を認める法案が通ってしまいました。[…]／私の場合、人工呼吸器で生かされており、神の摂理に逆らうものと非難される方もあると思いますが、私としては、よいように解釈して、「神様が現代医学の進歩を助け、私に恵みの賜物として人工呼吸器を授けてくださった」ものと信じています。》（石川勇からの手紙、杉山［1998:140］に引用。★02に紹介するNHKの番組といっしょに記憶されていたのか、番組と登場する人の国名は異なって記されている）

その中には、後に取り下げられることもあるのだが、死について肯定的な言明もある。

481 長尾義明［**458**］。《自宅に戻ったところで、義明の心境にさほどの変化はみられない。「（治すのが）無理なら無理で、アメリカやオランダのように安楽死のことを考えてほしい。私が一番に志願する」（日本ALS協会近畿ブロック会報への投稿）。／文書を作成したのは九五年春。東海大「安楽死」事件の一審判決で「尊厳死」の要件が示されたころだ。》（『徳島新聞』［2000］）

482 中島貴祐［**456**］。《尊厳死と安楽死について／尊厳死は日本でも認められているので、私に適応できる症状がでた時にお願いしたいです。／安楽死は日本では認められていませんが、外国では何ヶ国で認められています。／以前、テレビのドキュメンタリー番組で、オランダ？のALSの患者が、手続きから安楽死するまでの一部始終を放映しました。／人間には誰でも死ぬ権利がありますから、日本でも安楽死を認めて欲しいです。私がこれをするかどうかは、まだ決めていません。》（中島［2001b］）

日本ALS協会は「この病気が死を待つしかないという一面的な見方を世の中に広めた」「ALSがどん

な病気で、患者がどういう病気で、患者がいまどのように生き、闘っているか、適切なコメントもないまま放送された」等と指摘、抗議し、放映したTBSはその指摘を認め謝罪した(『朝日新聞』一九九五年二月二日)。

第6章2節でその著書を紹介した鈴木千秋の母が亡くなったのは一九七六年、著書の刊行は七八年、この放送は九四年、約二〇年が経過している。第7章、第8章で紹介した川口武久の本が出るのは七八年、ALS協会が設立されるのは八六年、これらのことがその間に起こっている。そして一一月に番組が放映されたその年の九月に川口武久は亡くなっている。川口はALSの人たちが生きることを励ましながら、自らは「自然な死」を選ぶと言い、その主張に包摂できないことも書き残しながら、当初の選択の通りに亡くなったことを見た。その彼の尽力があって設立された協会の八七年からの会長の松本茂[460]は、この番組を取り上げた号の巻頭言に次のように書く。

483 《オランダの安楽死/あんなに元気なのに早まった/エーエルエスもきっとなおる日がくる/安楽死大いに反対　反対》(松本[1995a:3])★02

2　変位

この約二〇年がなんだったのかである。まず、死をどこまでも避けようとする近代医学・医療があり、それに抗して死の決定が主張されたと考えるべきではない。ALSの場合に呼吸器を付けないことを含め、「延命のための積極的な処置」を控えることは問題にされなかった。そして今でもそれほど問題にされない。

日本安楽死協会の設立に関わった人たちのように、積極的に死のための行いを行なおうとする人たち、それを正当化しまた公表しようとする熱情に駆られた人たちにとっては満足できないかもしれないが、それほど急がなくとも、ALSの場合には死は「自然」に実現した。結果的に命を短くする処置はずっとなされてきた。そして呼吸器を付けないこと、付けさせないことと、付けたら外さないこととはまったく同時に存在したし、存在している。

484 榊原供一、一九九八年一〇月、徳島県立海部病院。《供一は激しい呼吸困難に襲われる。そのときの

★02──同じ一九九四年の九月一六日、NHK教育TVは、医師による自殺幇助の合法化を求めて裁判に訴えたカナダのALSの女性スー・ロドリゲス（Sue Rodriguez）を取材したカナダCBC製作の番組を、海外ドキュメンタリー『スーが闘った一八か月──人は死を選択できるか2』として放映した（この事件について立山[1998][2002:95]でふれられ、伊藤[1996:45]で「その実態は棄怨死（見捨てられ世を儚んでの死）である」というより立ち入った言及がなされている。また前の週の九月九日の番組は『自殺装置を作った医師──人は死を選択できるか1』、cf. Kivorkian[1991＝1999]）。

　私はこれを何年か学部での講義で使った。以下は講義について書いた文章からその番組にふれた部分。

《ALSにかかった女性が医師による自殺幇助の合法化を求めて裁判を起こし、最高裁まで闘い、結局敗訴する。過剰にドラマチックにしたりはせず、抑制のきいた番組だ。しかし、気になることはある。その番組は、抑制をきかせつつこの病気が悲惨であることを伝える。そして彼女は美しくも悲哀に満ち悲壮なのだ。たしかにたいへんな病気である。しかし、もっと症状としては進行しているがもっとふつうな感じの人がいることを別に知っていると、やはりなぜなのだろうと思う。そしてその知っている人は人工呼吸器を付けているのだが、その番組には呼吸器のことは出てこない。彼女はそのことを言わない。選ばなかったのだろうか。彼女は身体が自力で思うようにならないことを屈辱と思う。自らの「尊厳」が侵されていると言う。それは死よりも重いものとされる。身体機能、知的能力の衰退を死より重くみる感覚・価値がある。キヴォーキアンの自殺機械を最初に使ったのもアルツハイマーにかかった人だった。》（立岩[2004f]）

　この番組にはとくに抗議はなかったようだ。実際に死に赴く場面は出ていないということが関わるだろうか（彼女は裁判には負けるのだが、その後、医師──その名は明かされない──による自殺幇助で亡くなる）。ただこの番組に一部言及した私の文章（立岩[1998a]）を読んでくれた山口衛**48**の九八年四月のEメールには《「本当は私は生きていたいのだ。」と語ったことが印象に残っています。またオランダのケースなど未だ死なずとも人生を楽しめる時期に死んでしまったと言う印象を持っております。》と記されていた（立岩[2000b]に引用）。なお、カナダALS協会編のヘルスケア供給者用のマニュアルには「安楽を保つであろう処置だけを希望します」という「緩和療法」を選択肢の一つに含む「リビングウィル」の項目がある（The ALS Society of Canada[1994＝2000:94]）。

医師の言葉が今も佐智子の耳を離れない。／「（人工呼吸器を）つけていいんだね。医者でも外せないんだよ。本当にいいんだね」》（『徳島新聞』［2000］）

485《ＡＬＳも末期になると呼吸をつかさどる部分の麻痺が始まり呼吸が苦しくなりうつらうつらとする時間が長くなってくる。二酸化炭素が血液中にとどまり血中酸素濃度が薄くなってくる。［…］／呼吸器をつけないと決心した患者さんは最終段階でモルヒネを投与されるか、あるいは精神安定剤を与えられながら酸素の量を増やしていく。それによって患者の苦しみは和らげられ次第に呼吸をサボるようになり二酸化炭素を過剰に溜め込むことで意識は朦朧として気持ちよく天に召されるらしい。この方法は現在、消極的安楽死として唯一患者に認められる尊厳死の方法である。／そしてそれ以後は患者がいかに望もうと呼吸器のスイッチを止めることはできないから尊厳死のチャンスは廻ってこない。もし介護者が情に流されてあるいは介護疲れで呼吸器を外してしまったら、それは法を犯す行為になり手が後ろに回る。だから医師は呼吸器装着時、その確認をしつこいくらい患者の家族に迫ってくるが、患者も家族も判断力が人生で一番鈍っているといってもいい時にそんな難しい決断を迫られるので完全に混乱してしまう。［…］／さて患者といえばこれが自分のことかと思えないほど病気の進行が早い人も多いので、ぼーっとしたまま自覚する間もなく呼吸器につながれたりつながれなかったりしている。主治医の先生はよく「こればかりは神の意志」と言っておられたが、それは本当で、たとえ着々と呼吸器装着の準備をしていた家族にもなんらかの人知を超えた事柄が起こって患者の人生が閉じてしまう場合もあるし、願ってもいないのに呼吸器がつけられてしまって、その後の人生を受け入れるのに手間取ってしまったり、といろいろである。》（川口有美子［2000b］）

いわゆる積極的安楽死は回避されるが、呼吸器を付けないことは問題にされない。これは不思議なようにも思われるが、別様に考えればそう不思議ではない。呼吸器を付けたら外せないという事態を、医療がそもそも負っている救命の責務から、あるいは近代医療がともかく生存の維持を目指すものだというところから理解しなければよいのである。もし医療は常に救命を行なうと考えるのなら、救命のために呼吸器を付けるのも同じく当然のことであり、本人の意志と別に取り外すことをしないのであれば、本人の意志と別にその手前でも救命のための処置を行なってもよいはずである。

法的に禁じられている、ためらわれるということだ。このことは医療者だけでなく多くの人にとってもそう変わらないのがこわい、ためらわれるということだ。このことは医療者だけでなく多くの人にとってもそう変わらないだろう。もしその人の生存が関心事であれば、呼吸器を付けないことを当たり前のこととすることはないはずだが、実際にはそれは当たり前のことされている。だから、医療は、そしてこの社会は、ALSの人たちが死に至ることを止めようとしているのではない。

そのような事態が普通の事態としてあった。今でもおおむねそういうことになっている。だからこの意味で、一九七〇年代になって「過剰な医療」に抗して新規に出てきたとされる安楽死の肯定は、その時代からそう離れていたのではない。もうすこし正確に言えば、この後見ていくように、技術を使い生きられる時間が長くなることが（呼吸器を取り外すことを含む）積極的な行為としての安楽死という発想を表面に現させるということはたしかにあるのだが、その背後に存在する、生を終わらせようとする動きは既にそこにあった。だからこそ、第6章で紹介した『平眠』という不思議な部分をいくつも含む本にしても、さほどの抵抗なくその時点で受け入れられたのだと考えられる。

ただそれが部分的に変化する契機が現れる。それが起こったのは、ALSの人たちが、自らが生きることを主張するようになったこと、その場所をもったことによっているし、その前に、同じ病の人たちを知ることができたことによっている。生きている人がいて、それが知られ、それが生きること自体を可能にした。普通のことがきちんと行なわれるのであれば、多くの場合より長く生きられ、その長く生きられることが知られれば、新規の画期的な技術が現れなくとも長く生きることができるようになっていく。その過程をこれまで述べてきた。

この変化を含みつつ、つまり生きられる人が生きられるようになりながら、その人たちが集まり、自らのことを主張することがなされるようになる。そしてそこから、死ぬことを願うはずの人として否定的に描かれることに抗議が行なわれる。

3 拒否されているという現実の浮上

ともかく、呼吸器を付けて生きるALSの人たちが現れ、それがALSの人や家族に知られ、それで呼吸器を選ぼうとする人たちが増えてくる。そして、生き延びる人の存在、存在の様子によって、医療の側の一部に呼吸器を使って暮らすことに加担する動きが現れる（第6章3節）。こうしたすこしずつの変化の中で、呼吸器を付けることを希望するがそれがかなわないという現実が問題として顕在化する。

486 一九九三年、三浦正男（北海道）に起こったことについて三浦廸子が記している。《私たちは、人工呼吸器に対する認識の甘さもあって、初めの専門病院でそれを装着しないと意思表示しました。この病院は、装着しないことを申し送りで引き受けてくださった所でもありました。ですから、ここでは、無理を言う事は出来ませんでした。／夫も私も後になって、松本会長さんが人工呼吸器を付けて札幌にお出になった時にお会いしたり、札幌南病院での山端ハナさんはまばたき通信を打ち続けておられることを知り、生き続ける道の選択を強く希望するようになったのです。それから望みをかなえて頂ける病院を探しましたが、断わられ続けました。ようやく、札幌南病院に入院出来る事になり、夢かと思ったものです。／しかし、すでに夫の状態は、客観的に見れば、体力の限界がきていました。／念願の人工呼吸器は、一時、職場に戻った私との連絡がなかなかつかず、夜、真冬のツルツルの路面をタクシーで私が到着するのを待って、蘇生用のものを付けられました。しかしその甲斐もなく、翌朝、夫は死亡しました。》（三浦［1993:6-7］）

文中の山端ハナは一九八三年に札幌で人工呼吸器を付けて暮らしはじめた人であり（著書に山端［1986］。他に山端［1993］）、松本会長は一九八九年に呼吸器を付けた松本茂[186]で当時日本ALS協会の会長。その後、三浦は一九九七年に発足した北海道ALS友の会（後にALS協会北海道支部）の事務局長をつとめることになる。右の文章もALS協会の機関誌に掲載される。次のような投稿もある。

487 外山了一（九州）、一九九三年。《県下で医療機関の指導的立場にある国立大学医学部が、ALSに対して冷淡で、治療法がないのだから、自然の成り行きに任せるという方針らしいのです。／例えば、あるALSの患者さんが大学病院に入院を希望したところ、人工呼吸器の装着を望むALS患者は入院を断わっている。その理由として、神経内科には、人工呼吸器が三台しかなく、一台永久使用の患者に使っており、二台は緊急時に備えて空けておく必要がある、と拒否されたそうです。》（外山［1993:45］）

ALS協会が一九九五年秋に調査を行ない、同様の事例が全国にあることがわかり新聞でも報道される。

488 《難病の筋萎縮性側索硬化症（ALS）患者が病院から「命綱」の人工呼吸器の装着を断られ、結果的に国内で二二人も死亡していたことが患者団体の調査結果で明らかになった一二日、大きな衝撃が走った。［…］／今年一月、三浦廸子さん（五五）＝北海道千歳市＝は、ALS患者の夫正男さん（当時六八歳）に人工呼吸器をつけてほしいと、国公立、民間の四病院を回った。すべて断わられた。「お父さん、あきらめよう」。うなずく夫に、言葉が出なかった。［…］／昨年一〇月下旬、正男さんはむせかえり、苦しみ出した。「気管切開をして、人工呼吸器をつけたい」。暮れに夫がそう言った。翌年一月にかけ、ALS患者を診療している病院をことごとく訪ねた。／「呼吸器は二台しかない。一台は使用中で、もう一台は救急の蘇生用」「何とかしてあげたいが、ベッドが空いていても地元民が優先」などという理由で、どの病院も門戸を閉ざした。／一カ月後、ようやく国立療養所の入院が決まった。しかし、呼吸器を付ける間もなく、容態が急変。一夜明けた二月一一日の朝、正男さんは息絶えた。

患者団体「日本ＡＬＳ協会」の実態調査には、患者のその家族から、病院に呼吸器の装着を拒否された生々しい報告が寄せられた。／四八歳で亡くなった男性患者は、呼吸器の装着を前提とした入院を断られて在宅療養した。結局、家庭で「ぎりぎりまで介護した」が、呼吸困難で死亡した。［…］》（『毎日新聞』［1993-9-13］。この調査に対する反応について『難病と在宅ケア』1996-4:23。調査結果を受けた国会議員の質問に対し、政府は「在宅療養に必要なホームヘルプサービスを平成八年から一四年度までの七年間で整備充実する」とする答弁書を出した）

4 世界に向かって言う

この国の様々な運動は、これまで、国際的な潮流、「先進国における対応」を、自らの国の何かをもっとましにしようとするときの根拠、材料として使ってきた。使えるものを使うことは、獲得すべき目的を是とし、そのための手段して効果的であるなら、わるいことではなかった★03。

しかし少なくともＡＬＳに限っては外国は見本にならない。外国がこうだから日本もこうしなければならないという筋の話はＡＬＳの場合にはできない。呼吸器を付けて生きることは世界標準ではなく、日本よりさらに高い割合で呼吸器を付けないでＡＬＳの人たちが亡くなる。むしろ、日本のＡＬＳの人たちは、呼吸器を使って生きればよいのだと言いに外国に出かけて行った。

一九九二年一一月、国際ＡＬＳ／ＭＮＤ協会同盟が結成される。総会には一四か国から二〇団体、三五名が参加した（「国際ＡＬＳ／ＭＮＤ協会同盟結成される」、『JALSA』27:4-5）。

489 ＡＬＳ協会九五年総会での会長・松本茂の挨拶。《まだ具体的に決まってはいませんが一九九九年、日本でＡＬＳの国際会議を開くようにとの打診があり、現在手続きを始めています。日本も世界の国々と肩を並べ、ＡＬＳの研究や交流を行い、大きく前進したいと思いますが、いかがでしょうか。／話によりますと、これまでの国際会議には患者や人工呼吸器を着けた患者はあまり参加しなかったようですが、日本でやるときには患者がいっぱい集まって来て、呼吸器を着けても人間らしく生きていけることを皆さんに見てもらいたい。「なるほど日本は頑張っている」といってもらえるようにと、私は夢を膨らませています。まだ決まっていない予告を申し上げ、失礼とは思いますが、関係者の皆さんのご検討、ご協力によって本番が決まりましたら、皆さんで盛り上げ、実り多い国際会議にしたいと思います。》（松本［1997］）

一九九六年、日本ＡＬＳ協会は二〇〇〇年の会議の開催地に名乗りを上げ決定されるが、事務局長の松岡幸雄が九七年に死去、その時には日本での開催を返上せざるをえなかった（『JALSA』43:42-43）。一九九八年の第六回年次総会はミュンヘン、九九年一一月の第七回年次総会はバンクーバーで開催され、日本ＡＬＳ協会からは熊本事務局長一人が参加した。

490 《人工呼吸器の装着については、お国柄でまちまちなのが実状ながら（講演Dr.デビット・オリバー氏）、会議の場では、国情の違いによるよりは、むしろ個人的な考え方や事情による違いの方がウェイトが大きく、悔いのない選択や励まし合う意味から〝患者・家族等の交流会の有用性は極めて高い〟と総括された。》（熊本［2000:23］）

支援する側のこうした中庸な報告に比べ、その後、外国に出かけたＡＬＳの本人たちの捉え方、主張はより明確なものである。二〇〇〇年にはデンマークでの会議に人工呼吸器を付けた三人が参加した。

491 山口進一［**429**］。《今回私がこの会議に参加する目的は二つありました。ひとつは「発病してからずっと私が続けてきた講演活動を国際会議の場で実行すること」もうひとつは「呼吸器を装着して目的を持って生きている我々患者を世界中から集まった人達に見て貰い、気管切開・呼吸器装着を拒否して安楽死を選択することが多いという欧米の風潮に異議を唱えること」でした。》（山口［2001:9］）

★03――問題は、外国から輸入される以前に既に存在している事実やそのことの意味が理解されなかったり、さらに独自の意義が見失われることがあることだ。このことを立岩［1999a］で述べた。

492 橋本みさお[472]。《飛行機嫌いの私を、厳寒のデンマークへと引き寄せたのは、一九九九年冬の日の新聞記事でした。そこにはALS患者が、北欧を訪ねた体験談を寄せていたのです。／たしかに福祉先進国かも知れないし、夏の北欧の美しさは想像に難くありません。でもそこに、引用されていた医師の談話の「人工呼吸器は、神の意志に逆らう行為なので、呼吸器は付けない」には、不快感を禁じ得ませんでした。／私達の在宅介護支援は、誰彼なしに、呼吸器を付けて欲しいというつもりなど、毛頭ないのです。「生きたい人が生き、死にたい人が死ねる」といった環境が欲しいのです。／…／およそ国情の違いは、不公平の一言で済まされない、大きな悲しみを発生させるのです。日本には「告知」の壁がありますが、欧米にはそれはありません。日本には呼吸器の選択肢はあるのですが、多くの患者に呼吸器の選択肢は与えられないのです。

ALS患者の介護を考える時、現実に呼吸器を装着して社会で暮らす人々がいて、その生活を支える家族がいる以上「呼吸器をつけて生命を永らえることは、神の御心に反する」の一文は承服できないのです。もしも、皆様が、学齢期の子を持つ、終末期のALS患者であったならば、親の介護を手伝う子等に「あなたの親が生きることは神が許さない」と言えるでしょうか。》(橋本[2000b:29])

493 《東の果てに生まれた私には、デンマークが、暗く淋しい国に感じましたし、漁師の娘としては、気風の良さもメリハリも感じません。／日本は良い国です。まぶしい太陽が、ただですし、取りあえず人は平等です。／今回の発表の後で、ベルギーの患者は、「自分の将来に希望が生まれた」と泣いていましたし、イギリスの医師は、今まで呼吸器はお金の無駄だと主張していましたが、今後は「呼吸器を勧めます。」と言いました。》(橋本[2000c])

494 《橋本・熊谷の発表の後、人工呼吸器を着けていないベルギーの患者が「呼吸器」を着けて生きることの意味を見つけることが出来た！」と感想を言って頂いた。その日までのいろいろな苦労を忘れさせる嬉しい感想でした。その後の会食の時に聞いたところによると、医師から「人工呼吸器を着けて生きてどうなるの？」と言われているとの事でした。》（熊谷・熊谷［2001:9］）

495 《国際会議の二日目に橋本さんと熊谷さんの発表がありました。会議の初日より、呼吸器をつけた患者さんの初参加という事で注目を集めていたため、お二人の発表にも大変な注目がありました。…会議に出席されていた他の国の患者さんにはとても衝撃的だったようで、中でも台湾の女性の患者さんが、「自分には子供がいるのですが、これから病気と闘って生きていく事に大変勇気が持てました。自分が呼吸器をつけることになっても頑張っていきたいです」と、涙ながらにおっしゃっていたのがとても印象的で、意味のある参加だったと実感させていただきました。》（丹保［2001:33］）★04

二〇〇一年のサンフランシスコでの会議には呼吸器を付けた七人が参加した（『難病と在宅ケア』2002-1:4-6に写真と記事）。

496 山口衛［**468**］の募金要請の文書から。《昨年初めの毎日新聞の記事に見られるように、欧米のALS患者における尊厳死ONLYの風潮は、憂うべき現実です。／私は、日本の人工呼吸器装着者の国際会議参加によって、人間の真の尊厳とは何か？　尊厳死も人工呼吸器装着も選択肢の一つだと考えてもらえるように行動したいと考えてきました。ALSは決して死病ではないこと、生きる方法は存在していることを、つまり人工呼吸器を装着することによって、ほとんどの患者が人工呼吸器を装着せず死を選択して行く欧米の現

★04——デンマークの福祉、とくに高齢者福祉について大熊［1990］、デンマークでの人工呼吸器をつけての生活について大熊［1993］。第二の都市であるオーフス市には、利用者が面接した選んだ介助者に市が賃金を払う制度があり、オーフス方式と呼ばれる。この制度の開始、拡充にも関わった筋ジストロフィー者、エーバルト・クローの本にKrog［1993＝1994］（立岩［2005］で紹介）。一方で生活のための制度があり、実際生活が可能であること、他方で自ら死んでいく人がいること、この両方をどう考えるか。どちらも選べるという単純な話ではないはずであり、調べて考えてみる必要がある。

状に一石を投じることが出来ればと考えています。何よりも私は、人工呼吸器装着を「神の意志に反した行為」などと言う人達に、私達の姿と活動を見せつけることで人工呼吸器装着の持つ可能性を理解させたいと思っています。／そして、このことに成功すれば、日本のＡＬＳ関係者にとって何よりの励みになると同時に、厚生労働省を始めとする日本の社会のＡＬＳ理解を深めるものと確信しています。／昨年は、三人の日本の人工呼吸器装着患者が始めて人工呼吸器をつけた患者として国際会議に参加し、その活躍ぶりを紹介して欧米の人たちのみならず会議の参加者全員に強いインパクトを与えることに成功しました。／今年は、私を含めて七人の日本の人工呼吸器装着患者が国際会議に参加して二〇〇五年の国際会議の日本開催を申し出る予定です。》（山口衛［2001a］。報告は山口［2001b］、旅行記に山口［2002］）

二〇〇二年のメルボルンでの会議には呼吸器を付けた人が四人参加。ただ医療関係者の会議という性格が強いこの会議で、発表は事務局会議、ポスターセッションの場に限られた（金沢［2003］）。二〇〇三年はミラノで開催。橋本みさお［492］と舩後靖彦［239］が参加。舩後は二年続けての参加だった。

497 《二度目の参加をさせて頂きました。／その中で思いましたのは「なかなか患者自身がその活動を、発言するのは難しいという」と言う事です。実は、昨年の参加以来、会議の主体が介護者側にあると気がついた私は［…］テーマを「ピアサポート」とした発表意志を示しました。ところが、頂いた返事は残念ながら「却下」だったのです。［…］「過去三年間、日本に優先発表をさせたから」との事由を知りました。諦めきれなかった私は［…］再度のお願いを国際会議本部に致しました。結果［…］ショートスピーチの時間を頂ける約束を得ました。》（舩後［2004b:12-13］）

二分間のショートスピーチ、発表できなかった一〇分の発表の原稿を含むより詳しい報告は彼のホームページにある（舩後［2003］）。専門職フォーラムに出席したら、（トータリィ・）ロックトインの状態（→第12章）になったら呼吸器を外してくれと言われていた場合に外すべきかが論じられていた。《結局「私は日本の患者です。／私の呼吸器は体の一部です。／それを止めるのは自殺を意味します。／日本では考えられない事です」／とだけ発言致しました。これで精一杯でした。／結論！「文化の違い」で片付けられました。／お粗末様です。》（舩後［2003］。それ以前の国内での講演に舩後［2002b］）

498 《日本から頑張って来た患者さんたちに一応の驚きと感動の声が聞かれたが、人工呼吸器を装着してまで遠路参加することに対して理解が出来ないという他国の協会員もいたのは事実》（川上［2003a:80］）

安楽死に反対する人たちは外国にはいないのかといえば、そんなことはない。そして反対者はカトリックなどの宗教的生命尊重主義者たちに限られるかと言えばそんなこともない。例えば米国には『まだ死んでない（Not Dead Yet）』（http://acils.com/NotDeadYet/）というホームページがあり、次のようなことが書いてある。《障害をもつアメリカ人は、あなた方の憐れみもいらないし、私たちを死に追いやる慈悲もいらない。私たちが欲しいのは自由だ。私たちが欲しいのは「生」だ。》。また探してみると、「反安楽死国際機動部隊（International Anti-Euthanasia Task Force）」（http://www.iaetf.org/）などという組織もあるらしい（私のホームページですこし紹介している）。

こうした組織がどれほどの規模のものなのか、またどのくらいの影響力があるのか私は知らない。大きな組織だとは思えない。論文や書籍で紹介されているのを見たことはない（そんなわけで私は、二〇〇一年二月、NHK教育テレビ〈人間ゆうゆう〉の「安楽死法成立・あなたはどう考える」という回に呼んでもらった時、こうした組織のことを無理やり、短い時間に押し込んで話した）。ただ、生きたい人はどこにでもいるということだ。日本で生きているALSの人たち外国の会議に出かけていって、そのことを言ってきた。そして二〇〇六年の国際会議の横浜での開催が実現することになった。静山社の松岡祐子は開催のために三〇〇〇万円を寄付した（『JALSA』56:1）。この会議の時にまた、この国のALSの人たちは呼吸器を付けて生きることを言うだろう。

こうしてこの国のALSの人たちははっきりと生きることを主張してきた。ただ同時に揺れてもいる。そしてALS協会はこの主題について主張の一致した人たちの集まりではない。組織を構成するのはALSの当人たちだけではない。家族がおり、遺族もいる。遺族の中には呼吸器を付けずに亡くなったのに立ち会った人がおり、付けないという本人の意志を受け入れた人もいる。

そして生きる方に傾いている本人にしても、やはりこの病はきびしいという思いがある。呼吸器を付ければさらに状態は進んでいく。それでも生きることだけを言っていけるだろうかと思う。

だから、やはり、「その人のことだから、その人に」、と言えばよいのではないかとも思える。ALSや他の病や障害の人たちが言い、行なってきたのも、一つには自らが知らされないまま、ものごとが決められ、思い通りにならないことに対する抗議だった。それは本人の意志の尊重ということだ。となれば、やはりその人の選択ではないか。

次の章ではそのことを考えてみる。選ぶことを全面的に否定しようというのではない。しかしそれを終着点にしてしまったら違うと私は考える。ALSの人たちが言ってきたことは、たしかに引用した[492]も[496]も自分で選ぶことだとも書かれているのだが、それで終わらないと思う。そのことを書く。その前に、ここまで何を見てきたか、書いてきたかを簡単にまとめておく。

5 ここまで：死に寄せられること、引き返すこと

誰もが知っているというほど有名ではないにしても、数ある難病と呼ばれるものの中でALSは特権的な病気あるいは障害だとも言える。まず頭脳は明晰で身体だけがまったく動かなくなるという状態は極端であり、そのような状態であるということは——実感することはとても難しいのだが——わかりやすい。そして知的な機能が残ること——このことについて誤解されることもあるから、それはしばしば当人たちの文章で

も強調される――は、ALSによってもたらされる状態を本人が意識しつづけなければならない悲劇性を示すものであるとともに、知的機能というこの社会で大切にされているものが保持されているから、そのことにおいてはALSの人たちの価値が低められることはない★05。

そして、この状態で生きていることは、一つに人がいるから可能になっているのだが、その人はこれまでほとんどは家族だった。そして、コミュニケーションのための機械が開発され、使用され、それが事態を劇的に変えることがある。

つまり、身体だけが動かなくなり、それを補うのが技術と献身である。そして絵を書いたり文章を書いたりする本人の努力がある。これらはいずれも私たちが好むものである。私たちは愛情と機械と努力が好きだから、家族の献身と技術の開発と、それらのもとでの「闘病」が取り上げられる。このように(だけ)ALSはメディアに現れ、知られる。だが、それはそのようにしか知られないということでもある★06。実際には別のことが起こっていた。このことを書いてきた。

第1章「間違い」では、二年、三年で亡くなると医師に(多くは家族が)言われたり本に書いてあったこと、しかし実際にはそれよりずっと長く生きている人が多くいることを記した。

★05――ただ数は少ないがALSにも痴呆を伴うものがあることは吉野[2001]で報告されている。

★06――嫌味な行いだとも言えようが、メディアにどのように取り上げられ、どのように取り上げられないかは調べてまとめた方がよい。メディアの側(のいくらかは自覚的な部分)も自らの取り上げ方が多分に偏向したものであることは知っており、またそれがよいことだとも思ってはおらず、仕方なく作っているところがある。とすれば、その仕方のなさをいくらかは認めた上で、どのように作っていけるかである。そしてそれ以前に、その人たちはしばしば、自分の局でかつて取り上げた同じ主題の番組のことを知らない。やはり記録を残し、参照できるようにしておく意味がある。

思っていたより生きられるなら、それはよいことではないか。しかしこのずれはただ喜ばしいことではけっしてない。まず、実際に生きられる時間よりずっと短い時間が告げられるという事態がずっと続いてきた。次に、多くの人たちが生きられたはずの時間より短い時間のうちに亡くなっている。この国で六〇〇〇人ほどいるとされるALSの人の六割とか七割が、自殺や安楽死の勘定には含まれないのではあるが、「自然に」亡くなっていっている。

それは何かの事故、異常な事態に発しているのでなく、日常からは隠されているにしても日常的なこととして起こっている。知ると、すぐにそれを知っていることに慣れてしまう、あるいは慣れてしまいたくなるのだが、それでもまず知っておいてよいと私は思ったし、どんな仕組みでそうなるかわかりたいと思った。一つひとつ起こることはありそうなことで、言われればそれはそうだと思われる。ただそれをすこし丁寧に書いたらよいと思った。人の世にそう新しいことなどありはしないのに、わかったと言って脇に置いてしまい、やり過ごされてしまうのはよくないことだと思う。だから多くの紙数を使ってきた。

第2章「まだなおらないこと」では、様々な治療法が試され、効果が期待されてきたこと、しかし今のところは有効な方法がないことを記した。そして、治療への期待の方に力が向けられることによって、また医療に包摂されることによって、今のところなおらないままで、しかし長く生きることのできる人が生きることが困難になってしまうことがあること、その仕掛けについて記した。

第3章「わかること」では、病名と病気について本人にそのまま伝えない様々な方法が用いられること、そしてその中で本人がまた様々な道を通って知るに至ることを見た。また、家族が知らされることについて、そしてその後について、さらに結局は知ることになった本人たちがそれをどう受け止めたか、また知らされることをどのように望むのか、それらを書かれた文章から紹介した。多くの人は知るまでに長い回り道を通った。この類いのこともよく聞くことだが、すこし具体的に、そして多くの文書に固有名が記されているからそれを記しながら、辿った。個々の医師に診断技術がなくてわからないからでもあるが、それだけではない。この病を疑う医療者はそれは深刻な病だと思う。だから診断を間違ってはいけないというそれなりにわからぬでもない事情もあるにせよ、先延べにし、回避する。知っていることも伝えない。

それでもなんとかしてその人たちは知った。もちろんこの本では知った人の言葉だけが引用されたのであり、多くの人は迷路に入ったまま症状が進行し、家族がいればその家族は知らされたにせよ、それを口に出すのもためらわれたりし、この病気の場合そうしていれば亡くなってしまうのだが、そのまま時間が経ってしまい、おおむね医学書に書かれた時間内に、亡くなっていく。

多くの場合、医師に格別な信念があるわけではない。とまどい、気遅れのうちに、多忙に紛れ、対応は遅延し拡散する。しかしただ回避があるだけでないし、またこの回避が許容された背景、こうした状態が長くそのままに置かれつづいてきたことの条件がある。それは医療の場だけにあるのではまったくないが医療の場にもある。それは医療者だけが構成しているのではないが医療者も関わっている。そんな場に置かれる医療者たちはかわいそうな人で、その人たちにできないことをさせているのだとも言える。あるいはそのことによって、私たちは人を死ぬに委ねているのだとも言える。

第4章「わかることについて」では、知らせること／知らせないことについてのこの現実に対してどのように言ったらよいかを考えて書いた。

まずあらゆる病について常にその本人に知らせるべきであると断ずることができないことを述べた。その上で、ALSの場合には知らせるべきだとした。そして、先に家族に知らせ、家族に決定を委ねることを批判した。本人以外に知らせることはALSの場合には不要であり、また最大の利害関係者である家族にだけ知らせることはALSの人が生きていくのを時に妨げるからである。

そして、本人と家族との関係について、基本的に言えること、言うべきことをこの章で述べた。家族と本人とが分けて論じられることが少ないことを批判した。また家族が他の人よりALSの人のことで重い負担を負うべきでないことを述べた。そして負担を不当に偏らせたままの状態である限り、家族に知らせることも、本人に知らせることも、困難をその場に捨ててしまうことになることを確認した。だから、告知は告知の問題だけで閉じないし、また閉じさせてならないこと、中立の立場で告げることは不可能であること、またその立場をとろうとするべきでもないことを述べた。

この病気では呼吸筋の力も弱くなっていくから、息をしつづけるには人工呼吸器を付けなければならなくなる。第5章「呼吸器のこと」では、付けない人がいること、また付ける付けないが選択の問題としてあること、これらはやはりまず普通に考えれば不思議なことだと述べ、そのことについてこの章から考えていくことを述べた。そしてまず、呼吸器を付けた人たちが、付けるに至った事情、過程について書かれた文章を読んでいった。まず、やはり家族が尋ねられ、相談がもちかけられることが多いことを見た。他方で本人が決めた場合、その決定がどんなものだったかについて、そして付けないつもりが結局は付けることになったその変化を記した文章を引用した。その変化は多く、生きた方がよいと他人から、ときに医療者から言われたことによっていた。

第6章「既にあったものの出現」では、人工呼吸器がいつ頃どのようにして使われるようになったのかについてすこし記した。一九七〇年代にその例がある。つまり技術的にはその時既に使用可能になっていることを確認した。次に、日本安楽死協会とも関わり積極的安楽死を行なった(つもりだったが実際には行なわれなかったらしい)ことが書かれ七八年に刊行された本を紹介した。そして、呼吸器が技術的には使えるようになってからかなり時間を経て徐々に利用が広がっていったこと、その普及の経緯をすこし辿ってみた。

変化が技術によってもたらされたという物語が語られることがあるが、以上を跡付けることによって、それは間違っていることを確認した。技術はあったが使われなかったのである。そして近代の社会・医療と死の関係について整理した。近代医療は「たんなる延命」を志向する、それに対して「人間的な死」「自分の死」を対置するという図式がある。この把握はまったくの間違いというわけではない。しかし基本的には外れている。実際に起こってきたことを見ればそれがわかる。医療の側が延命に専心してしまうというのは一面的であり、見てきたように、生きるのをやめさせる側についてもきた。だから、むしろこの紋切り型自体が説明されるべきものとしてある。医療はいつも生きる方向に人をもっていったりはしない。そしてそれは医療に限ったことではない。とても単純に言えば、この社会はその人たちが生きることを阻んできた。

ここに何かの中心があるわけではなく、とくに誰かがそれを命令したわけでもない。しかしたんに無秩序があるのでなく、見通せない場所に迷い込むような仕掛けになっている。緩衝材を経て、曖昧に事態は処理される。そしてただ現実がそのようになっているだけでなく、それでよいのだという理由も用意されてはいる。生きてきた人たちはその中で偶然のように生き延びることができたのでもあり、またこの仕掛けに抗して生きてきたのでもある。

こうして人工呼吸器を付ける人もいるし付けない人もいるという状態がずっと続きながら、その利用はすこしずつ増えてきた。その間の時間を生きて、迷いつづける人がいた。一九七三年に発症し、ALSの人としては症状の進行が遅く、「人工的な延命」を受け入れることなく九四年に亡くなった川口武久が書いた文章を第7章、第8章で引用した。すこし詳しくその文章を辿り、書かれていることが一つのことでないことを見た――それでもそれはごく短く要約できることもできるし、そして要約された限りでは知っているような気のすることでもあるのだが、それでも跡づける必要があると思って紹介した。

彼の文章には、ときに同時に、生きることと死を受け入れることが書かれている。第7章「川口武久のこと 1」では、彼が、「人工的な延命」を望まないと言いながら、同時に、それがおかしな主張であることを述べていること、言葉で表現できることを大切にしながら、それができなくなっても生きていたいとも書くのを見た。そしてその彼は、ＡＬＳの人たちの組織を作ろうとし、呼びかけた。日本ＡＬＳ協会となっていくその組織が作られていく過程をほんのすこし追った。その過程があって、ＡＬＳの人がＡＬＳの人を知って現実がすこし知られ、言いたいことを言うようになって事態が変わってきた。

その川口は、自らの書くことの矛盾をよく知りながら、しかし当初からの方針を取り下げることはなく、亡くなった。その人は、生きたいが、しかし生きないことにしたのだが、ではその人は、どのようであれば、自らの欲望に従うことに同意したのか。そのことについて第8章「川口武久のこと　2」ですこし考えてみた。この社会にその存在を否定するものがあること、その否定を否定できないことが基本にあっただろうことを述べた。またその否定が否定できないままなら、それと別に強い肯定が要されるのだが、それを彼は得ることがなかった、あるいはあっても受け取ることがなかったことを述べた。

第9章「その先を生きること　1」では、呼吸器を付けてその後を生きる人たちが書いたことを記した。そのつらさは、機械につながれて生きることの不幸といった抽象的なものでない。身体の様々な痛み、不快であり、機械と身体との接合の不具合であり、機械が外れてしまうことの恐怖だった。ならば出来のよい機械があればよい。次にすることがないこと、世界から遮断されてしまうこと、病室に閉じられ世界を受信できないことが苦痛をもたらすものだった。ならば外の世界に出て行き、また暮らしていると言えるような場所で暮らし、その世界やその世界にいる人たちから受け取れるものを受け取れればよい。

そしてもう一つ、大きな苦痛は伝えられないことである。痛みや痒みを伝えられないとつらいし、呼吸器が外れても知らせられなければ死んでしまう。そしてそんな用がなくても伝えたいことがある。それで、多くの場合に伝える手段があり、使われていることを紹介した。

第10章「その先を生きること　2」では、そうして暮らすための手立てについて、その手立てを得るための手立てについて記した。身体が動かないのだから、その部分をうまく補えるなら、暮らしたいところで暮らせるし、家族に負担をかけずに家で暮らせる。難病に対する医療・看護の機構とは別のところに、障害者の運動が獲得してきたものがあり、それを使う人が現れ、それが次第に知られるようになった過程があることを記した。そして、ようやく暮らせるようになりかけてきた現在、財政上の理由から制限を課そうという動きが強くなっていること、最もその影響を受けるのがALSの人たちであること、とすればそれに対して何か言わざるをえず、実際にその動きがあることを記した。

そしてこの第11章「死の位置の変容」では、一九九四年に放映されたオランダでの安楽死についての番組とそれに対する反響を紹介した。状況はそう長くないここ約二〇年ほどの間に変わってきた。つまり長く生きる人が増えてきた。それは医療技術の進展によって、ではない。変化はALSの人たちが生きることがあるという事実そのものによる変化である。生きる人が現れたこと自体によって生きることが促された。生き延びることは難しいことだったのだが、それでも支えがあったり情報があったり、偶然のように呼吸器が装着されたりして生き延びた人がいた。また川口武久のように症状の進行がゆっくりの人もいた。それが知られて、当たり前に死の方に流れてきたことがそうでないようになった。ときには生きている人がいるということではないのだが――生きられる。そして患者たちの間の交信が大きな役割を果たしてきた。具体的なこまごまとした技術の伝達、流通が役に立った。生きられると言われた時間と実際に生きられる時間との差異を作ってきたのはこの動きである。それは一九八〇年代に入ってからのことだ。

その動きが続く中で、一九九〇年代になって呼吸器の使用が拒絶される現実が知られ、批判されることになった。そして「自然に」死を迎える人たちはこの国に特に多いというわけではなく、むしろ他の「先進国」でその割合はさらに高いともいう。この国のALSの人たちは外国に行って、呼吸器を付けて生きればよいではないかと言い、生きることを世界に向けて主張している。

死ぬに委ねられることに対して、例えば死ぬのがこわくて呼吸器を付けた人がいて、それが生きられるという現実を作ってきた。その中でたしかに存在する生き難さをいくらか減らすこともできてきた。それとともに以上で知りえたのは、とりわけ生存に否定的なこの社会にあっては、生きたいと思う欲望を現実にできるのは、多く、「中立」の立場からではなく、ALSのことが知らされ、その人に対する関わり方が表明された時であることだ。

人の存在・生存に無関心な社会でなく、それを支持する社会であることが基本的に肯定されるとしよう。とすれば、そのためにすべきことがなされることが肯定されるし、生存の方を示し、そのための支援を本人に伝えることが支持される。そして、今までのところでは、生存に向かう――たしかに偏りがないとは言えない――行いを不当と考えるためのものは見つかっていない。

ただ、さらに状態が進行していくと、もっときびしい状態が訪れるという。(トータリィ・)ロックトインと呼ばれる送信不能の状態が到来することがあるという。そのことにも関わって、呼吸器を外す選択が考えられている。そうなると、やはり、別のことを言わなければならないのだろうか。

第12章 さらにその先を生きること

1　自分で決めるという案

「たんなる延命」を否定し、死の方へ向かう動きは既にずっと医療そのものの中に存在し、社会の中に存在していた。そのことを述べてきた。しかしその同じ時に「医療の過剰」が言われる。自らによる死を主張するために、医療に自己を対置し、医療による生という架空のものを相手に立てたというのは言い過ぎではあろう。「医療の過剰」という言葉に対応する現実がなかったのではない。誰もが知るように、利益を得るために、あるいはなんとか経営を維持していくために、薬を提供したり検査を行なったりすることがなされてきた。そうして無駄に多量の薬が提供され、それは無駄なだけでなくときには有害でもあった。多く行なえば多く収入が得られるという条件のもとで、過剰という現実はたしかに存在してきた。

しかしよくない生活に対置されるのは、まずはよい生活、もっとましな生活のはずであり、「尊厳ある死」に直接には行かないはずだ。なぜ、存在しない「延命至上主義」を相手に立て、次にそれと対になるものではない「尊厳ある死」が言われることになるのか。

一つに、積極的に肯定的に死に向かう決定を言いたい人たちがいて、自らに対立するものとして「延命至上主義」を言う。それは何か新しいことを言うようだが、基本的には今までの線の延長上にあり、その意味では因習、固定観念を打ち破ってでてきたわけではない。だからそれほどの抵抗を受けるわけでもない。それが本格的に問題にされるのは、生きている人が増えてその人たちのつながりが作られてからのことで、それまではさして波風が立つこともなかった。そのことを第6章に見た。

一九七〇年代末の日本安楽協会による安楽死法制化の運動は成功せず、この主張はいったんは後景に退くが、穏やかな主張、穏やかな死を語る言説は残るし、むしろ増殖していく。それは作為に対して自然、科学的なものに対して人間的なものを言う。その人たちの多くはとくに自然の信奉者というわけでなく、むしろいつもは人工物を必要としその恩恵を被っているのだが、このときには自然を言うのである。

そしてこれは、病を得た当の人たちにも使われる言葉にもなっていく。このままではたしかによい生を生きることはできそうにない時、既に知っている枠組みとして、あるいは自らが納得しようとしてこの言葉を使う。死のうとする時、死なければならないと思う時、特に同じ境遇の他の人が生きる時に自らは死のうとする時、その理由を見出そうとすることは不思議なことではない。ただ多くはそう割り切れてはいない。自然な死とは、その主張と矛盾しているものが自らにあることがわかっていながら、しかし語られるものでもある。このことが川口武久の文章には書かれていた。

もう一つ受け入れられる言い方がある。つまり、自分で決めることだ、そのように思う人だけがその道を進めばよい、と言われる。

第6章で日本安楽死協会の最初の会員はALSの人だったと書かれた本を紹介した。現在は日本尊厳死協会と名称も変わり、広範な支持を集めている組織だが、その組織の設立と運営の中心に関わった情熱的な人たちには、無用の生命は生きる価値がないという確固とした信念があった。その人たちは、そのことを率直に臆面もなく語るのではあるが（立岩[1997b:168]）、やがて、そのままの語り方では語ることができないことにはなる。そんなことを臆面もなく言ってほしくないことをようやくわからせてきたのが、この間の病者・障害者の動きでもあった。他方、死に対する自己決定であればさほどの問題はなさそうだ。ここでも自分で決めることが語られる。

自分のことを自分で決めたいとは、生きていたい人が思ってきたことであり、実際言ってきたことでもある。一方に死の方に行くのに抗して、生きるという流れがあって、それが現実を変えてきた。だが他方に、生きようという主張とたしかに共通する部分を含む別の流れがある。それは真ん中に中立の場があるとする。情報があった上で本人に選択させる。これが中立の、まん中の場所であると言う。その両側に、積極的な安楽死を認める主張と、逆に極端に「延命」を言う主張があるということになる。というよりむしろ、この場に立つと、前者は自分が選んだ場合に限って死ぬのを認めるという限定をつけているのだから、選択の内側にあり、他方は延命を押しつけているということになる。その流れを医療や政策の側は受け入れることになる。

そして、規準を作り、示すことは、もっともな、当然の流れでもある。ずっと起こってきた事態には、個々の場での混乱した対応によるところがある。患者の側からそれを指摘され、事態が明らかになると、これはどうにも申し開きができない。病院によって、また医師によって知らせ方やなされることに合理的に説明できない差があることは、学会や同業者の全国的な組織としては格好のつかないことでもある。だから対応せざるをえないし、また規準を示し水準を揃えることは同業者の組織の存在意義でもあるから、対応しようとする。こうして指針がいくつか出される★01。

499 《従来は患者に告知する前に、家族に病気について説明することも多かったが、患者と家族と同時に告知を開始することが望ましい》

《なるべく早期に告知を行うべきであるが、症状にあわせて段階的に行っていく場合もある》

《人工呼吸器を装着する意味については、人工呼吸器を装着すれば延命可能であるが、単に延命という効果のみでなく、人工呼吸器装着後の病気の進行から予想される病態や一旦装着した人工呼吸器をはずすことは困難なことも併せて説明する必要がある。人工呼吸器を使って社会参加を積極的に行っている患者も増えていると同時に、病院の一角で天井だけを見て生活したり、患者が人工呼吸器を装着したことを後悔してはずしたくてもはずせない状況に陥る場合など、メリットとデメリットの両面から情報を提供し、医師の価値観をできるだけいれずに説明する。人工呼吸器装着後にどこで過ごすのか、あらかじめ患者・家族に考えさせておくことも必要である。現在の医療環境では年単位での療養可能な病院は非常に限られており、在宅療養を選択せざるをえない場合も少なくない。在宅療養の場合は、介護者（多くは家族）が常に必要なこと・介護保険を含めた利用できる福祉サービスなどについて説明する。／入院・在宅のいずれの場合でも人工呼吸療法を続けるためには、本人の強い意志と家庭的、医療的、経済的、社会的環境を整えることが、不可欠であることを理解できるよう説明しなければならない。》（日本神経学会［2002］のⅣ「病名・病期の告知」）

【500】このガイドラインを作った委員会の委員だった今井尚志［259］［262］の解説。《人工呼吸器をつけるかつけないかという両面のメリット・デメリットをきちんと話して、医師の価値観はなるべく前に出さないようにして説明するようにと明記しています。［…］そして、患者さん本人には「自立」と「自律」を目指して欲しいと思います。「自立」とは、心理的に解放された責任を個人として主体的に生きる「インディペンデント・リビング」という考え方です。［…］「自律」「オートノミー」という概念がありますが、自分の人生を描く著者として生き抜くことです。》（今井［2003b:32］★02）

誰もが知っているように、このような文言はこのところの基本的な方向に乗ったものであり、いかにもありそうなものであり、そしてある程度もっともなものである。その作成には呼吸器を付けて暮らすことを支援してきた医療者たちが関わっており、このガイドラインは呼吸器は付けるべきでないと考える医療者に対するものでもある。現状維持では、事態が曖昧にされたままで多くの人が死を迎える状態が続くだろうことを考えれば、このガイドラインのようにそう言うしかないようにも思われる。

★01――国立療養所神経筋難病研究グループ［1997］。また、国立療養所等神経内科協議会の「国立療養所における筋萎縮性側索硬化症（ALS）診療のガイドライン」については岩下他［2000］。福岡県難病医療専門員、日本ALS協会福岡県支部の事務局長が加わって作成された吉良他［199?］は中立を標榜する他の文書とは違った性格のものになっている。なおこの文書は、福岡県重症神経難病ネットワーク http://www.med.kyushu-u.ac.jp/nanbyou/nanbyou.html（関連して武藤・岩木［2000］、武藤他［2000］）のホームページの中にあるが、トップページからは入ることができなくなっているようだ。

501 呼吸器を付けての在宅療養を支援してきた難波玲子（国立療養所南岡山病院神経内科医長）の文章より。《人工呼吸器の装着については、患者自身が進行性の病気であることをよく理解したうえで「生きていく」ことを選択（自己決定）することが必要である。人工呼吸器を着けて長期入院できるところはほとんどなく在宅療養となるので、人工呼吸器を着けて生活するための介護や経済的条件を考えて決めることが必要となる。さらに、気管切開による人工呼吸器を着けた場合、多くは四、五年、長い場合には一〇年以上生きることができること、現状では一旦着けると外せないことも念頭におく必要がある。》（難波［2002:42］）

また前もって決めて文書に記しておいた方がよいとして、「事前指示（事前指定、advanced directives）」が実施され（荻野［2004］、北里大学東病院）、またそれを支持する見解が表明される（伊藤博明［2004］）。

ALSの人たちも自分で知りたいし、決めたくはある。医師に勝手に判断されて困っていたのは患者自身で、その人たちは自分に情報が欲しいと言ってきた。知らないままでは予期しない身体の急な変化にうろたえてしまうことになる。この病気のことを知ることはうれしいことではないが、変化に対応しなければならないから必要である［207］～［210］。こうしてこの間の事態の変容に必然はある。それはALSの人たちが望んできたことも受けて作られてきたものでもある。

そして本人たちの考え方も一つではない。

本人が死について書くなら、生きている時に書くしかない。だから死ぬことを決めることは、自分に即するなら、結局はなされなかった過去のこととして、あるいは未来の願望として書かれることになる。そしていわゆる積極的安楽死は認められないとされるから、なされたとしても公表されることはない。それでも、意見として、一般論としては語ることができる。また外国での出来事をどう受け止めるかという議論としてなされることがある。その例を第11章1節で見た。また自分の死の場合と他人についての場合とでは、言えると思うことが同じとも限らない。このことは川口武久の文章に書かれていた。

こうして、本人であっても、死について考える場面は一様でなく、死について言うこともその人が置かれている場によって変わってくる。ただ、様々あった上で呼吸器を付けることになり、そして今、生きている自らの場からは、そして社会に向けて言おうとする時には、死のうと思ったこと、思っただけでなく言ったこともあったが、今はそう思わない、生きていてよかったと語られることが多いだろう。

ただそれでも、そのような人ばかりでない。自分自身について、自ら死を決めることに賛成する人、その意志を、少なくとも一度は、表明した人もいる。ALS協会といった組織の中にも様々な意見の人がいる。さらにその組織はALSの人たちだけの組織でなく、関係者すべての団体であり、その人たちが思うことも

★02――このように中立を標榜する今井のいた国立療養所千葉東病院（その後、今井は国立西多賀病院に移動）も、千葉大学附属病院では次のように評されたと言う。《千葉東病院に行ったらこんなものではない、有無を言わさず強制的に人工呼吸器をつけられる、等と印象づけられる言い方をされ、千葉東病院に対し悪い先入観を持つようになった。》（植松[2003:8]。この文章は[279]でも引用）。

これはかなり複雑なことになっている。

植松は、千葉大学附属病院で、呼吸器を付けるように説得されて、受け入れなかった。「大変苦んで死んでいくこと」「人工呼吸器をつけること（これは延命治療であること）」を「一〇～二〇分説明され」、別の日には「ビデオテープを渡され」、その後もたびたび説得をされた（植松[2003:8]）。医師には、呼吸器を付けないなら苦しむと言われたのかもしれないとも私は思うが、それはわからない。自宅に戻り、呼吸困難から別の病院で呼吸器を付けた。悲観的だったのだが[279]、千葉東病院に入院し、そこには「患者に対して物事を肯定的に捕え勇気づけ」る人達がいたので「生きていく希望が抱けた」（植松[2003:8]）。

その病院が呼吸器を付けて暮らす生き方（を支援すること）に熱心であり、同時に、その人の決定を尊重することが、「有無を言わさず」という態度であると言われている（ように植松には聞こえた）。その通りに言ったとすれば、それはガイドラインを遵守している今井たちには不満なことだろう。しかし私は、この病院の対し方を肯定した上で、むしろガイドラインをそのまま肯定しない立場に立つ。そして[500]の文中にある「自立（自律）」の尊重を肯定しながら、しかしそれを第一のものとは考えない立場に立つ。「自立（生活）」をどう考えるかについては立岩[1998b]、および第10章★02にあげた文献。

様々であり、ゆえにそれほどはっきりしたことは言えないということにもなる。ＡＬＳ協会の会長を長くつとめた松本茂は「大いに反対」と言ったが[483]、今の会長は次のように書いたことがある。

[502]《帰路、ＡＬＳ患者にも死ぬ権利があるのではないかなどと、まるで健常者のような考えが頭をよぎりましたが、我が身に置き換えてみると、「余計なお世話よ、私は生きて見せる」と闘志、闘志。／でも、死にたい人は死んでくださいね。ただし家族のために死ぬとか、死にたくないのに死ぬとかは言わないことです。》（橋本［1997g］。[517]に続く部分）

「死ぬ権利」を肯定していないようだが、すると「死にたい人は死んでくださいね」と辻褄が合うのだろうか、一人の人においても考えは分かれている、と思う人もいるだろう。とすれば、やはり、「選んでもらえばよい」。ここが、ものごとが落着する場所なのだろうか。

そうではないと私は思う。これまで記してきた、ＡＬＳの人たちが言ってきたこと、行なってきたことを見るなら、この落ち着かせ場所はずれている。価値観をさしはさまない情報の提供という言い方はおかしい。このことをこの章では再度確認する。

ただ、これまでの変化、達成が、選んでもらえばよいという現在の路線を簡単に否定しにくくもしているように見える。つまり、呼吸器を使うことによって長く生きられるようになってはきており、しかしそのことによって、生がさらに厳しいものになるのなら、やはり生を終わらせることを選べた方がよいではないか。あるいはいよいよ厳しくなった時に死を選べるのであれば、それ以前に死を選ぶ必要もないではないか。具体的にはいったん付けた呼吸器を外すという選択はないのか、あってよいのではないか。そんなことも論じられるようになる。

2　外すこと

普通には、どうなるかを知った上でどうするかを決めてこそ決める意義もあると考えられるから、知らされて、また知らせて当然だということになる。そしてその人の決定と言う以上、自分で生きたいと決める限りは生きていてよいということになると同時に、呼吸器を付けないことは、そのことが選ばれた限りで肯定されるはずだということにもなる。さらにこの方向を進んでいけば、呼吸器を外すという選択が選択されてよいこととして浮上することにもなるだろう。付けることは選べることであり、他方で外すことがそうでないというのは辻褄が合わないようには思えてくる。

そしてこのことには、ＡＬＳの人が生きていくことが主張され、それがある部分では実現されてきたことも関わる。つまり、生きられるようになる中で身体の状態はさらに進行していくことがあるのだが、それはその本人にとってつらい状態だと思われるし、周囲の者にとっては狼狽するしかないできごとである。ならば呼吸器を外すという選択、決定もまたあるのではないかというのだ。このようにして外すことについてもまた語られるようになる。

単純に考えると、付けないことと外すこととどれほど違うのかと思える。安楽死の定義の問題は別として、いずれもその人を死の方にもたらすことであるのに違いはないではないか。そうかもしれない。

まず現に外すという決定と実行とがあることを知り、素直に感動する人がいる。

503　米国に研修に行った保健・看護職の人の感想。《研修の最終日に、ホテルまで私たちを送り届けてくれたメアリーさんは、神妙な顔をしてロビーのソファーに腰掛けて話し始めました。［…］メアリーさんが訪問看護をしていた療養者が、自分で人工呼吸療法を中止する選択をしたというものでした。以下に要約します。／仲のよい高齢の夫婦がおり、妻がＡＬＳで夫が看護をしていました。妻が人工呼吸器を装着するか選択を迫られている頃、夫が末期癌とわかりました。夫の余命はあと数ケ月と告げられて夫婦は今後の生活について話し合いました。妻は夫が亡くなるまで共に生きること（人工呼吸療法を選択すること）を決め、夫が亡くなったら自分は人工呼吸療法を中止すると決めました。その後、夫婦は仲良く療養生活をしましたが、夫が亡くなったのを契機に妻は「私は十分満足した」と、人工呼吸療法を中止することを決断したそうです。／話を聞いて、私たちは言葉を失いました。自分で「生きることと死ぬこと」を選択した妻、夫婦の愛情の深さ、こんな大切な場面を支援していたメアリーさんの凄さ、色々な気持ちが頭を駆け抜けていきました。この話は日本に帰ってからも、そして今でもずっと考えさせられます。》（松下・輪湖[2001b:50-51]。文中のメアリーは、ベン・コーエン[175]の支援に来日したこともあるメアリー・ベス[503]で、第10章4節で言及した看護派遣会社の経営者）

呼吸器を外せないことを前提すれば、その分生きている時間が長くなり、そして生きている意味がないこともあるのだから、そのことをよく考えるべきだと言う人がいる。本人によく伝えて、その後の人生にどれだけの意味があるのか、どれほどの「QOL」が見込まれるのかをよく考えて呼吸器を付けるかどうか決めてもらうべきだとされる。

504《在宅人工呼吸療法が不可能で、病院内で使用している患者さん、在宅人工呼吸療法を施行している患者さんの間で、QOLに関しての検討は意外に行われておりません。在宅、病院内に限らず人工呼吸器を装着したら、現時点では取り外すことは我が国では法律上認められておりません。したがってまず永久的な人工呼吸器を装着する以前に、多くの検討をする必要が出てきます。／病院内でのALS患者（特に人工呼吸器装着例）にとって、療養上の最も問題となるのは患者のQOLでしょう。その理由としてQOLの向上を明確にとらえることができない点をあげることができます。私共の病院では院内の長期人工呼吸療法患者でQOLの向上を形として明らかにし得たのはきわめて少数で、パソコンを駆使しての自著、闘病記を出版した人、家族の成長をこの眼で見ていきたいとの希望が唯一であった女性などわずかでした。／過去の院内での長期人工呼吸器装着例は、ただ単に家族からの装着を強く望む声に流されてきたきらいがあり、そこには患者のＱＯＬを考慮する余地はほとんどなかったのが現状でした。必ずしも当初は明確に何のために人工呼吸器を装着するのか、などのインフォームド・コンセントが十分でなく、装着時までに了解・選択への過程が不十分であったケースが少なくありませんでした。／この数年、私共は以上の問題点を取り入れたインフォームド・コンセントを患者、家族の方に徹底して行った結果、在宅、病院内での長期にわたると推測される人工呼吸療法を選択する患者は激減しました。この理由の一つに、患者の人工呼吸器を装着しての生活で自分のＱＯＬを十分に考慮し、何のために装着するのかを自分自身で真剣に考慮した結果が反映しているのだと思っています。》（斉藤豊和［2001:32］）

この文章に驚いてしまったことは［231］に記したから繰り返さない。他には次のような文章もある。

【505】西澤正豊（国際医療福祉大学臨床医学研究センター教授）の「ＡＬＳ患者のノーマライゼーション」という題の文章の中の「人工呼吸器を外す自由は？」の全文。《「人工呼吸器は一度付けたら外せなくなるので大変ですよ」といわれます。しかし、人工呼吸器の使用を止めるという選択の自由もあっていいのではないでしょうか。以前オランダの安楽死（尊厳死）制度についてのテレビ番組に登場したＡＬＳの女性は、自分で涙を拭くことができなくなったら安楽死（尊厳死）を選ぶと言っていました。／こういう価値観も尊重されることが大切なのだと思います。悪性腫瘍の終末期に緩和ケアを受けたいという患者さんの選択を認めるのであれば、ＡＬＳという特別な疾患の療法においても、もしも患者さんから「人工呼吸器療法はもう十分です」という意思表示があったとしたら、一度付けてしまったのだから止められませんという対応だけでは、患者さんや家族に酷な場合もあるのではないかと感じます。人工呼吸器を付けての療養生活も長期になると、時には苦痛が上回る場合もあるでしょう。呼吸器を付けて必ずしもよかったとは思えなくなる場合も

あるでしょう。そういう場面ができる限り少なくなるように呼吸器を付けた後の患者さん、家族に対するケアの質をもっともっと高めなければならないのだと思います。》（西澤［2000:48］、ノーマライゼーションについては立岩［2002b］）

これもまた一つ前の文章と同じくとても真面目な文章である。ただ、これを読む人は、ＡＬＳへの対応を悪性腫瘍の終末期の緩和ケアと同列に考えられるか、「患者さんや家族に」と並列させてよいのか、「苦痛が上回る」とはいったい苦痛が何を上回ることなのか、と次々にわからないことが出てくる。一九九五年にＮＨＫで放映された番組を思い起こす人もいるかもしれない。そこでは末期の大腸がんと診断され安楽死を望み、そのようにことが決まったオランダの男性が取材された。だが、その九月後に再び訪れると、その人は孫娘の抵抗に会ってその決定を撤回して生きていたという★03。

医療者の側が勝手に本人の思いを推量し呼吸器の取り外しを推奨していると言いたいのではない。実際に本人が、ある状態になったら外してくれと医師に言うこともある。

506 ベン・コーエン［175］の主治医だった広瀬真紀（広瀬病院院長）、一九九一年五月。《在宅丸一年の記念日。彼の周囲からもれてきたのは「安楽死」。／喋れなくなったら人工呼吸器をはずせ。／主治医としての答えはノー。／その時がきたらどう対処していいか。今は考えない。先送りだ。》（広瀬［1994:29］）。その後、ベン・コーエンは経管栄養を固辞、苦しみながら経口栄養を維持する。《彼と私との間のさまざまな心的苦労》（広瀬［1994:31］）があって、一九九二年二月一八日、胸痛発作、緊急入院。二〇日逝去。

さらに、呼吸器を付けられるためにも、ＡＬＳの人が長く生きられるためにも、外す自由が認められてよいといったことも言われる。つまり、付ける付けないは本人が決めることができるが、いったん付けたら外せないとしよう。だから付けるときによく考えた方がよいということになり、結局呼吸器が必要になる時点で呼吸器を付けることをしない。その結果、死期は早まる。だから、外す自由を認めた方がかえって長く生きられることになるから、外すことを認めた方がよいのではないか。
【507】北里大学東病院の医師。《もし、中止の権利があれば困難な状況でももうしばらく生きることを選択する方は増え、周囲のものとも大切な時間を共有できると考えます。》（荻野［2004:18］）
【508】川口有美子［485］にはALSの母親がいる［518］（歌集に島田［1999］）。《呼吸器をつけてしばらくして冷静になった時、やっぱりもういいや、「では外していただこう」と言えるのであれば、もしかしたら、呼吸器装着してみようと決断する人の数が増えるのではないか？／（呼吸器を）着けたら二度と外せませんよ、という言葉でいったい幾人の患者が消極的安楽死を選ばされているか、それは尊厳ある死ではない、絶対に。》（川口［2000b］）

3 外すことと付けないこと

呼吸器を付けないことは（積極的）安楽死ではないので許容される、しかしいったん呼吸器を付けてしまったら、外すのを認めることは積極的安楽死を是認することであり、依頼されて呼吸器を外すのは自殺を幇助することであり、できないとされる［374］。しかし外したくなる人もいるだろうから、認めるべきではないかと言われる［505］。また、いったん呼吸器を付けると外せないからその前の付けるか付けないかの時点で

★03――小松［2002:97-98］で取り上げられ、小松［2004b:37］でも言及されている。こんなことがしばしばあるのだが、それをどう考えるかについては第8章4節でふれ、本章6節で続きを考える。
「緩和ケア」について。まず同じ雑誌の特集に掲載された中島［2003］、難波［2003］、橋本［2003］、堀内［2003］で言われていることのずれを考えるとよい。終末期医療と緩和ケアは違うという主張はあり（林［2004a］）、それは理解できるが、実際には非常に近い意味で用いられていることが多いことは押さえておく必要がある。全面介助、経管栄養、人工呼吸器、瞼や眼球の動きによる発信の四つの状態を「ALSの終末期の特徴」（後明他編［2003:291］）としてあげている――「緩和医療のすべてがここに！」と帯に記されている――本があったりする。

付けないことを選ぶことになり、結果として死期を早める人がいる。ならば外すことを認めた方が、かえって呼吸器を付けて今より長く生きられる人がいるのではないか[507][508]。

そんなことがありうることを認めよう。しかし、その手前から考えなければならないし、その方が当然なのではないか。つまり、付けないことは許容されるが外すことは許容されないという状態自体が不思議なことではないだろうか。両者の間にどれほどの差異があるだろうか。

まず、息が苦しいのはいやだと思い、死ぬのはいやだと思う人にとっては、多くの人が呼吸器を付けないのは不思議だ。人工呼吸器が選択の対象であるということ自体がよくわからない。呼吸が困難になった時に呼吸器を付けなければ生きていられなくなるのははっきりしている。つまり第一に、外すにせよ、付けるのをやめるにせよ、もたらされる状態は、その時期の早い遅いはあるにしても、同じである。

むろん呼吸器を使わない理由は語られている。そうした状態で生きつづければますます自身でできることは少なくなっていくこと、周囲、とくに家族の負担は重くなることである。そう言われても、何を言われてもいやなものはいやだと、死ぬのはいやだと思う、あるいは思える単純な人間、単純に臆病な人にとってわからなさは消え去ることはない。ただその理由はわかったとしよう。すると第二に、付けないことあるいは外すことを選ぶのは、差し迫った身体の苦痛の回避のためでなく「精神的苦痛」を理由として安楽死を選ぶのと同じである。

このところは間違えない方がよい。相対的に楽な状態を維持するために、積極的な治療、苦痛を与える治療を受けず、あるいは苦痛の緩和のための処置をすることによって、結果として死期が早まることはあるだろう。苦しく長くより、短くてよいから楽な方がよいという人はいるだろう。しかし、ALSで呼吸器を付けなかったり呼吸器を外すことはこのこととは別種のことである（立石[2004c]）。

延命の効果のある薬を使わないことで気分が楽になったり、したいことができることがある。その時にその人には得るものがある。しかし、呼吸器を付けないことあるいは外すことによって得るものは、短いかもしれないが楽に生きられる状態ではなく、死である。呼吸器を付けて起こることは、死を遅くする効果はあるがきつい薬を用いることによって気持ちが悪くなったり気力がなくなってしまうといったことではない。その後の生の継続である。

だから、延命のための苦しい治療を受けないこと、呼吸器を付けないこと、呼吸器を外すこと、この三つでは、後二者の間の距離がずっと近いのは明らかだ。二番目の行いもまた自殺にとても近い。そして周囲の者たちがそれを認めるとは、そのための行いを自らの手を動かして行なうわけではないが、しかし、その行いとその行いを傍観していることを当然としているということである。

その上で、呼吸器を外すことと付けないことの間にどれほどの差があるか。

致死性の薬物を注射するのは何かを行なうことだが、何かをしないこと、例えば正の効果のある薬物を与えないことは行なわないことであり、両者は異なるという論がある。(結果としての死を)予測して行なうことを作為、予測できるときにそれを行なわないことを不作為とすれば、呼吸器を取り外すのは作為ということになり、呼吸器を付けないことにするのは不作為ということになる。あるいは「積極的行為」と「消極的行為」という言葉で区別することがある。両者は異なるとは言えよう。ではその差異はどれほど重要な差異か。

たしかにその人のまわりにいる人にとっては、その人に何かを行なうことと行なわないこと、その間に意味合いに違いがないとは言えない。少なくとも抵抗感は異なる。一方では自分の手を動かして呼吸器を外す、スイッチを切るという行いが死を招く。それを行なうことと、ただ事態の進行を傍観しているのとでは、多くの人にとって前者の方が心理的な負荷は大きいことだろう。しかしこの違いは認めた上でも、死を予期してなすことと死が予期される結果に至ることを止めないこととの間、呼吸器を外すことと付けないこととの間の距離は近い。まったく同じでないにせよ、そうは違わないとも言えるのでないか。呼吸器を付けないことを法律論的に「自殺幇助」と言えるかどうか、そうした議論にはここでは立ち入らないが、いずれの場合にも、死に至ることに加担している。

だから、この区分によって、外すのは問題だが付けないのは問題でないと言うことはできない。そう違わないということはシンガー（Singer［1994＝1997］）も言う。清水哲郎も言う（清水［2000］）。行なうことも行なわないことも行為ではある。わざと行なうこともあり、わざと行なわないこともある。結果（「死ぬ」）が同じで、意図（「死んでもらった方がよい」）が同じである場合がある。そうすれば死ぬのがわかっている。他方ではそれをしなければ死ぬのがわかっている。

そして違わないと言う人たちは、呼吸器を外すことも正当であることを主張する。あるいはそれを主張しようとして、違いがないこと、違いが小さいことを言う。何かをなさないことと何かをなすこととが基本的に同じであることを言い、そして前者による死を認めるのだから後者による死を認めても当然だと主張するのである★04。そして私もまた両者が近いことを認めた。ではその人たちに従うか。

従わない。私は、同じところから別のことが言えるはずだと思う。

まず、その論の前段を受け入れ、共通性を認めよう。以上でこのことを簡単に述べた。その上で、その人たちと逆のことを言うことができる。つまり、彼らは同じだからいわゆる尊厳死も積極的安楽死もどちらもよいと言うのだが、同じだからどちらも問題だとも言えるはずなのだ。外すことが受け入れられないのなら、付けないことも、というよりむしろ、付けないという本人の言葉をそのままに受け入れることも許されない、少なくともよくないことなのではないかと問うことができるはずだ。

それでは困るという人は「自然」をもってくるかもしれない。つまり、「人工物」を付けないで（あるいは外して）死ぬのは自然（な死）だが、何かをしてその結果死ぬのは殺人だという。つまり、その人（自身に備わったもの）に付加されたものによって生きている時、付加されたものを取り外す（もとに戻す）ことによって死に至るのは、殺すことではないが、その人に害を加えることによって死に至らしめるなら、それは殺すことであるというものである。

さきに、作為／不作為や、する／しないの違いがそう大きくないことがあることを述べた。結果も同じで、意図も同じ、同じではないかという言い方に対して、やはり違いはあると言う時にあがるのがこういう理由ではないか。それは、つまり、自分の身体でやっていけるだけが自分のいのちであって、それ以上は本来の自分の寿命ではないという考え方である。「自力」と「他力」のうち、「他力」を要する生命である場合、その力を抜くのと積極的に加害する場合とは異なるではないかというのである。

ただ、このような議論に対してはすぐに反論がなされうるし、実際なされてきた。実際に「自然死」した川口武久自身が、この考え方がおかしなものであることを述べていた。誰だって眼鏡をかけたり、薬を飲んだりして生きているではないか。そういう人は生きていてよく、そうでない人は死んでも仕方がないという

★04——他にRachels[1986=1991]。http://plaza.umin.ac.jp/~kodama/bioethics/wordbook/killing.html にBrock[1998]の短い紹介がある（cf. 清水[1997][2000:77ff]、山本芳久[2003]）。

国際高等研究所の研究プロジェクト「臨床哲学の可能性」を受けた書物が人文書院から刊行されるなら（その計画はあった）、そこで清水がこの主題を論じ、私がコメントすることになっているので、そこでこの主題についてもっと詳しく論じたい。立岩[2005]で「死の決定」に関わる書籍を紹介。安楽死についてはとくに法学の領域に多くの文献があり、中途半端に紹介してもしかたがないのでここでは紹介しない。文献表等を私のホームページに掲載している。なお、序章で述べたように、「積極的安楽死」と「医師によって幇助された自殺」とが分けられる場合には、前者では直接的な行為を本人以外の人が行ない、後者では本人が行なうという区別になっている。ここでは主に前者を想定しており、自殺幇助という言葉も、本人がその最後の行いを直接に行なう場合だけを指すものとしては使わない。

のは辻褄があわないというのだ。これはもっともな認識である。

だから私の述べたことは否定されていない。「付けるのも外すのも違いはないのだから、そして付けないのはよいのだから、外してもよい」という主張に対して私は「そうではない」と言った。「違いはなく、そしてもし外すのがためらわれるのなら、付けないこともためらわれるはずだ」と言った。

このことを確認した上で、付けない／付ける、外す／外さないこと、つまり死ぬ／死なないことをどう考えるか。

4 条件について

ある人たちは、生き死にはその人が決めることだと言う。それがこの間の流れだと1節で述べた。それに反対するなら、一つには、人には死ぬ権利はない、と断じてしまうことだが、ここではその人自身が決めてよいという主張自体を否定することはしないでおこう。

しかし、その上でも言えることはある。それは、まず、その人がいる状況、選択に関わる条件がどうなのか、どうあるべきかと問うことである。

このように言うと、決定というものは常にある制約条件のもとでなされるのだから、その主張はおかしいと言う人がいる。例えば私たちは予算の制約のもとで買物をするではないかと言う。だがこれにはさらに反論が可能だ。決定が何らかの条件のもとでなされること自体は認めよう。しかしこの事実は条件が問題だという指摘全体を崩すことはない。例えばある人にお金がまったくない時、その人に買物の自由があると私たちは考えないだろう。そしてその条件は社会的に規定されている。そこでどのような条件があるかが問題になり、どのような条件を設定すべきであるかが問題になる。

その答は論理的には様々ありうる。以下では三つをあげるが、留意すべきは、結局社会は様々ある中から一つの状態――それは幾つかの組み合わせであるかもしれない――を選んでいるのだし、選ぶしかないということである。

まず一つ、「その人がしたいことを実行するための条件は自力で獲得すべきだ、その範囲内でだけその人は選ぶことができる」という規則もありうる。しかしALSの人が生きられるための条件を自力で設定しなければならないとなったら、そんなことは不可能なのだから生きることはできず、生きることを選ぶこともできない。この規則はよくないとしよう。

次に、「いずれの選択肢も等しく実現できる条件が設定されるべきだ」という主張もありうる。選択肢のいずれもが実際に選択可能でなければ、それは選択、少なくとも自由な選択とは言えないと思う人たちなら、これを支持するかもしれない。しかし、生きるのと死ぬのと二つの選択肢があったとして、両方とも同じ程度に可能な状態が設定されるべきなのだろうか。選択肢が常により多くあることが望ましく、そのいずれもが等しく容易に実行可能であることが最も大切なことなのか、また各々の等しい実行可能性を現実に用意することが最も重要なことかと考えてみると、この主張をそのまま受け入れる必要もない。

さらに、「まずは生きられるという条件を社会は提供し保障すべきである」という立場をとることができる。誰もが臆面もなく生きることもできる社会を無色の中立の社会と言うこともできようが、それもまた特定の社会である。そしてそれ以外のあらゆる社会も特定の社会である。その特定の社会を支持するかそれともしないかである。その意味で中立的であることはない。いずれかの社会をとるとし、基本的には生存を支持することが社会の基本的な立場であるべきだと考えるとしよう。その上で、その人の選択を受け入れるということがあるということだ。基本には生存が支持されるという条件があって、選択の自由はその上でのことだと私は考える。

そこでこの条件を存在させることがまずすべきことであり、それが存在しない状態を放置してその人に決定に委ねればよいとは言えない。その条件が存在していなければ存在させる義務があるのだし、それを怠っているのではあればそのことについて責任があり、そのことを伝える義務があり、具体的に条件を存在させる義務がある。

そして多くの人は生きていたいと思っている。ならば、生きられる条件があれば生きることになる。その条件がどのようであるのかについて、第10章に記した。

5 価値について

選択肢が用意されるべきだという前節に記した二つ目の答を支持する人、自己選択を至上とする人も、生きられる条件を設定すべきだという以上の主張に同意するかもしれない。その上で次のように言うかもしれない。

その人がどうするのかについて意見をさしはさまない、さしはさむべきではない。なすべきはあくまで「外的」な「物質的」な条件の提供であり、その上でどうするかはその人に委ねられており、その意味でこれは無色の行いである。外的な条件がどうあれ、そのことと関係なくその人が死にたいと言うならよいではないか。また、自らの信条として、自力で生きられないようになったら死にたいと思っており、その思いは外的条件のいかんに関わらないという人もいるかもしれない。現在の社会における条件のあり様を知った上で、あるいはそんなことにはかまわず、私はとにかく死ぬことにしたのだとその人は言う。その場合には、その人の思い通りにすればよいではないか。

この主張に対しては、まず、それでは死ぬのを望まない他の人たちも巻き添えになる可能性があるという指摘がある。そして、その人自身にも死にたくないと思う部分もあるなら、その人の言をそのまま受け入れてよいのかという応じ方がある。このことについてはこの章の10節に述べる。

さらに、その人自身の死への思いが確かなものであることを認めた上でも言うことはある。まず私たちは、その人が言うことに対して何か言うことはできるだろう。このこと自体は本人の決定を主張する人も認めるはずだ。だがそのことを認めるなら、なぜ情報を提供するだけだと言うのか、中立であるべきだと言うのか。

中立を言う人たちは、実行するにあたっての条件と実行しようとする意志とを分けている。条件があり、条件についての情報があって、それを勘案した上で人が決定するという図式である。たしかに、条件と決定、客観的条件と主体的な決定とをひとまず分けることはできよう。ただ、その人の思いもまたその人が生きてきた社会のあり方によって変わってくる。他の人たちの態度や意見に私たちは影響され、左右されながら生きている。まずこれは事実として否定できないことである。

同じ状態において生きていてよいことがあると思うかどうかも、どんな社会で暮らしてきたかによって違ってくる。このことは事実として認めざるをえない。

この事実とは別に、その人の考えや決定を左右するようなことを言ってはならないと主張することはできる。だが一つ、この立場を仮にとった場合にも、社会は、人に対するあり方が「中立」「無色」になるまで補正的な措置をすべきだということになる。そして私たちの社会に現実に存在する価値が、人は自分ができる範囲で生きてよいという価値であったり、自分のことその他もろもろが自分でできることが人が生きる価値であるという価値であったりするなら、その偏った価値を、少なくとも中和すべきであるということになる。

もう一つは、基本的に中立という立場は不可能でもあり、また正当でもないと考えることである。私は、ここでは詳述できないが、この立場をとるべきであり、とらざるをえないと考えている。そしてこう考えることは思想・信条の自由を支持することと矛盾しないとも思う。

それに対して、その人に何を言うべきか決定できない、「偏った」ことは言えない、ゆえに何も言えないと返されるかもしれない。このことについても簡単に述べる。

まず、たしかにすべての人が納得するような答は見つからないかもしれない。しかしだから何も言えないということにはならない。そして「何も言わない」のも、「確実でないから言えない」というのも特定の立場である。さらに、ここで言えること、言うべきことは、そう難しいことであるのか、よくよく考えてもわからないようなことなのか。私にはそうは思えない。この社会にどのような価値があるかを言えるし、それに何を対置させるかも言えると思う。

社会の実際はどうであれ、また他の人たちにとってどうであれ、自分が生きるのが正しいと思う、あるいは正しいかどうかそんなことは知らないがとにかく生きたいと思う人がいる。みな人はそのような単純な人であってほしくとも、残念ながら、実際にこの世にいるのはそんな人ばかりでない。次に、たまたま自分のまわりに資源があるために生きることができる人がいる。強く望まなくともその人は生きることができる。ただそんな人もそう多いわけではない。そうでない人はいろいろと考えることになる。その中に、主体的に、死のうと思う人がいる。

生きるのをやめるのはなぜか。「死んで楽になる」と言うが、それは私には最初からわからない。幸不幸は生きている上でのことであって、死んでしまったら幸も不幸もないではないか。ただそれでも死んだ方がまだましだと(生きている時に)思うことはあり、思う人はいるという事実は残る。こんなことがあること自体については言わないことにしよう。しかしそれにしてもなぜ選ぶのか。

人が死ぬには様々な理由があるだろう。またその当人たちの言うことが一貫しているわけでもない。それは当然のことだ。ただ安楽死の場合には理由は限定されている。安楽死について書いたいくつかの短い文章(立岩[1998a][1998c][2000c])でも述べたことだが、身体の苦痛の多くは除去できる。少なくとも軽減できる。だから人はそれ以外の理由によって死ぬ。そしてALSの場合に固有に起こることは、自分の身体でできることが少なくなっていくことである。

それで一つには、生きていくための条件が厳しくなる。このことについては前節で述べた。ここでは仮に、生きるための現実的な条件自体は用意されているものとしよう。それでも生きないことにすることがあるかもしもない。ある文化に属する人は「自分ができることがなくなったから」と言い、また別の人は「人に迷惑をかけるから」と言うかもしれない。まず、この両者が基本的には同じ事態を指していることを確認しよう。

次に後者の人たち、すなわち「人に迷惑をかけるから」と言う人たちなら、状況が変われば決定も変わる、とは限らない。その人たちは、周囲の人たちが「迷惑ではない」と言えば考えを変えるかもしれないが、そう言われても申し出を固辞して死のうとすることもあるだろう。他人を気にするこの人たちの方が「西洋」の人たちより主体性の弱い人たちだとは言えない。

そして、こうした価値をその人が住む社会から受け取ったにせよ、あるいは――あまりありそうにないことだが――その人一人で思いついたにせよ、その価値の妥当性について私たちは考えることができるし、考えたことを伝えることはできる。そこで考えると、やはりおかしいと言うしかない。ここでは生存のための行いを自らができなくなることが自らの生存を否定してしまっている。つまり、生存のための手段の価値が生存の価値を凌駕してしまっている。

それはまず、人のあり方についての「偏った」価値である。むろんあらゆる考え方は偏った考え方ではあるから、偏っていることが問題なのではない。偏り方が間違っている。このような転倒した価値の下にある時、その人は自らの否定の方に行く。あるいは自らを否定することによってようやく自らを肯定することになる。自らの死を成就させることによって自らの生を意味づけようとする。その価値を受け入れる必要はない。そのように伝えることができるし、また伝えるべきである。

まったく無色の中立はなく、問題はどれをとるかである。これは先の「外的」な条件の設定の場面で既に問われていた。生存を支持しそれを可能にする条件があるべきだという立場と、そうでない立場とがあって、その間のどちらでもない立場はない。ある状態の人が生きられる条件を設定するか、しないか、どちらかしかない。前者をとるべきだと考える。

その人の価値が絡む場面で無言でいることは正当化されない。とくに、生きていくだけの価値がないから生きないとその人が思うことにこの社会とこの社会に住んでいる人が関わっているならば、まず生存が支持されるべきだというより基本的な価値から――あるいは、特定の価値をまったく与えるべきでないという価値からも――、またその基本的な価値を否定するものを自らが与えていることに対する責任ゆえに、その人に対して、言うこと、働きかけることは正当化され、なすべきこととされる。死の方に人を傾かせる社会にいる者たちが、はい勝手にどうぞ、とは言えないのだ。

ここでやっかいに思われるのは、当の人が既にその価値を自らのものとしていて、それと異なることをその人に言うことが、その人を否定することになることがあることだ。述べてきたように、ＡＬＳの人たちの多くはこれまでこの社会の中できちんとやってきた人であり、勤労や責任や羞恥についてその社会にある規準を受け入れ、その規準に照らしてきちんとやってきたことを自負してきた人である。ところがそのままだとＡＬＳになってからはかえって生きがたい。その規準を受け入れる必要はないと、その人の生存を支持する人は言うし、それはその通りなのだが、それはそれまでのその人のあり様を否定することにならないか。その人のために、既に生きてきたその人のあり方を否定せざるをえないといったことがこの場面に限らず、ときに起きる。このときにどうすべきかの解もやはり、基本的には、ない。ただこの場合に限っていえば、これはどうしようもなくやっかいな問題としては現れない。

まず、その人がこれまで様々に働いてきたことはそれはそれとしてよいことだった。このことはまったく否定する必要はない。今の自分を肯定するために過去の自分を否定しなければならないわけではない。そしてALSになった人にとっては事情ははっきり変わっている。今の自分を肯定するために、過去は過去としてよくやったと思いながら、今は今で、基本的には動けなかろうがなんだろうが生きていてよいとすればよい。

6 肯定に懸る負荷

多くの人は日常的には生きるとか生きないとかそう意識することはなく、生きたい理由を考えたりしないが、ALSの人たちにとって、その理由はまずより現実的なものだ。なぜALSの人たちは呼吸器を付けることにしたのか。まず[253]〜[257]にあげた。息が苦しいのはつらいし生きたいからだ。そして、他の多くの人と同じように、死ぬのがこわいからだ。また、生きていてよいと思うことがあるからだ。

509 「なにより生きることだけ考えていましたので、迷いなどはありませんでした」[254]と書いた橋本みさお[502]は別の文章では次のように記している。《わたくし自身の場合は、発病時に娘が幼かったという家庭の事情があったのですが、なにより「死」ほど怖いものはない臆病な性格のため、分岐点において楽な道を選び続けた結果が現在の姿です。発病七年目で呼吸器をつけて、元気に普通に生きていますし、「死」への恐怖も相変わらずで、自ら死を選ぶ心模様も未だに理解できずにいます。》（橋本[1998a]）

人は様々だから、臆病でない人、生命に執着のない人もいてよいだろうが、そうでない人はもっとたくさんいて、生きたいと思っている。普通はその積極的な理由が問われることはない。たいていの人はそう積極的な理由があって生きているわけでもない。だからALSの人たちにも理由がある必要はない。ただそれは自らに問われ、答えられようとすることがある。まず生きていればよいことがあるとその人たちは言う。

510 「絶望的な説明をしないで、生きる希望を持てるような告知をお願いしたいです」[236]と書いた和中勝三［307］の同じ文章から。《ALSと告知されて、あと三年〜五年の命と言われても決して諦めないで延命処置を受けて欲しいと願っています。／呼吸器装着しても、苦しい日よりも、楽しい日の方が遥かに多いですから、生きていればかならず笑う日がくる事を信じて》（和中［1999（?）b］

それとともに、誰かから生きることを願われた、また自分が必要とされていると思ったという記述が多くある。このことをどう捉えたらよいだろう。

511 一九九五年に安楽死を志願すると書いた文章をALS協会近畿ブロックの会報に投稿した長尾義明［481］は、九七年九月に二歳の孫に運動会に来てくれと言われ、新聞によれば《たった一言が人生を変えることがある。［…］何か吹っ切れる気がした。》（『徳島新聞』［2000］）

512 大川達［261］。《家族が不自由な私の存在をまだまだ必要とし、少しでも生きて欲しいと励む姿、友人、知人、肉親の強い励ましと、流してくれた涙。このように多くの人様に恵まれている素晴らしさを、自分の苦しみのために忘れていたことに気づき、もう少し苦痛に耐えて頑張ろうと思い直した》（豊浦［1996:46］）

513 小出喜一［164］。《私がALSを医師から告知されたのは娘が一才一〇ケ月の時でした。一度は自分の一生を全うしたものと、この生涯を終えることを考えましたが、献身的に介護する妻の姿や、娘の行動と言動により、娘の成長を見守りたいという意思から、人工呼吸器を付け在宅療法を続けることを決断しました。あれから、アッという間に四年半の月日が流れてしまい、もう小学校に入学です。》（小出［2002:73］）

514 奥村敏［255］の続き。《気管切開で悩んでおられる方には、ぜひ気管切開をして、人工呼吸器を装着するくらいなら死んだ方がましだというような考えは持たないで下さい。どんな形であっても、家族にとってはあなたは大事な一員であり、かけがえのない人であることには間違いないはずです。どうか自分自身はもちろん家族のためにも頑張ってみて下さい。きっと生きていてよかったなと思われるはずです。》（奥村［1995］）

その通りのことがあると思う。前節、前々節で述べたのも、その人の存在・生存がたんに肯定されればよいという以外のことではない。ただ、それは、具体的な身近な関係において、特定の人（たち）がその人の価値を肯定することがあることに感動し、賞賛すればそれでよいということを意味しない。私は川口武久のことを思い出してみる。たぶん、川口はそのような人、彼個人の生を願う人がいたら生きただろう。しかしいなかったら死んだ。いや、実際にはいたのかもしれないし、そのように彼に言った人もいたかもしれないのだが、川口は、その人にそのように思われてよいと思わなかった。このことをどう考えたらよいかだ。

そして今度はその人に対する側の人のことを考えてみる。やさしい人は、その人を必要としていると言おうと、言ってあげようと思うかもしれない。しかし、やさしくないかあるいは屈折した人は、そのようには思えないかもしれない。その人をそんなに私は必要としているだろうかと考えて、そうでもないと思う。としたらどう考えたらよいのだろう。

具体的な人間に、具体的に、私がその人との個別の関係を有する私であるがゆえに、肯定されたらうれしく、だから生きていこうと思うことがあってよいにはちがいない。しかしこのことは、そのような関係がないと生きていけない、その人を生きていかせようと思ったら、私にはあなたが必要なのだ、などと無理して言わなければならないというのも苦しいことのように思う。

とすると、本来は、そうした個別の肯定がなくとも、あるいはそうたくさんはなくとも、生きられる方がよいのではないか。その人に死を思いとどめさせる特別の契機があって生きられることが実際にある。けれども、その人自身が、そうした契機がないと生きられないほど、死の方に行くのはなぜか。普通に考えればこの方が不思議だ。その人が気になっているものがある、否定するものがある。肯定することに力がかかってしまうより、否定するものを除く方がよい。このことを前節で述べた。

肯定とはどんなことか。ＡＬＳになった人が他人たちの助けを借りることによって生きていけるのは事実と言うしかない。それを依存と言うならこの依存は事実である。ただその人が、そのことについていちいち他人たちに伺いをたてなくても生きていける状態はありうる。[511]〜[514]を読んだ時、そうして人に肯定され求められることはきっとよいことではあろうけれども、そうまくもいかないことは多々あるだろうし、また個別に強く肯定され必要とされることがないと生きられないとなったらそれも苦しいことだと思う人は、他に特別のことがなくても生きられる状態があることを支持している。その状態が作られ、わざわざ生きてよいか尋ねたり願ったり確認したりする必要がなくなった時、そんなことを聞く必要はない、そんなことをしなくてもあなたの生存・生活は維持されると言える。

実際にはその状態がなく、だからその人は生きがたい。すると強い肯定が必要になる。まわりの人たちの判断を待ち、その人たちから自らの生存は可能であるし望まれているのだと言われ、それでようやく生きることに決められることがある。しかしそれには無理がある。そんなものがいつもどんな人のまわりにも存在することはない。それは当然のことだ。なくても当然のものを存在させようとすれば無理がかかる。

私たちは、誰かに必要とされていると言われて生きることにしたといった筋の話にほろりとする。だが、それはなかなか得がたいことだから、感じ入るのかもしれない。だからその個別の強い肯定の前に、否定するものがないなら、あるいは少ないなら、その方がよいのでないか。このように考えたらよいと思う★05。

7 ロックトイン

さらにもう一つの疑問があった。ここまで幾度かふれながら、持ち越している、ALSにかかってやがて行き着くことのある状態がある。そこに生ずるのは環境だとか社会だとか価値だとかを越えた強度の苦痛ではないだろうか。そうなったらどうだろうか。それにはわかろうとしてもどうにもわからない部分があるのだが、考えてみる。

私がALSのことを調べてみようと思ったのは、安楽死でもしないと仕方のない状態というものがあるのかを考えたいと思ったからでもある。この病については「難病中の難病」などと最大級の形容がなされてきた（第9章1節）から、この病に即して考えてみればよいのではないかと思ったのだ。多くの場合、その人の周囲のあり方によってその人のつらさを減らすことができるのだが、そうでない場合もあるかもしれない。その場合には安楽死も仕方がないと、やはり言うしかないのではないか。それで、呼吸器を付けた後のALSの経験について書かれた文章を読んでいったのだった。そしてごく簡単に言えば、ここまでのところは、うまく必要なものを調達できればではあるが、どうやらなんとかなりそうだということだった。

★05——「承認」や「肯定」が語られることがある。例えば子どものことについてずっと考えて書いてきた芹沢俊介がいて、彼が肯定について書く。私は彼とそう違うことを考えていないはずだが、すこしの違いを大きくすればこの部分になるだろう。芹沢［2003］を紹介した短文に次のように書いた。《「私は子どもを愛せない親だ」と自らを責める人がいる。追い込まれかえって子どもへの攻撃に向かう人がいる。その人には受け止めるのはそう難しいことでないと言いたいのだが、どう言えばよいだろう。否定しないことと別のこと、それ以上のものとしての肯定は必要か。［…］ともかく誰かの強い肯定がないとやっていけない現実が肯定を必要とさせていないか。》（立岩［2004a］）
《その人が条件をつけずに肯定されること、少なくとも許容されること［…］けれど、それがどのような意味で可能なのか、私にはよくわからない。少なくとも、肯定し続けることができるようには思えない。ただ、肯定されることへの欲望もまた一つの症状であると言えるかもしれない。否定が肯定への衝動を形作っているのだとすれば、ともかく肯定される時、肯定への衝動もまた終わっている。その意味で、肯定の過程とは、構築されるとともに解体されていくような過程であるのかもしれない。》（立岩［1998c→2000d:43］）。ここに付した注では芹沢［1994］をあげている。
承認や肯定が必要だという主張が、例えば分配のためには愛国心が必要だという主張に、そして世界では範囲が広すぎてだめだといった話につながる。
《過度の不平等をあらかじめ阻止するためには、民主的社会は再分配の効果をもつ（そしてまたある程度は再分配の意図に基づく）政策を採用できなければならない。そしてこのような政策は高度な共同の積極的関与を要求する。》（Taylor［1996＝2000:201］）
こうした議論にどう対するか。立岩［2004b:140-143］ですこし考えたことを書いた。

しかしやがて、最後まで残るとされる眼球の動きも止まり、何も発信することができない状態になることがある。

ロックトイン症候群、訳して閉じ込め症候群、略してＬＩＳ（Locked-in Syndrome）という言葉がある。これを説明するのに、例えば、フランスとイギリスでベストセラーになったBauby［1997＝1998］という本が引き合いに出されることがある。ただ、その本の著者が置かれた状態はこれまで追ってきたのとそう変わらない。著者は脳出血のために身体が動かなくなったフランス人なのだが、まばたきはできた。その人はアルファベットを使用頻度順に読み上げさせ、選んだ文字のところでまばたきすることによって文章を書いた。ここでは、このような状態ではなく、さらに人が随意に動かすことのできる部分はどこも動かなくなる状態のことを考えている。この状態を他から区別して、「完全な閉じ込め状態＝トータリィ・ロックトイン・ステイト（Totally Locked-in State＝ＴＬＳ）」と呼ぶこともあるようだ★06。いくつかの文章にこの状態についての記述がある。

515 玉川桂［292］の発症は一九六八年。七三年に入院、気管切開、人工呼吸器を装着。《この病気は眼筋が比較的最後まで動くことになっているのに、夫は入院当初から動かなくなっていた。眼筋が動けば、眼の玉でイエスかノーかも表示できる。これは、夫が限界を超えて生きている症例だとのことである。》（玉川［1983:79］）

右足の親指のかすかな動きが残り、七五年には文字盤を読み上げるのに合わせてブザーを押す方法をとる（［:74］）。七八年の八月にはそれができなくなり、肛門の括約筋を動かす方法をとる（［:77］）。川口武久の小説（川口［1993］）にこの方法が出てくるのは、川口がこの本を読んだからかもしれない）。《一九七九年五月には、まったく表現できない状態になった。》（［:79］）。

まぶたは閉じている。見舞いの人は多く、キリスト教徒である玉川に聖書の講義をしてくれる牧師夫妻の訪問は続く。音読をする人や音楽テープを送ってくれる人がいる。テレビはほとんど一日ついている。七九年五月、《いま、この記録を記している間も、夫はあらんかぎりの苦しみを背負っている人とは思われないような、おだやかな表情をしている。すでに一年前から、まぶたも自分では開けられなくなっているので、「祈り」の状態にあるのか、あるいは、まどろみの状態にあるのか、それを問いただすことはできないけれど……》（[:97]。折笠[1989:216-217]にこの本への言及がある）彼が亡くなるのは八一年五月の呼吸器の事故による[403]。

516 小山恵子の夫は《八七年（昭和六二年）一二月、自覚症状が出て発病しました。右手から始まり首に来て、その後呼吸機能が侵されて来て、八八年の一〇月に呼吸器を装着。動くところ（指→額の筋肉→眼筋）がある間はコミュニケーション機器を使って病気のこと、会社のことを書いていました。子供に勉強を教えるなども時間はかかりますがやっていました。九二年（平成四年）一〇月からは眼筋も動かなくなり、全く意志伝達が不可能なまま二年経て、九四年一二月に他界しました。》（小山[1999]）

517 橋本みさお[509]。《MSWの誘いで同じALS患者を見舞いました。／MSWは「反応は遅いけど眼球が動くのよ」と言われるのですが、同じALS患者でいながら、私には最後まで眼球の動きが読めず悔しい思いをしました。／一昨年、広島大学で脳波を感知するパソコンの試作品が完成したと聞いたとき、近い将来そんなものも必要なのかも知れないとは漠然と認識していましたが、まさか今すぐ必要な人が身近に居られるとは夢にも思わず、その患者さんに面会するまで、ALSに必要なものはマンパワーだと信じていました。／あの患者さんが、伝え切れずに生きなければならない様々な思いを考えると胸がつまります。》（橋本[1997g]。MSWは医療ソーシャルワーカー、続きは[502]）

★06——林秀明[213]らがこの状態を医学誌に報告し、命名した（Hayashi et al.[1987][1989]、林[2004b]）。『難病と在宅ケア』二〇〇四年六月号がTLSを特集し、林[2004b]もそこに掲載されている。

【518】川口有美子【508】。《母の目玉が止まって、もう二年以上が経つ。残酷な（これ以上ひどい仕打ちは想像できない）病といわれる所以である。家族は最愛の母を「母の肉体」の中に失い、母は出口を失った。／そうして暗い数ヶ月を過ごした。母の心情は「顔色」「血圧」「体温」が明確に表し、娘や身近な介護者は、動かぬ顔に「表情」を見出そうとした。

しばしば、うかつな人が植物人間なのか？　と聞いてきたが、腹もたたなくなって来ていた。この母の状態を「簡単に思い至れる人」と「いくら説明してもわかんない人」。大雑把に巷の人はこの二つに分類できることがわかってきたので、「いくら説明してもわかんない人」には、わかる時がきたら、わかるのだから、私が説明する義務もない、と思えるようになってきていた。万事が神のご意志ということで、自分の感情をそういうことですり減らすのは、もったいないから、とも思えるようになっていた。

しかし、どうしたものだろう。母のかわいそうなこの状態を見続けて、こっちまで頭がおかしくなりそうだった。／哲学に一時救いを求めた。人間はなんのために生きているのか。生きている価値とは、どこに見出せるのか。どういうことが生きがいと呼べるのか。母は今どこにいて、何を思っているのだろうか。そんな事ばかり朝から晩までえんえんと考えた。しかし、答えは容易には見つからず、悔しくてこのＨＰを作り始めたのだ。》（川口［2000a］。その後について川口［2004a］）

そしてこうした事態が到来するのであれば、呼吸器は付けることにするにせよ、この事態の到来の手前ぐらいで外せるようにしたらよいのではないか。実際そのようなことも【508】で川口は記していた。むろんこれらはその状態をその人の傍で見ている人が書いているのであり、本人にとってどうなのかはわからない。わからないということが右の文には書かれている。この状態がまったく発信できない状態である限り、わかることはできない。だからわからないのだが、これはやはり厳しい状態ではないだろうかと思う。

ＡＬＳの人たち、その人たちの組織は、生きつづけることを肯定し、主張してきたのだが、しかし、そうして生きていくとこうなってしまうこともあるのに、それを直視しないのはよくない、直視せずにただ呼吸器を付ければよいと言うのはよくない、無責任ではないか。そのように思われることがあって、例えば[508]も書かれたのかもしれない（その後に書かれた川口[2004a][2004b]での立論はそれと異なっているのだが）。

そして、こうなったらもう呼吸器を外すという指示に従ってもよいのではないか。しかしそううまく運ぶだろうか。この状態は徐々に時には急に訪れるのだから、その間際にその意志を伝えるのも難しそうだ。事前にそのような状態になったら呼吸器を外すようにと伝えておき、気持ちが変わったら、変わった方に変更することにすればよいだろうか。そして、そのように指図されたとして、それに応じられるだろうか。

そんなことを考えてしまうのだが、そう急ぐ手前に二つのことがある。一つは、この状態もまた何も発信できないという最後の状態ではないということ、だから正確にはこの状態は存在しなくなる、存在の余地が少なくなっていくようだということである。もう一つは、たしかに私の側から発することができなくなったとして、それでも生きている方がよいと言えるようにも思えることだ。

8 発信の可能性について

前者、発信の可能性について。全身が動かなくなるといっても、どこも動かなくなるのではない。ＡＬＳの場合、例えば内臓の働きは続く。ただこれは多く——川口武久の小説[341]の場合には意図して行なえる肛門筋の収縮が可能なことが発見されるのだが——不随意の動きで、発信のためには使えない。しかし、ＡＬＳの場合に限らず、意識のある状態があるということは、脳のどこかは動いているということだとは言えるだろう。そして意識や情動の動きは制御できることがある。となると意識によって制御できる部分があればよい。つまり、考えたり意志したりすることが脳内における物理的な過程でもあるなら、ものを思っている限り脳に物理的な動きがあり、それを信号に変換し伝えることが原理的には可能なはずである。そして

ALSの人の受信の機能は残り、目が見えたり耳が聞こえるから、言葉による交信が可能なはずだ。川口武久は既に一九八〇年代半ば、このことを考えている。

519 一九八四年一月。《名古屋の労災病院で、寝たきりの患者でも、身の回りのことができる機械が開発されたという。ベッドの上げ下ろしはもちろんのこと、テレビや電話までも、その機械に息を吹き込むだけで操作できるらしい。手足のきかない人にも自活の道を開く、画期的なものといえるのではないか。／ありがたい、これなら私にも使えると思ったが、この病いが進めば、肝心の息が吹き込めないことに気づき、現実に引き戻される。運動神経がすべて閉ざされてしまうのでは、話にならない。／頭の機能だけは、最後まで残るという。それを活かしたものが開発されないものか。せめて意志だけでも、自由に伝えられる装置が作り出せないものだろうか。それは夢の夢なのか。》（川口武久［1985:236］）

こう書かれたことはまったくの夢というわけでもなく、二通りの仕方で実現しつつある。具体的な紹介は略さざるをえないが（私のホームページ中、「ALSとコミュニケーション」http://www.arsvi.com/0y/als-c.htm で以下に述べるよりはすこし詳しく紹介している）、一つは脳波を使うものであり、一つは脳血流の増減を利用するものだ。後者から。

520《暗算をしたり、手を握ろうとすることにより（実際には手が動かなくても）、脳血流量が増える――この事実に着目して、日立製作所はALS患者さんを対象に「脳血流スイッチ」の実用化を国の開発事業の中で進めています。［…］／「脳血流スイッチ」の基本技術は、赤外線を頭部から照射してその反射光を測定するものです。脳血流量が増えると近赤外線が吸収されて反射光の量が減ります。問いかけに対して患者さんが意図的に脳血流量を増やせば、反射光の量が減るので、この場合に「YES」と回答したとみなします。脳血流量が増えなければ「NO」と回答したとみなします。》（照川［2001］に引用されている小澤邦昭［448］から照川へのEメール）

テストは続けられており、島崎八重子の二〇〇四年の文章（島崎［1997-（79）］）にもテスト参加についての短い記述がある。

もう一つは福祉機器メーカー「テクノスジャパン」（兵庫県姫路市、http://www.ngy.3web.ne.jp/~technosj/index.htm）が発売を開始した意志伝達装置「マクトス（MCTOS）」。

和川次男（仙台市）が使っている。頭の中で意識的に何かを考えたときに発生するベータ波と呼ばれる脳波を検出し、それを電気信号に変え、ブザーなどを鳴らす装置だ。指や瞬きを使う装置と同じく、また脳血流利用の場合も同様に、「あかさたな」…→「な」を指定→「なにぬね」→「ね」を指定、というように、文字盤を人が示すのに、コンピュータの画面でカーソルが動くのに、あるいは人や機械が音を読み上げるのに応ずる。この装置を使って、和川は何年か言葉を発することができなかった状態から、言葉を発することのできる状態に戻ってきた。二〇〇〇年八月（NHKテレビ〈ニュース10〉）、二〇〇一年八月（NHKスペシャル『〝いのち〟の言葉――あるALS患者・脳からのメッセージ』）等、マスメディアでも紹介される。

521 一九九九年。《脳波スイッチが実際に和川家に現れたのは平成一一年五月であった。その最初の試用日の様子は一部始終をはっきり記憶している。どんなスイッチも装着して直ぐにうまく操作できるものではなく、やはり操作についての慣れが必要である。まして、脳波を検出して信号に変えるという雲を擱むようなスイッチであるから、余計そうだ。当然、最初のうちは支離滅裂の様相を呈していた。しかし、数時間使用しているうちに、和川さんの反応に心なしか手応えを感じるようになってきた。始めてから四時間半を経過した頃に当日の試用を終えることにし、最後に何か言いたいことは無いかと和川さんに尋ねた。その質問に対する答えは「ほんた×〇い」であった。（残念ながら×〇に相当する文字を記憶していない。）最初はこの文字列の意味が理解できなかったが、はっと気が付き、「本体」を見せろ、ということかと尋ねたところ、YESのブザーが脳波スイッチから発せられたのである。ここに至り、和川さんは脳波スイッチの制御に成功したと私は確信した。／それ以来、ちょうど二年が経過した。途中多少の曲折はあったが、和川さんは脳波スイッチを利用してご家族や介護の人達と意思の疎通を図っている。そして、二年の間に書きためた俳句を、このたび出版するという。》（坂爪［2001:81-82］。板爪新一は「コム・イネーブル」代表。マクトスの情報を入手し購入、和川を支援してきた）

もちろん脳波や脳血流を使った発信は、少なくとも今のところは、まったく稀に実現されていることでしかなく、それをもって発信できない状態が解消したと考えるのは楽観的に過ぎるというもっともな指摘はある。私が話を聞いたALSの家族の人は、こうした技術について懐疑的だった。年齢のこともあるし、そんな技術を習得するのは誰でもできるものではないはずだと言う。たしかに、いま紹介した人だけではないにせよ、今のところ、使っている人の数は少ないようだ。けれども数少なくは可能になっていることももう片方の事実ではある★07。そして、そのように私は思いたいということなのかもしれないのだが、発信したいという元気のある人はたぶん発信することが可能だと思う。

人は意識があるかないかのいずれかである。何かを伝えようとする意志、そのような意識がある限り、それは身体内の物理的な現象でもあるのだから、それを伝えられる手法が原理的には存在する。他方で意識が薄れそしてなくなっていく時には苦痛という感覚もなくなるだろう。不幸であるという意識もないだろう。このいずれかであるなら、いずれも、少なくともその当人にとってわるい状態ではない。意識がなくなっていれば、あるいはとても静かな状態にいるのであれば、それもまた、その本人にとってはつらい状態ではない。とすると、実は、決定的な（死んだ方がよいと思えるほどの）不幸というものはそう多くは存在しないということなのかもしれない。

9 世界の受信

自らの意識・思考だけが残り、外から一切の情報が入ってこない場合がありうるかもしれない。ただTLSはそのような状態ではないらしい。ALSの場合には感覚は残りつづける。感覚はあり意識はあるが、それを表出できない場合がTLSだとされる。

つまり世界を受信することは可能であり、この状態は続く。声が聞こえたり、ものが見えたり、あるいはさらに別の仕方で世界が感受できたら、それでだいぶよいようには思う★08。

理由はわからないのだが、世界は美しいと人は思う。そして自分がいなくなってもその世界は残り、ありつづけることは、人によっては慰めとなるとしても、その人自身にとってその世界があるのは、さしあたりその人が生きている間だけのことだから、その時間はやはり長い方がよい。

もちろん、目が見えているとして、病室の天井だけを見ているのはひどくつまらないし、それ以上に苦痛だろう。実際にそのようなこと（だから生きつづけることはないといった意味のこと）を言う人もいること、しかしそれは、基本的には天井しかその人に見せないことの問題であり、世界を受信することだけができることそのものがもたらす苦痛ではないことは第9章5節で述べた。そしてそこで引いた文章[419][429]には、花鳥風月や富士山といった和風なものが並んでいたのだが、それはきっとどこでも誰もが思うことだ。あのしみじみとした全米ベストセラー『モリー先生との火曜日』（Albom[1997＝1998]）にもそのことは書かれているのだが、だったら先生はなぜ早々と世を去ることにしたのかとも思う。与えるものより、受け取るもの

★07――吉田雅志（北海道）のホームページに、米国でのマクトスの入手方法やこれを使った人についての報告があるホームページを翻訳したファイルがある（吉田[-2000]）。

★08――そして世界の受信の仕方は様々である。盲ろう（聾）という状態について福島[1997][1999]。

があってそれがよくて生きているという当然の場に居つづけ、居座っていればよいのだが、それを否定してしまう――考えてみれば、それはとても「不自然」な行いである――と、生きるのがつらくなる。自分が作り、表わすものより、世界があって、そこから入ってくるものの方が、どう考えても多くて豊かだ。

伝えることは、伝えないと自分に不都合なことがある時には必要である。また、伝えること自体が楽しい。できるだけ伝えられた方がよい。このことは確かであり、そのための技術について第9章6節とそして前節で述べた。伝えることと以外の作り出すことは、どうしてもその人がしなければならないことではない。他人に代わってもらえる(もちろん、誰も作らなければ誰も消費できないのだから、それでは困るのだが)。

そして、作り出されるものは、世界にいくらかを加えるかもしれないが、しかしそれでも、世界の方が常に大きい。ALSの人で絵を書く人は多いが、それも、時間があり、何かしていたい、そして何かを産出しこの世に残したいという思いがあるだろうとともに、その営み自体が世界を感受していることであるのかもしれない。このように考えてみても、作り出すことがなくなった時に生が無価値になると考えることの方がおかしいはずだ。そのおかしな価値が社会から与えられているのだが、それを受け取る必要はない、受け入れるべきではない。このことをこの章の5節「価値について」に記した。

そして、このトータリィ・ロックトインの状態は、覚醒してただ世界を受信しているという状態ともすこし異なった状態なのかもしれない。

522 [518]は以下に続いている(そして川口の母のロックトインの状態は現在に続いている)。《こうやって顔を覗きこむが、そこには閉じ込められているという苦行の表情はない。いったい母はどこにいるのだろう、とさえ思う。/それから半年。今、答えではないが、母の状態を記す。/毎日のバイタルチェックの結果は非常に安定している。ロックトインの直後、あんなに乱高下した血圧も体温も脈も一定。血液検査の結果も良好。脳波は計ってはいないが、T先生いわく、こういった患者さんはゆるやかなα波の波形を描くことが多いそうだ。盛んに活動している人間はβ波であるが、深い瞑想状態や睡眠状態、ゆったりとした寛いだ状態に表れるというα波である。解脱したお坊さんの脳波もそう。どうやら母は解脱してしまったらしい。今私が思うのは「人に知れない人の能力が存在している」という事実についてだ。最後の最期に至る苦しみの中で、母はその「何か」によって確実に救われている。それが何によるのかは、誰にもわからないのだが。》(川口有美子[2000b])

α波のことは[412]にも登場した伊藤道哉(医師)からも聞いたことがある。それにしても、やはりわからない。人はこの状態の手前で思うことを表出できるか、あるいはこの状態に至って思うことを伝えられないかであり、そして後者から前者に戻ることはないなら、結局はこの状態のことはわからないはずだ。その手前で、この状態になることがあることを思いながら生きる人はいるし[411]、そうなったらどうするかと、その手前の状態の時に聞かれて答えた人はいる。

523 玉川桂[515]について。《まったく沈黙の状態になってしまった夫をこのうえ、まだ苦しみ続けさせることに疑問をいだく人があるかもしれない。しかし夫がイエスかノーかの返事が可能だったころ、私は何回となくそのことを夫にたずねてみた。/一度として「死にたい」という返事が戻ってきたことはない。このことについて医師たちは夫の性格が楽天的なためではないかといわれる。私とて夫のこの状態を見なれてしまっているわけではない。「死にたい」といったことがないのは、私にとってどれほどの救いになっていることか。夫に病名を秘してあるので、「なおるかもしれない」という希望があるのかもしれない。》(玉川[1983:94])

それにしてもやはり、聞くことができたのはこの状態になる手前のことで、この状態になってしまえば、外から思ってみるだけになる。だが現在は例外的な時かもしれない。この状態の時期を過ごし、そして再び発信できるようになった人がいるからである。例えばマクトスを使っている和川[521]がいる。長く発信できない状態から復帰した人がいるという稀な状況が今ある。その技術がなければ発信できない状態について聞くことはできず、その技術が既に普通に使用可能なものになっていれば発信できない状態は存在しないのだから、技術が使われはじめているこの過渡期にだけ聞くことができるはずなのだ（[439]のAさんもそうした人だった）。その間はどのようだったのか。

[524] マクトスを使うようになった後、和川が詠んだ句を集めた本がある。それを読むと、再び発信できるようになった後に普通に暮しているようであることは伝わってくるが、ロックトインの状態について直接の言及はない。その句集には、妻に向けられた――猫は自身のことだと思うのだが――《食えウナギ／お寿司奮発／瀕死猫》（和川[2001:64]）などといった句の他、もちろんもっとしみじみとしたものもある。そして《口きけず／かゆいと言えず／耐えるだけ》（和川[2001:41]）といった――[293]～[295]と同様の――具体的に伝えられない悩み・苦しさを伝えるものはあるが、それ以上には数年の間続いた状態を記述した部分は見つからない。聞いたら教えてくれるかもしれない。しかし私は聞いていない。誰かが聞きにいってくれたらよいと思う。

以上のように述べるということは、その時々の技術によって生き死にかかわる判断が変わってくるということだろうか。生き死にの是非といった根本的な問題がこのように浮動する事実のあり方によって変わってよいのだろうか。私は、どんな病気であるかによって告知のよしあしは変わってよいと答えた（第4章2節）時と同様に、よいと答えよう。生命が絶対的に維持されねばならないものと考えることができないのであれば、生きていてよいことがあることやつらいことがあることが、死ぬことや死なないことに関わってくる。だからつらいことが少なくなれば、生きていてよいことが増え、生きていた方がよいと言えるようになる。

すると今度は、「技術の進展によって可能なことが増えていくと、人の欲望は無限に膨張していくのではないか」と心配する人もいる。可能性としてそんなことがありうることを否定はしない。実際にそうなったら何か考えた方がよいのかもしれない。しかしここでは、「人より何一〇年も余計に生きたいと言っているのではない、ただ息ができれば生きていられる、それだけのことを言っているだけだ」と返せばよい★09。

10 補：死の自由について

ここまでで終わってよいかもしれない。ただ、以上を確認した上で、やはり死ぬ自由はあるはずだと思う人はいるだろう。私も、まったく抽象的には、その人の死の選択が受け入れられる余地はあると考える。これまでに述べたことも「本来は」その自由があることを否定するものではなかった★10。機会があったらよく考え、もうすこし丁寧に論じようと思うが、以下簡単にいくつか述べておく。なおここでは、既に述べたように、呼吸器を付けないこともその人の死の選択・決定に含めており、付けないことを認めることをその人の死を助けることの中に含めている。

(1)人それぞれはそれぞれに生きていればよいとしよう。そして死ぬ自由もまたその中に含まれていると言

★09——言葉があるけれどもそれを表出できない人と、言葉がない（と推量される）人とは異なるだろうし、両者に対するまわりの人の思いも異なるだろう。後者の人との暮らしのことを書いた本がいくつかある。娘の山口天音とのことを書いた山口ヒロミ[1995]、山口平明[1997]、山口平明・山口ヒロミ[2000]。二番目の本の終わりの方では、三好春樹[1998]に収録された三好と谷川俊太郎・徳永進の鼎談中の、谷川の「人間の尊厳というものは、自分の頭にとまったハエを自分で追うものだというところに、たぶんある」という言葉が引かれて、「そうだろうか」と記されていたりもする（山口[1997:236]）。またダウン症の娘とのことを書いた最首[1998]（立岩[2005]で紹介）。

★10——Foucault[1979=1987]を引いたりして立岩[2000c]でも述べたことだが、この点で、私の論は小松美彦の言うこと（小松[1996][2002]。立岩[2005]で紹介）とは異なる。小松も、「死んではならない」を命令の言葉として語っているわけではないのではあるが。

えるとしよう。

(2)人が存在し生きることを支持すべきだとしよう。

(1)は(2)の一部でもある。その人の存在を支持するとして、その支持の中にその人が死に赴くことの支持も含まれていることになる。そして安楽死、自殺幇助をめぐる基本的な困難の一つは、(1)と(2)の間にある困難である。この二つが衝突した時にいずれをとるか。これはいずれかという答が簡単に出そうにない問いである。死ぬことを否定しないが、しかし、まずは引き止め、あなたは本当にいま死にたいのか、生きていたらよいではないかと言うというぐらいのことにはなるだろうが、それ以上のことはなかなか言えそうにない。答が出ないという答が論理的に導かれることはあり、そのこと自体はとくに不思議なことではない。ただ、答が出ないと言って終わらせることができず、何もしないわけにはいかないといったことが現実の人の社会にはときにはあって、それがやっかいなのだ。

(1)と(2)の二者は普通はあまり衝突しない。例えば自殺幇助を禁ずるという規則は(2)の側にあるのだが、しかし実際には人は一人で死ぬことができるので、幇助を必要とせず、(1)は実際には実行される。その行いに対して何か言おうとしても、もし死ぬことが首尾よく行なわれたなら、その人本人の責を問いようがない。よいとかわるいとかどうのこうの言われずに人は死ねる。

しかし、死のうとしたら手を貸さなければならないことがたまに起こる。自らの身体の力でできなくなることで実現が容易でなくなることがいくつかあるが(そうたくさんはない)、その一つが死ぬことである。幇助してもらう以外には死ぬことができない場合に、これは深刻な問題になる。

自殺が許容されるなら、その幇助は手段を貸すことでしかないのだから、幇助された自殺も許容されるはずだとされる。人は、普通の殺人とここで行なわれること(あるいは行なわれないことによって起こること)とがまったく同じだと考えてはいないだろう。その違いはまず動機、思いの水準にあるだろう。それがその人が死ぬための行いであり、死なせるための行いであることは認めた上で、それが普通の殺人と異なると思われるのは、単純に、それがその人に対する敵意、悪意によってなされるのではなく、その人の意を受けて（ときにはそれを斟酌して）、その人のためになされるという点にある。（「慈悲殺 mercy killing」という言葉もある。この言葉の場合は周囲の側がそれをよしとして行なうという含みがある）。加害する意図がそこにはない、その人のためを思って行なわれるということである。むろん、ただ周囲が斟酌し、その人のために行なうという行いは危険なのだが、ここでは本人の意図が明示され、本人から依頼されているとしよう。では、自殺を助けることは、たんに許容されていることの実行を補助する行いとして認められるべきだろうか。

そのように言える、あるいはそう言うのは仕方がないと考える理由に二つある。第一に、とくに私のような者にとってはよくわからないのだが、その人にとっては死ぬのがよいということがありそうだということである。死について、死の覚悟について、浪漫主義的である必要は何もないのだが、ＡＬＳであることと直接にかかわらず、死んでかまわないと思える心境というものもあるのかもしれず、最終的な決定の可能性を本人に残しておきたいということがあるかもしれない。自分で死ぬことのできる可能性があるから自分は生きるのだという意味のことを語った人が、ＡＬＳの人ではないのだが、いる。その含意は私にはよくはわからないのだが、そのようなこともあるいはあるのかもしれない。

第二に、現に楽に生きていくことができず、むしろとても厳しい状態があるなら、そしてその状態が固定されるものであるから、生きているのは酷なことではないか、その時につらいのは本人だから、その人が思うようにしてもらえばよい、そうしてもらうしかないと考えられることがある。

第二の理由が問題である。生存の困難を死によって解決しようとするのだが、これは解決ではない。少なくともよい解決法でない。これは明らかなことであり、述べてきたことであり、それは安楽死を認められないという主張に接続する。しかし安楽死を禁ずること自体がこの困難を解消するわけではない。このこともまた確認しておこう。

次に、今述べたことを含め、安楽死を認めることの不都合はなにか。

まず死を助ける側のこともある。自殺を手伝うのに応ずる側、あるいは応ずるか応じないかを決める側に負荷をかけるべきではないという理由が加えられるかもしれない。むろん、その人は頼まれても断わることはできるのだが、それにしてもつらいことでありうる。そこで、頼まれてしまうことから人を保護するために、頼むことを禁ずべきだという考え方はある。それでも快く引き受けようという人がいればよいか。だが、いちいち気にしない人もいるのだろうが、そうした人は積極的にすぎて、別の意味で危ないかもしれない。

死ぬ側についてはどうか。第一に、あなたは死ぬことにしてそれでよいかもしれないが、それでは他の人たちが困ることがあるだろう。あなたが死ぬことを認めてしまったら、あなた以外の人もそのように扱われることになる。状況が変われば生きていたい人と、それに関係なく死にたい人とを区分けすることは実際には無理だろう。そして死なせたい力は常に働いている。すると、区分けした上で後者の人にだけ認めるとしても、前者の人が後者の方に判断されておかしくない。生きたいと思うのに実際には死の方に押し出されてしまう、死にたくない人も死んでしまうだろう。実質的には殺されるに近いことがいくらもあるだろう。そこに本人の死への意志が書き記されていた場合であっても、普通の殺人と弁別することは難しい。ここでは死にたくないかもしれない人のために死にたい人の自由が奪われるということにもなるのだが、それは我慢してもらおうというのである。

そしてもう一つ、第二に、あなた自身も自分が何を望んでいるか、それは多くの場合にそれほど確固としたものではない。これまで読んできたように、同じ人に複数の互いに対立する契機がある。そして死ぬのをやめて生きるよう思いなおすことは生きている間は何度でもできるが、死んでから思いなおしてとりやめることはできない。

525《本人が望まないのに呼吸困難になって、忍びなくなった家族などが呼吸器をつけることを要請する、いわゆる［ボタンの掛け違い］だってあり得る。／そのようなことのないように、きちっとした意思表示をしておくのは勿論であるが、［ボタンの掛け違い］があっても「新しい命を授かった」と考えておくのがいいと思う。／これは余談ですが、呼吸器をつけないと言っていた人が、呼吸困難になったとき、奥さんの要請で呼吸器をつけた。／もちろん、患者は怒って毎日のように奥さんをなじったが、ある時奥さんが用事かで患者の側を離れている時間が長かったら、患者が「おまえは、俺を殺す気か？」と怒ったそうだ。／人間は、誰でも生きたいのではないだろうか？／そういう私も「呼吸器をつけない」と格好いいことを言って、つけた軟弱人間です。それなのに呼吸器をつけて間もなく一一年になります。》(照川［2003a:53］)

そしてより基本的には、その人の思いがよく考えてのことであることを認めたとしても、それは生きることが困難な状況のもとでの決定であり、また信じる必要のない価値を信じてのことであったりする。これは存在を否定することになる。その人が生きたいと思うのを挫くことになる。だからよくないし、このことについて人々は有責でもある。このことを述べ、別の状態と価値を示すべきであることを述べてきた。たんに情報を伝え、あとはその人に委ねるとすることがなにか正しいこと、よいことであるかのように思う人たちがいるから、そんなことはないと述べてきた。それを4節と5節で繰り返した。

このように考えることと安楽死を禁ずることとは、つながっているが同じではない。

まずつながりの方から。生存を困難にする条件と価値がある中にその人をそのままに置いてしまったら、生きることができる準備が足りないうちに、伝えるべきことを伝える前に、死ななくてもよい人、死ぬことを望んでいない人が死んでしまうから、死ぬのに手伝いが必要な人の手伝いをしてならないとしよう。そうすれば、とりあえず死ぬ人はいなくなるはずである。だからいっそ、死の自由があるとする立場を否定してしまえばよいかもしれない。

526 長岡紘司[474]。《生きた屍。だれだってこんな姿では生きていたくないと願うのは当然です。しかし、たとえどのような姿になろうとも、生きていたいと願うことも、また当然のことではないかと私は思います。／生命というものは、生まれてくることがその者の意志でないように、死にゆくときも、その者の意志であってはいけないことです。／「生きる権利があるなら、死ぬ権利もあるはず」とおっしゃるかたも、おられるでしょうが、それこそ、ものの生き死にをつかさどる宇宙の摂理に反することではないでしょうか。》（長岡[1991:10]）

いったん生きている人は生きるものと決まっていてしまえば、もう生きたいという思いを否定されないはずだと言われているとも読める。生きたい人たちがたくさんいて、この現実のもとで「自由」に委ねるならかえって生きたいという思いがかなわないのであれば、そんな自由はないとしてしまうというのは、思う人が思うほどには不合理で乱暴な答ではない。

ただここでは、そうすっきりとは言い切らないものとしよう。これまで述べたことと「死の権利がない」という主張との間の距離があることを説明しよう。

死の権利を認められないとは言わないとすれば、その理由の一つは、さきに述べたこと、もう死んでよいという思いとその実現のすべてを否定することはできないだろうというところにある。死んでいきたい人の言うことも認めると死ななくてよい人も死んでしまうことになることがあるという指摘はその通りだが、死にたくない人が死の危険に晒されるのは死んでいきたい人のせいではないのだから、この理由で死ぬことが止められるのは死んでいきたい人にとって不当な制約だと思うのももっともではある。

そしてもう一つは、死を禁ずるという案が、現実にはより広く存在し、より重く見るべき事態に対する最善の解ではないということ、むしろ、生存を困難にする条件を所与とすれば、死の禁止もその人を苦しくさせるところがあるからである。

死ぬのを手伝わないとは、人に対するこの社会の対し方がなっていない間、ひとまず待ってもらうということでもある。しかし、待ってもらっても状況が変わらない場合には、ただかろうじて生きている、多くの苦痛のもとに置かれるといった状態に留められ、生きていくことはつらくなる。さきに見た安楽死を認めるのは仕方がないという主張の二つ目は、このことを捉えたものである。しかし、やはり生きていく条件が存在しない場合には、ALSについて知らせ、そして先のことを選ばせることも酷である。自分で選べない条件によって、しかし自分で選んだことにされて、その人は死ぬことになってしまう。ならば、このような状態になったら死を選ぶことの方が立派なことだ、これは正しい死だと自らが信じられていた方がまだましなほどである。しかしやはり生きていたいとも思うのだから、こう思いきることもできず、やはりつらい。

つまり、簡単に容易に生きられるという条件がない状態では、論理的に、よい解がない。その人の決定に委ねるのもよい答でなく、また死を禁止するのもよい案ではない。安楽死を認めることがよいことであるかのような議論が間違っているとともに、安楽死に反対するすべての主張に苦しいところがあるのは、このような事情による。

生きるための条件があること、生きることを否定する価値を信じる必要はないこと。ここまではっきり言える。それが実現すれば、死を選ぶのはかまわないということにしても、多くの人は生きるだろう。この場合には、死ぬことを禁じてもその人が困ることが少なくなるとともに、死を禁止してその場を凌がなければならないこともなくなる。だから、この場面を素通りして、よいとかわるいとか言っても仕方がない。安楽死を許容することも禁ずることもどちらもよい答ではない。

そしてどちらに行ってもよい答に行き着かないその手前にある条件を変えることはできないことではない。まず、生きるための手立てはないわけではない。それがようやく作られてきたことを第10章で見てきた。今からでも用意することはでき、そのことは伝えられる。そして、その人に対するあり方において中立であるべきではない。社会は人が生きる場であり、その中にいる人にその場にとどまることを勧めることは、間違ったことではない。そしてそれは、実際に生きられる条件がないときには空手形になってしまうが、そうでなければ現実の意味をもつ。そして繰り返すが、この場合には、安楽死を禁じてもそれで困る人は少なく、また、禁じなくても心配ないという状態になる。

個人の自由が大切だと言うなら、また今ＡＬＳの人たちが置かれている状況の厳しさを思うなら、死んでいくことを認めて当然ではないかという論に対して、このように返すことになる。その論を全面的に否定するのでなく、そこにある短絡を指摘する。明確な対案を出すのではなく、現実を所与とすれば、どの案も十分でないことを示す。

こうして、安楽死を認めるのも禁ずるのも、どちらの方に向かっても無理がある。死にたくないが死にたくなる事情を減らすのが基本的な解である。それでは答にならないと言われるたら、それは違うと、以上を確認することに意味があると答える。だからこそ、ＡＬＳの人たちの生き死について考えてきたＡＬＳの人たちの中に、生き死にを選ぶことを認め主張しながら、しかし、安楽死はおかしいとする、一見矛盾することを言う人たちがいるのでもある［492］［496］［502］。

それでも、困難な状況が固定されているならどうか、現状でどうするのかとなお問われるかもしれない。この問いに基本的にこれでよいという答がないことを繰り返した上で、いくつか述べる。

まずここでも技術はある。眼球の動きを使うにせよ脳波・脳血流の動きを使うにせよ、機械の制御が呼吸器の調節も含めて自分の意思でできるようになり、さらにその制御に制約が設けられていなければ他人が手伝う必要はなくなる。スイッチをオフにすることを自らが行なうことになる。この場合でも、オフにするスイッチ、スイッチの設定があることが、もっぱら自殺を想定したものである場合、それは結局自殺装置をその人に与えているということではないかと言われ、その許諾をめぐる同じ問題は残る。ただ、さらに自らが制御できる範囲が広がっていき、ただ呼吸器について指示を与えるだけでなく、様々なものを操ることができるようになれば違ってくる。この時には、可能性のあるすべてをあらかじめ禁じることには無理がある。この時には死ぬのに助けがいらなくなる。あるいは死んでしまうことを直接に防ぐことが困難になる。

次に、付けないことにせよ、外すことにせよ、行なわれていることが正当であるとはっきりと言いたいなら、それが自殺を助けることであることを認め、さらに自殺を助けることが原則的に許容されるべきだと主張するとよいと思う。あるいは、自殺幇助全般を認めるのでなく、ＡＬＳの場合のような一定の状況に限定して自殺幇助を認めることが主張されるなら、それは、そのしかじかの状況は、他の場合とは異なり、死んでも（死を選んでも）仕方がない状況だと社会が認めるべきであると主張していることを意味する。すると議論が起こり、事態がどういうことであるかははっきりして、それはそれでよいことかもしれない。

次に、呼吸器を付けないことを望んだ場合には呼吸器を付けないことについては法的には問題とされないらしい。だから、これを前提とする限り、死ねないこと、死なせられないことを心配する人には不都合なことは現実に起こっていない。その現実がある上で、私が述べたのは、それがどんな行いであるのかだった。この場で、「正確な情報」を与え、後は決めたとおりに従うという行いが不当であるということだった。私はそれ以上のことを主張すべきだろうか。そこまでのことはしないとしよう。それは述べたように、生存の困難（という認識）を十分に除くことが困難であること、また私と異なる死に対する対し方があるだろうとも思うことによる。ただ少なくとも、死なせることがなにか正しいことであるとは思わないこと、ただ傍観していればよいことだと思わないこと、このことは繰り返しておこう。そして、状態が悪化して、呼吸器を付けることのできる場にいる人が、本人の承諾を得ることなく呼吸器を付けてしまったとして、それが不当なことであるとは言えないはずである。むしろ救命は正当な行いであり、基本的に、呼吸が苦しくなったら呼吸器を付けるという態度、態勢でことを運ぶのが当然だと考える。

そして、外すことが問題になる場面について。実際に死を助けることができる余地がないわけではない。むしろそれは事実的な可能性としては常に存在する。スイッチを切ればよいのだから、行い自体はとても簡単なことだ。それは、自殺幇助あるいは殺人の刑に服するつもりがあるのなら、できないことではない。どうしても手伝いたいなら手伝えばよく、しかし手伝うならそのぐらいの覚悟はあってよい。

そのように私は思うところがあるのだが、なぜそう思うのか。外すこと、死ぬことを手伝うことを許容することは、死にたくない人も死の方に向かわせることが多くあるから、刑罰によってその行為の抑止機能を一方で保存すべきだということか。それもあるかもしれないが、それだけでないようにも思う。応ずるとしたら、刑に服する用意があり、実際に服することと引き換えに応ずるぐらいのことがあってよいと思うのだ。どのようにしても行なえないという意味においてはこの行いは禁じられていない。

もう一つ、「その人が外したくなったら外すのを手伝う、とその人に言う」と言った人がいた。それは将来呼吸器を外せなくなることがあることを考え、その手前の付けるか付けないかという段階で付けない人がいることを思い、その人には付けてもらいたいと思ってのことなのだが、「それで実際に外したいとその人に言われたらどうするのか」と聞いたら、「外しませんよ」とその人は答えた。外すと言うが、実際には外さない、つまり嘘をつくというのだ。これはいけないことだろうか。しかし、外すことができるのなら（外してくれと言ったら外してくれるのであれば）付ける、と言われたら、無責任にも、わかった、と言えばよいようにも思える。このことをどのように考えられるだろう。

これは一つには、少なくとも「おおやけ」の場で何かを言うときには基本的には整合したことを言わなければならないことになっていることをどう考えるかという問題でもある。何かを批判したり何かを主張するときには、相手の一貫性を問題にし、矛盾を突こうとする。しかし第一に、それほど常に一貫性は要請されるものなのだろうか。というか第二に、一貫していないとは言い切れないかもしれない。第8章4節で自分の場合と他人の場合で対応を変えること、例えば相手は助かってほしいが自分は助からなくてかまわないと言うことを、二重基準だと批判することが必ずしも当たらないことを述べた。それと同じように、矛盾していると見えるものも、別のところから見るとそうでないのかもしれない。

次に、やはり公開性と関わって、これは嘘だと言ったら嘘にならないという問題がある。嘘であることを秘しているのであれば別だが、公言してしまうなら、それは伝わってしまって効力を失ってしまうではないか。しかし、これもそうと決まったものでもないようにも思える。人に嘘をつかれる可能性は常にあり、そのことを人は知っている。つまり嘘があることは常に既に公言されている。しかし、自分が個々の場合に嘘をつかれているかどうかはわからずじまいであるということはある。とすれば、嘘をつくことがあることを公言することに必ずしも問題はない。

さらに、呼吸器を外せ、私を殺せと命令されたとして、また懇願されたとして、それを受け入れる必要がないとは言えるだろう。以前に約束したからその約束を遵守する義務はあると言われるかもしれないが、自分を殺せと言われたら殺すという約束は、殺すと言った側の人を拘束するだけの効力をもたない、その意味での約束、契約だとは考えられないと言うことはできよう。いざその時になって気持ちが変わるかもしれない。その時になってどう思うか、この種のことについては、それはわからないとしか言いようがなく、だからこそこの場合には事前の約束・契約を遵守すべきだと言えないのでもある。いったんその約束がなされ、書面が取り交わされていたとしても、その契約は無効だと言える。その約束はせいぜい「口約束」としてしか存在しえない。だから外せと言われても従わないことは不当ではない。

さらに一つ、いま述べたこととも関わり、ここではそもそも嘘を言っているのかどうか、本人にもわからないところがある。呼吸器を付ける前に外すのを手伝うように言われたので従うつもりだったが、いざとなったら従えないと思ったということはありそうだ。嘘になってしまうことをいくらかは予感しながらも、外すように言われたら外すのを手伝うかもしれない、そう思うことはある。嘘をついているのではない。このようにも私は考えてみる。

だから、「外すことができるなら付ける」と言われたら、「外せと言われた時には外そうと思う」と私は答える。では実際にその段になったどうか。考えてみて、そして、「やはりいやだ」と言うかもしれない。それでことが終わることはないが、まずそう言うかもしれず、そしてそう言ってよいと思う。

11 その場にいる人について、無責任について

医師に、「生きた方がよい」と、あるいは「生きろ」と言われた人がいる。医療者が中立的でないことによって生きた人がいる。あとになって振り返って、そう言われてよかったと思い、医師がそのようであることを望んでいた[234]〜[237][265][278][477]。

527 ALSのメーリングリストに佐々木公一[20][176]が、幾人かのメールに書かれたことを六点にまとめた「よい医者とは」という文章を載せた。《六、在宅介護等は大変だけれども、人工呼吸器を着け、人間らしくがんばろうと言いきれること、福祉制度や福祉機器を活用すればなんとかがんばれること、元気にがんばっている先輩たちがたくさんいることなどを知らせ励ますことができること。》

周囲の人たちが中立でないことによって生きることにして、生きている人がいる。このことに対して、医師たちの「ガイドライン」はどのように答えるのだろう。

知らせたりするのは医師のすることではないというのには一理ある。医師がその役をどうしても引け受けなければならない理由も見当たらない。そして、医師はその力が欠けていることが多く、知らせることについて適任でないかもしれない。その人たちが教育や仕事の中で何を得てきたかを考えるなら、その人たちにはこの難しい仕事を行なうのは無理で、別の人が言った方がよいかもしれない。そしてその後に、身体の症状の進行等についてのごく技術的な説明を医師がすればよいかもしれない。現実にはなかなか他に人がいないのだが、例えば看護や医療ソーシャルワークの人の方がまだこの仕事に向いているとして、その人がその仕事をするようにし、その分の医師の仕事を減らせばよい（実際には医師はこの仕事にそう時間を使っていないから、結局仕事の総量は増えるのだが）。ただ、こうして仕事を減らす、仕事から外すにしても、完全にというわけにはいかないから、その場合でも、医師に人への接し方をある程度は身につけさせることは必要になる。そして現在のところは医師が担ってしまっているからそれを前提にするしかない部分がある。

こうしてやはり医師ということになるのか、そうでないのか、いずれにせよこの役を担う人はいる。また直接にその仕事を行なわない人であっても、日常的にどう対するかということはある。その人はどのようであったらよいのか。[284]で引用した米国ＡＬＳ協会のマニュアルのような対応で、また[499]に引用した日本神経学会のガイドラインのようなもので、つまりこの頃はどこにでもあるようなもので対応すればよいのか。つまり、こちらはどのような状態になっていくかを知らせるから、あとは、社会資源がどれだけあるか、そういったことについて自分でよく考え、あとはあなたが決めることだと言えばよいのか。

述べてきたように、その人にかかっている力は、周囲、社会全体のあり方によって変わってくる。場合によっては医療の側で対応する役回りの人が力を込めてなにかしなくもよいこともあるだろう。予想される事態を、きちんと、礼儀は失しないように、伝えるだけでよい場合もある。だからそのあり方は一通りには決まらない。基本的に生存が支持されているのであれば、医療の場はそれほどのことをしなくてもよいだろう。しかし現実には依然として全般的な状況が厳しいことは見てきた通りだ。そして、ALSだとわかった人は、まずは衝撃を受け悲観的であるだろう。とすれば、この場にいる人は、生きつづけていく方に向けて対するべきだ。

次に、仮に医療の側が語ることは方向をもったものでなくてよいとしても、自らの周囲の環境、資源をよく勘案して、その上で決めるようにという対し方は中立であると言えるだろうか。それはあなたの手持ちでやってくれということでしかない。その人のまわりの状況が厳しい時、社会がその人の生存を厳しくさせている時、そのように言うことは、その人の存在に否定的に対していることだ。このように理解されて不思議でない。ここでもすべきことは中立を装うことではない。

それでも周囲にいる人がためらうことはある。その人自身は、そのALSの人を支えることはできないと思っている。生きてほしいと真剣に思っているわけでもないし、そのために必要な仕事を自分で引き受けるわけでもないのに、生きる方向でその人に言うのは無責任だと思われる。

呼吸器を付けたとしよう。それで生きつづけることになって、その人は病室にそのままに残され、同じベッドにいつも横たわっていて、周囲の人たちは最低限のことをするためにやってくるだけだとしよう。ならば、その人はたしかに天井ばかりを見て過ごすことになってしまう。そうなることはありうるし、実際にある。周囲の者たちにもある恐怖、息苦しさは、この状態を放置しながら、生き長らえさせてしまうことの恐怖であり、実際そうして生きていることを見ている人たち、見るのを避けながらもいるのを知っている人たちの苦痛だ。技術的な支援を行なう専門職としてその人たちの援助に長く携わってきた人が、ときに呼吸器を外したくなると語ったのを聞いたことがある。

呼吸器を付けて生きるとは実際にはそのように過ごすことであるのに、それでも生きろと言うのかと思う人がいる。するべきこと、用意すべきものの多くは結局は人手であり、その人手のための費用である。それは医師や医療機関が用意できるものではない。だから、現在の現実としてできないものをできるかのように言うことはできないし、それができもしないのに生きなさいなどということはできない、であるのにそれを言うとしたら無責任ではないか。実際、そうした反感がある。その生活を現実にどうするかという問題があるのに、その見込みもなく、何もできないのに、その何もできない者が、それを見ることなく、何も引き受けることなく、生きさせることこそ無責任であるという言い方に一理はある。

それは「現場」にいて「現実」を知る者たちの鬱屈でもあり、その鬱屈と反感は、正しいあるいはやさしいことを言うが、何をするわけでもなく、言っても結局困らない人たちに向けられるものでもある。このようなことを言う者たちは偽善的であり、嫌悪すべき者たちだという指摘にはもっともなところがある。もちろんその指摘は、ただこうして字を書いている者に最も適切に向けられるものだ。

このきまりのわるさ、無責任で調子がよすぎることから逃れるのは簡単ではない。極端に深刻なかたちではALSの人たちをめぐって現れるが、それより小さなかたちではどこにでも起こる。他の人が引き受けない時に自分で引き受けると言ったら大変なことになる、だから言えない。他方、あらかじめ引き受けないことにしている人がなにか正しそうなことを言う。どう考えればよいか。

まず、この嫌悪は、生きられるのだから生きればよいと言うこと自体に対してではなく、その人が生きるために何をするでもないのに呑気にそんなことを言うことに向けられている。だから、その人は何も言わないこと自体を肯定しているわけではない。実際には肯定的であることができないのに、肯定的であるかのような言い方をするのがずるいと言っているのだ。だからずるいと思う人は、ALSの人自身が決めることだからこちらは事実を言うだけだという言明が間違っていることも認めるはずである。

その上で、無責任ではないかというもっともな指摘にどう応えたらよいだろう。自らの呑気さを指摘されると、たしかにその通りのような気がし、我ながらいい加減な人間のように思う。そのような構造になっていて、そこから抜けがたい感じがある。

まず、ALSの人が生きるのに必要なことをするのは面倒であり、面倒なことはいやなことであること、いやであるからにはそこから逃避したいと思うこと、これらを、それはそれとして、事実として、認めればよい。その気持ちを否定することはできないし、なくしてしまおうとしても、たいていは徒労に終わる。そのことを嘆いても怒っても仕方がなく、否定しようとすれば嘘になる。

次に、ではそれだけかというとそうでもないようだ。そう思う出自は定かでないのだが、例えば、だれかの命が助かればその方がよかったと思うことはある。

すると、その人は両方を同時にもっている存在だということになる。気の短い人、あるいは潔癖な人は、あくまで関わるか、それが無理なら現実の中に放置するか、いずれかに決めてしまおうとするのだが、それには無理があるから、そのように考えない方がよい。

まず、口だけでも、口先だけでも言えばよい。そしてそれは、さきに述べたように、個人に向けられた愛着・愛情として表出されなければならないものではない。そして生存を支持すると言った人が、それを実現するために必要な負担を一人で背負わなければならないものでもない。たしかに一人の人はなにほどのこともできないし、またできたとして、こんどはその一人あるいは少数の人が過大なものを背負うことになってしまい、それもよいことではない。そこで誰もが言い出すことをためらい、事態は悪化していく。

だからこの時には、私自身だけでは担えないし、担うつもりもないが、しかし、あなたが生きていくことは当然のことだと言った方がよい。そして、両方を認めた上で、どうにかしていく道を考えるしかない。面倒なことであることは否定できず否定しないまま、その面倒なことを引き受ける手立てを考えるということである。たしかに私たちは無責任であるのだが、それを見越した上で、あまり無責任でないようなあり方を作っていくことは可能だ、そこから考えていけばよいということになるはずである。

言い出したものが多くを引け受けなくてはならず、ゆえに言い出すことがためらわれ、ゆえに言い出す人が少なく、その少ない人が多くを引き受けなければならないという循環を生じさせないためには、最初から人々を引き入れてしまうことである（これは賛同しない人も巻き込んでしまうような気がし、ゆえにずるいことのような気がするのだが、そうでもない。そのことの説明は立岩[2004b]でしている）。

しかし、その道筋はわかったとして、今、現実に不可能ならどうか。この問題はやはり残る。まず、そうあってほしいと思うようにはしかじかの理由でならないのだが、私はそれをどうすることもできず、こちらからは予想される身体の状態の進行とそのときに生きていくために必要な「社会資源」についての情報を伝えるだけのことしかできない、とは言える。こちら側が間違っていると言うことはできる。これは、情報を与えた上で、後はあなたが決めることだという言い方と似ているようで違う。これはただ正直でしかないということでもあるが、それでも中立という虚構は取り払われている。

そしてこの現状でもどうにもならないのではない。実際、厳しくはあるにせよ、どうにもならないとまでは言えない。この社会にしても、求めるならまるで不可能でないところまでには来ているのだと言うことはできる。だから、その人自身はほとんど何もできないにしても、なんとかはなるらしいと言うことはできる。

12 再度：引き返すためのもの

だから再び、私たちは誰もが知っているような場に降りて、そこから始めることになる。生きられる状態を用意するというごく当たり前のことをすればよい。ＡＬＳともなればそうは言えないかもしれないと思って、ＡＬＳの人たちが書いた文章を読んで考えてきたのだが、それが一渡り終わって、ほぼ言えそうだと感じる。その当たり前のことのその基本的な部分は、既に幾度も書いてきたことでもあり（立岩[1997b][2000d][2004b]）、この章の4節と5節に述べたことでもある。

まず、正しさの軸をすこし変えること。ALSは普通に暮らしていた人が突然かかる病気である。その人たちの多くはいわゆる分別盛りの年代の人たちで、さらにその多くは普通にきちんと生きてきた人たちである。行儀のよいことはもちろんよいことだ。ただ、それではこの病気の場合には生きにくい。「自分のことは自分でする」とか、「他人に迷惑をかけない」といった徳をそのまま遵守しようとしても、そのままでは生きがたい。だからこの部分は考えなおすことになる。

人は自分のできる範囲で生きていかなければならないというきまりは、基本的にはよいきまりではない。ただ、誰も何もしないのは困るし、できる人にはできることをほどほどにはやってもらわなければならない。だから、自分のことは自分で、と子どもに教えるというぐらいのことだ。そしてこれは皆が同じだけできて、同じぐらいのものを必要とするのであれば、それぞれ同じぐらいがんばってもらえば、同じだけ受け取れるし、同じだけ受け取るには同じ程度苦労すればよいということになるから、わるいきまりではない。しかし、各々のできる力が違っていて、同じ程度の生活を送るのにも必要なものが違っているなら、よくないきまりである。だから、私はこのきまりを基本的に受け入れる必要がないと言うのだが、それは、人々の力がそう違わないという前提がほぼ通用する限りはこのきまりでやっていてよいとし、そうでない場面ではこのきまりを使わないことにするというのと実質的にそう変わるものではない。

ここまで同意してもらえば次の誤解も解くことができる。

社会的に提供されるものは公平でなければならないと、薄く広くが公平だと、あなただけを特別扱いできないと、そんなことがきわめて頻繁に言われる。役所の窓口だけでなく、その筋の専門家が集まっているはずの国の審議会でも口にされる。しかしそれはまったく間違っている。ある水準の生活を維持するために必要なものが人によって異なる。その異なりに対応するために、財を集めて分配するのが、政治がなすべき数少ない仕事の一つである。例えば介助のために月に給料取り二人分の金がいる、それは贅沢だと言う人がいる。しかし、まずそうして暮らしている人は贅沢をしていない。普通の生活をしているだけだ。

支持する規則を乗り換えるに際しての動機についてとやかく言う人がいるかもしれない。「都合がわるくなってから宗旨替えするのはずるい、あなたは自分ができなくなったから自分ができなくてもよいという規則を支持することにしたのではないか」と言うのだ。このことについては『自由の平等』（立岩［2004b］）の第2章で考えてみた。たしかに自分にとって都合のよい方に都合よく乗り換えるというのはあまりほめられたことではないかもしれない。しかし、これまである規則や価値に乗ってやってきたのだが、考えてみるとそちらの方が間違っていたとなれば、それに乗りつづける必要はない。そして考えてみれば、たしかに間違っている。ならばその動機はなんであれ、乗り換えればよい。

これは、誰がどれだけを得られるかという規則についてだけ言えるのではない。行なうこと、行なえることの価値が存在の価値を決めることがある。たしかに自らが何かをなせることには価値があるだろう。自分の役にも立つし、他の人の役に立つこともあるし、それだけでない達成感が得られることもある。しかし、役に立つとは生きるための役に立つということであり、それに生きることよりも大きな価値が与えられるというのは明らかに逆転している。自分で行なえることはそれほどには大切なものではない。

するとそんなことはわかっていると言うかもしれない。しかし、もし生きるために必要なものを得られるという規則があり、生きられるための条件があってなお生きることを断念しようというなら、その時には、そこには多くこの逆転がある。そしてこの逆転は、私たちの社会に生じ、人々に与えられてきた。そこで社会はこの逆転をもとに戻すべきであり、間違いを間違いと伝えるべきである。そして当の人は間違っていない方に乗り換えてしまえばよい。

基本的にはそれだけではないか、とまずは思ってみることだ。その単純な事態をいくつかの流行語が覆い隠してきたのではないか。その一つが「自然」という言葉だ。しかしみんな機械を使っている、呼吸器は眼鏡や入れ歯と同じだと言われれば、その通りと返すしかない。いらないものはいらないが、いるものはいる。そして使い勝手のわるいものは使い勝手をよくすればよい。もう一つは「質」「生活の質」である。この言葉も間違って用いられてきた。どうせ暮らすのであれば質がよい方がよい。これは、誰に言われるまでもなく、横文字をわざわざ使うまでもなく、自明である。そしてこの自明のことが気にされてこなかったとしたら、それには驚いてよい。ただ間違いは、質のわるい生よりも死の方がよいと言ったことである。よくない生・生活よりよいのは、よい生・生活である。

そして生存の条件は、その人がどんな人か、どんな境遇にあるかと別に現実に与えられねばならない。

ここに取り上げられる人たちがこの病気にかかった人たちを代表するのではない。引いてきた言葉は相対的に恵まれた人たちの言葉だ。実際にそのように批判されることもあるし、またこのことはそのように見られる側にも意識されている。

528 《告知から二〇年、人工呼吸器をつけて一四年目になる私はふつうに生きています。ふつうにねて目ざめ、ふつうのものを食べて、出し、ふつうに話し、要求し、ふつうにふつうに生きています。／そんな私に松山の患者氏はいいました。「あなたは特別です。仲間はもっとドロドロした底辺にあえいでいる」と。確かにそうかもしれません。しかしどの病にも特別はあってはならないのです。》（長岡［1998:39］）

その通りだが、しかし現実に違いはある。この本で、またそれ以外でも、その人たち自身が現実を変えてきたのだと述べた。それはその通りの事実だから訂正の要はない。ただ、民間の活動は、まずはその活動に接近できる人、自発的に参加しようとする人のものである。すると残される人がいる。最も困難な人はその場に現れてこない。混乱の中ですり潰されていく。長く生きられる人は、介助する人がいて、外に出たりコンピュータで交信することのできる人たちである。こうして死の方に傾くことから逃れる人たちがいるのだが、そうでない人もいる。入院しているなら病室に通信の環境がなければ外部との交信はできない。

そして、不安のもとにいる時には知ることを拒否することもある。また、ALSの人たちのための活動、ALSの人たちの活動を胡散くさく感じて近づかない人もいる。それは依怙地なことかもしれないが、儲けにもならないだろうに何かしてくれるといった話には乗らないというのは、その人のそれまでの人生の多くの場合に正しい処世術だったかもしれない。そうして経路が遮断される。

だから、一つにすべての人を対象とする体制、ときに強制力を伴う規制や規定が必要とされる。一律のきまりは、たしかに時に人の思考や判断を停止させることがある。しかしそんなものでもないと、結局、声の大きな人、大きな声を出せる人だけが生き残る。そしてこのように言うことは、むろん民間の活動の意義を否定することではない。

「福祉国家」がすべてを包摂してしまうために、援助を必要としている場から人々が撤退してしまい、淋しい人が残ってしまうといったことが言われることがあるが、これは違う。まず第一に、私的な善意によって覆われるという体制のもとでそこからとり残される者はいる。少なくとも現実はずっとそうであってきた。第二に、広くて大きな単位、さしあたりの現実としては国家が費用の徴収と分配を担当することは人と人の間の疎隔を意味しない。税の徴収の分配の範囲が広いことと、その税を生活費にあてて介助する人と介助を使う人との距離が近いこととは同時に生じることができる（むしろその範囲が広い方がよいこと、国家を超えて広い方がよいことは立岩[2000a]で述べた）。

するとさらに、「求められているものは、たんなる資源、待遇の形ではないはずだ、もっと人間的なものだ」と言われるだろう。それは認めよう。そのように言う人は、やはり病院の一室に放置されている図を思っている。けれども私はこのことについては即物的で、楽観的だ。まず病院の一室よりはよいところで暮らすことはできる。そしてその人の傍についている人は、そうしていても生計が立てられるなら、いる。そしてようやく、家族に依らなくとも生きていける状況が現実に作られてきた。だから、生きられる状況とはただの理想ではない。同時にそれをさらに確実なものにするべきだし、そこからの後退は、どのようにしてでも、拒否しなければならない。

ALSの人が六〇〇〇人でなく六百万人や六千万人だったら違ってくるだろう。私は——それほど原理主義的になれないので——現実には考えなくてよいような状況をもすべて含め、常にすべての人の生存が実現されねばならないとは考えない。ただ今の状況ならまったく大丈夫だと考える。ところが、私のように考えない人、なにかというと「資源の有限性」を持ち出す人は、現実に立脚して心配しているはずであるのに、具体的に何が足りないのかと聞いてもきちんと答えてくれないのだ。

だから、「足りない」というお話を信じないことである。暮らせる状態を用意することは、抽象的に心配するほど難しいことではない、まず一人についておおむね一人の人が交替しながら傍にいればよいし、そして原理的な機構はモーターで空気を送るというまったく単純な機械があればよい。生きるための条件について、そのための資源が足りないという言葉を信じないことであり、何が足りないのかと聞き返すことだ。

足りないとは、結局は人（の労働）が足りないか、それ以外の自然物・資源が足りないか、両方であるか、いずれかであるしかない。まず物の方について。ALSの人に余分に必要なのは人工呼吸器等である。呼吸器は一般の家電製品のようには数が出ないこともあってたしかに割高ではある。しかし、その原材料として、冷蔵庫やエアコンより多くのものを必要とすることはない。むろん人は呼吸器だけで生きているのではなく、他に様々のものが必要ではあるが、ALSの人が特別に多く必要とするものは、吸引等でティッシュペーパーがたくさん必要だといったことはあるのだが、その他にはとくにない。

では人手の方はどうか。人工呼吸器等を作ったりするのにかかる手間はたいしたことがない。なにより直接手助けするその人手が問題である。ALSの人の状態は様々だが、直接には一人についておおむね一人、ときには二人の人がいればよいのだから、この国に約六〇〇〇人のALSの人がいるなら、それと同じだけの数の人がいればよいということになる。

まず、介助している家族は現にそれを行なってきたのだから、その人たちに代わって同じだけのことを他の人がしても、働き手が変わるだけで、社会の労働の量は変わらない。つまり労働力が少なくなるわけではない。人手が足りなくなるわけではない。もちろんこれまで行なっていない分を新たに行なう場合には別である。しかし、この世に生きている人はたくさんいて、その中に働ける人がたくさんいる。人が足りないという話は信憑性に乏しい。むしろ人は余っている。それをすなおに捉えれば、社会がやっていけるだけのものを生産するために、すべての人が働かなくてすむことを意味しており、基本的には好ましいことである。そしてそれは人手が足りないところに人手をまわせるということでもある★11。

これまで主張され、ようやくいくらかが実現されてきた自己決定とは、他人にとって都合のわるいものであって、だからこそその獲得は困難だった。他方、安楽死という決定は周囲の者たちにとって都合のよいものである。だからこそ、その者たちはそれにそのまま賛同すべきでない。このことを述べてきた。しかし、その人自身に固有の苦痛があればどうか。そのことが気になってこの最後の章を書いてきた。

★11――にもかかわらずなぜこんなに足りない、足りなくなると言われるのか。このことについても立岩で[2000a]考えた。やや複雑な論を単純にすれば、一つに出したくない人がいる時、また別のことに使いたい時、そこに人や物を使うのがもったいなくなるということだ。さらに国境を介した競争が働き、成長部門に偏った支出・投資が政策的に追求される時、たんなる生存の支援を節約しようという力は強くなる。さらに、なぜ家族が、多くは女性が担ってきたのか。このことについては立岩[2003e]。

たしかに苦痛はある。その人ができないことの多くは機械や他人で代替することができるが、身体自体は取り替えることができず、そのことに関わる苦痛はある。けれどどうやらその苦痛は、この世に未練のある者にとって、未練を断ち切るほどのものではない。

あとがき

いろいろなことがたくさん言われていて、社会に起こることはなんでも既に知っているように思うところが私たちにはある。それはただ傲慢なことだと私は思わない。もっともな感覚のようにも感じる。ただそれでも、既に知っていることでももう一度知った方がよいこと、確認するのがよいことがあると思う。そうやって確認の作業を進めていくと、すこし最初に思っていたことと違うこともまた見えてくる。やはり知らないことも現れてくる。

では、何がそこにあるとわかったか、また、あらためて当然のことが確認されたのか。それは本文に書いてきたから繰り返さない。この本ができた経緯をここでは記す。

ALSをどこでどのように知ったのか、記憶がない。少なくともよくは知らなかった。ただ一九九四年に放映されたスー・ロドリゲスの裁判についての番組『スーが闘った一八か月』は録画している（第11章★02）。ALSの女性が医師による自殺幇助を求めて闘った裁判をカナダCBCが取材し製作した番組を、NHKの教育テレビが放映したものである。安楽死のことは以前から気になっていたからそれで録画したのかもしれない。そのときには私は千葉大学につとめていたが、九五年から信州大学の医療技術短期大学部に移った。そこでの講義でこの番組を録画したビデオを見てもらっていた。他の大学、大学院で集中講義をしたときにも見てもらったことがある。(どのようなつもりでそれを見てもらっていたかについては立岩[2004f]に書いた)。

そしてその勤め先で人工呼吸器の装着の有無が病院によって異なることを聞いた(第5章1節)。また同じ病院でも、担当の医師が代わると人工呼吸器を付けることになったり、また別の人に代わると付けないことになったりするのだという。それは私にはまったくとんでもないことだと思われたし、今もそう思っている。そしてそのような重大な、と私には思われることが、医療関係者の内輪の話としてひそひそとなされ、論文や学会報告になるのはもっとあたりさわりのないことであるのもおかしなことだと思った。そして、こうした事態を日本ALS協会は問題にしたことをどこからか知った。

信州に移った後もしばらく、千葉大学の学生たちの一九九四年度の社会調査実習の報告書をまとめる仕事が終わらず、ずっとかかっていた。ようやく九六年の春にできあがったその報告書(千葉大学文学部社会学研究室[1996])の宣伝も兼ねて、九六年の日本社会学会の大会(於・琉球大学)で私は「権利を擁護するNPO」という報告(立岩[1996])をした。

《建て前としては基本的人権の尊重等々が主張されるにしても、閉じられた中ではどんなことでもできてしまう。たとえば知らせるか、知らせないか、どのような処置を行なうか、そこには以上に述べたような事情が様々に絡んでいるはずなのだが、その都合によって、どんなようにも采配できてしまう。そして、周りの人はそのことを知らないでいられる。外側にいる(と同時に負担者ではある)私達にとっては、原則を表向き否定することなく、しかし実際には否定しており、しかしそのことを実感する必要がないというのは大変便利なことではある。見えない限りにおいて、あえて知ろうとしない限りにおいて、それですんでいる。》。

ここに次の注を付している。

《例えばALSと略称される原因不明の病気がある。全身の筋肉が徐々に動かなくなっていくのだが、やがて自発的に呼吸できなくなる。人工呼吸器を付ける（付けなければ死んでしまう）ことになるのだが、これを付けるか否かが病院によって、また担当する医師によってまちまちなのである。このことを問題にしたのは、ALSの患者会だけである。》

以上は当時依頼されていた原稿（立岩［1997a］）にもそのまま使われた。

そのころある調査グループに関わっていて、学会報告をするというので、一時期日本社会福祉学会の会員だったことがある（その調査報告書として立岩他［1998］）。その九五年一一月の大会で小林明子（中部学院大学教員）の報告を聞いた。彼女は日本ALS協会福井県支部の設立に関わり、ずっと活動に参加してきた人だ。その大会の報告の中でとてもよい報告で、彼女とすこし話をした。『最高のQOLへの挑戦——難病患者ベンさんの事例に学ぶ』（ベンさんの事例に学ぶ会編［1994］）はその時に買ったのか、その前から持っていたのか、やはり覚えていない。このときにもまだ私はALSの人に会って直接話をしたことはなかった。

九七年の秋、ALS協会山梨県支部の山口衛［496］からファックスで連絡をもらった。「介護人派遣事業」（第10章2節）の新設を山梨県に働きかけたいので情報がほしいとのことだった。私がいくつか関係した文章を書いていることが伝わったらしい。私自身は役に立ててもらえる情報をもっていなかったが、制度について最も多く詳しい情報をもち、対行政交渉の手法にも詳しい「障害者自立生活・介護制度相談センター」を知っていたから、この組織を紹介した（関連する書籍に自立生活情報センター編［1996］があるが、今では情報は古くなっているからホームページを見るのがよい）。

『私的所有論』（立岩［1997b］）という本も、そのころ、九七年一〇月に刊行された。その年の終わりに雑誌『仏教』から原稿を依頼された。「生老病死の哲学」という特集で、私への当初の依頼は「出生前診断」だったが、私はこの主題についてその時に書けることは本に書いてしまったし（『私的所有論』第9章）、にもかかわらず煮え切らず、詰められない部分があり、なにか新しいことが書けると思えなかった。そして私は、たしかに本では生まれることに関わる技術について書いたのだが、それよりも死ぬか死なないかの方が大切だと思っていた。想像力に乏しい私には、既に生きていて、自分が死ぬことを理解できる人間が死ぬという出来事の方が大きなことに思えた。今でもそう思っている。それで安楽死のことについて書かせてもらった（立岩[1998a]）。そこでスー・ロドリゲスの裁判に言及し、松本茂[45][489]の文章（松本[1994]）を引いた。この文章は拙著『弱くある自由へ』（立岩[2000d]）に収録された。

九八年一月、この雑誌が刊行された頃、山梨県で介護人派遣事業が始まることに決まったから、ALS協会の山梨県支部の総会で講演をしてほしいという依頼があった。その返信のEメールに『仏教』に書いた文章を添付して送った。「難病患者の自己決定の意味・介護人派遣制度の可能性」という題をいただき、五月に講演した（講演までの間の山口とのEメールのやりとりについては、この講演を再録した立岩[2000e]に記した）。

そして九九年五月、金沢で開催された日本医療社会事業協会・日本医療社会事業学会全国大会のシンポジウム「「自己決定」を考える——ソーシャルワーカーの実践から」に呼ばれて話した（立岩[1999d]）。金沢からの帰りの電車で、信州に来て知り合った医療ソーシャルワーカーの植竹日奈（植竹[2002]他）からALSの人たちのことを調べないかと提案された。現場にいてわかることがあるとともに、見えているが言いにくいこともある。内側にいる人と外にいる人がいっしょに調べたらよいという提案だった。それはよいと思った。ただ私自身には時間がなく、またこの仕事をするには幾人かいた方がよいと思い、呼びかけたらよいと思った。

そこで、「障害学」のメーリングリストで調査に参加する人を募集した。五月二四日にメールを出した（この呼びかけのメールはhttp://www.arsvi.com/0r/1999jsds.htm#2155にある）。結局参加できなかった人もいたが、応じてくれた人では北村弥生、田中恵美子、土屋葉が後まで関わることになった。そして信州大学医療技術短期大学部（現在・信州大学医学部保健学科）で同僚だった玉井真理子、そしてその職場の私の後任ということになる武藤香織が加わり聞き取りを行なった。同じ頃、国際高等研究所のプロジェクト「臨床哲学の可能性」(その報告書のために提出した私の文章は立岩[2003c])でいっしょだった清水哲郎と話した折、彼が厚生労働省の研究班のメンバーになったこと、その研究に協力し必要な調査を行なうならその研究費を使うことができることを聞き、使わせてもらうことにした。メンバーは研究費を聞き取りやテープ起こしのために使うことができた。

こうして聞き取り調査が行なわれた。ただ私自身はメーリングリストでの情報交換、議論には時々加わったが、聞き取りには参加することができなかった。その結果は二〇〇四年に本(植竹他[2004])になった。本を作ることは私から提案したことでもあったのだが、私はこの企画からは外れた。小さな理由は、その本に私が関わるとしたら、たんに分担執筆者として一つの章を書くといった性格のものであってはならないと私は思うはずで、本の内容に介入してしまうことになり、それはそれでなかなか大変な仕事のように思えたことにある。もう一つの大きな方の理由は分量だった。二〇〇一年の終わり頃、当初は私の書いたものもその本に載せてもらうつもりで、使おうと思う引用を並べてみることを始めたのだが、それは本の一章という分量をすぐに越えてしまい、本一冊分にした方がよいと思えた。さらにもう一つの小さな理由は、その本が想定する主要な読者として医療者が想定されたが、私にはそのような意識がとくになかったことにある。

こうして本のことを考え出したこの年の末、『現代思想』(青土社)から「先端医療」という特集(二〇〇二年二月号)の原稿を依頼された。私は先端医療のことを知らないし、「先端的」なもの以外に大切なことがあると思っていたので、「生存の争い——医療の現代史のために」という文章を書くことにしたが、いつものことながら長くなってしまった。そして、第四回からはALSのことを書くことにしてしまい、途中一回別のことを書いた以外は、ずっとALSのこと、というよりALSの人たちの文章の引用を連ねてしまった。二〇〇三年一一月号の特集「争点としての生命」のために書いた「現代史へ——勧誘のための試論」(立岩[2003d]）の前にはとにかくいったん終わらせようと思い、終わらせたが、結局、全部で一四回も書いてしまい、そのうちの一〇回がALSのことだった（立石[2002-2003]）。

この本はそれがもとになっている。ただ、大幅な書き足しをした。分量は連載分の二倍を超えた。大きな構成の変更も行なった。けれど、その連載のために資料を集め連ねる作業を続けたから、基本的な部分ができた。こうしたわけのわからぬ連載を許してくださった青土社『現代思想』編集部、鈴木英果さんに感謝する。この本に載せなかった部分は、その続きを考え、やはり大幅に書き足し、一冊にできればと思う。

何箇所かでも述べてきたことだが、この本に書くことのできなかったことはとても多い。このように中途半端な本が出ることが、もっときちんとした本が出るのを妨げてしまうことになることを恐れるのだが、すぐに誰かが書いてくれるようにも思えなかったし、私もこれ以上時間を割くことができそうになく、また分量もとうに適正規模を超えてしまったから、ここまででとりあえず終えて、出してもらうことにした。

一人ひとりのことや、各地での運動・活動、ALS協会の活動の経緯、とくに医療・福祉の制度に関わること、呼吸器を付けての移動のこと、選挙権を現実のものにするための運動の経緯、医学やマスメディアにおける扱い、等々、等々。この本に書いたことすべてについてのより広く踏込んだ広い記述と考察が必要である。そしてALSと共通点も相違点もあるいくつもの病・障害がある。これらをすべて、無責任なことだが、それを知りたいと思う人たちの作業に委ねる。とはいえ、私は立命館大学大学院先端総合学術研究科という意味のよくわからない長い名前の大学院につとめているから、そこに来ていただければいくらかのお手伝いはする。既にそこでALSについて研究し論文を書こうという人もいる。

文部科学省科学研究費、立命館大学学術フロンティア・プロジェクトの研究助成金により経費の過半をまかなうことができた。資金提供者の皆さんに感謝する。

そしてこの本は医学書院「ケアをひらく」シリーズの一冊として刊行される。ずいぶん前に編集者の白石正明さんからこのシリーズで本をという話をいただいていた。何を書いたらよいか何年も定まらなかったのだが、ALSのことで書いていくと本になってしまうことがわかって、書かせていただくことにした。

さて、患者がおしなべて患者様と呼ばれてしまうこの時代である。編集者だけをさんづけにし敬語を使うというのも妙なものだ。この本を書く時、ずっとすべて呼び捨てできて居心地がわるかったのだが、敬称を略すことによって敬意を表することもあるだろうと思い、通させてもらった。お礼すべき人は多く、それは文献表に出てくる名前の数より多いのだが、なかでも直接にお話をうかがう機会のあった山口衛さん、橋本みさおさん、伊藤道哉さん、山口さんと橋本さんとの会話で通訳をしてくださった方々にお礼申し上げる。

二〇〇四年八月

立岩真也

あ行

か行

さ行

た行

な行

は行

ま行

や行

ら行

わ行

発表年等の表記については推定に基づくものがある．間違いがあれば訂正していく．
ホームページに同じ表があり，著者名，書名，URL からリンクさせてある．
「…」以下の数字は，その文献が紹介されている本書の頁数を表す．

日本の人のもの（著者名50音順）

青木正志 2002「ALS 治療研究の最前線」，『難病と在宅ケア』7-12（2002-3）:8-10…45

安積純子 1990「〈私〉へ——三〇年について」，安積他［1990:19-56］→安積他［1995:19-56］…203

安積純子・尾中文哉・岡原正幸・立岩真也 1990『生の技法——家と施設を出て暮らす障害者の社会学』，藤原書店…19, 299

——— 1995『生の技法——家と施設を出て暮らす障害者の社会学 増補改訂版』，藤原書店…19, 61, 299

足立紀子 1995「世田谷区における難病の訪問看護」，『難病と在宅ケア』1-1（1995-4）:18-21…301

渥美哲至 1998「ALS 患者への病名告知」，『難病と在宅ケア』3-12（1998-3）:12-15…75

天田城介 2003『〈老い衰えゆくこと〉の社会学』，多賀出版…70

——— 2004『老い衰えゆく自己の／と自由——高齢者ケアの社会学的実践論・当事者論』，ハーベスト社…70

天羽敬祐編 1991『機械的人工呼吸』，真興交易医書出版部

荒川麻弥子 2003「人工呼吸器を装着し「単身在宅生活」の奇跡を実現——筋ジスと闘い生き抜いた鹿野靖明さんを看取って」，『難病と在宅ケア』9-2（2003-5）:4-6…15

安城敦子 1999「さわやか！ 外柔内剛の介護の連日——東京・練馬区の有償介護ボランティア・安城敦子さん」，『難病と在宅ケア』5-1（1999-4）:4-5（取材・執筆は編集部）…305

井形昭弘（国立療養所中部病院院長・前鹿児島大学学長） 1993「知本さんの戦友として」，知本［1993:3-7］…39

五十嵐直敬 2002「情報のデマ化の可能性——遺伝子治療・再生医療関連の」，『難病と在宅ケア』8-8（2002-11）:68-72…45

池田久男 1992「ALS について」（講演），『JALSA』21:5-10…11

池田光穂 2001『実践の医療人類学——中央アメリカ・ヘルスケアシステムにおける医療の地政学的展開』，世界思想社…70

生駒真有美 2002「患者さんと共に歓び愴しんで——難病コーディネーターで保健師の生駒真有美さん」（写真紹介，文章は生駒），『難病と在宅ケア』7-11（2002-2）:04-06…127

石垣診祐・祖父江元 2003「運動ニューロン疾患の病態と今後の治療への展望」，『難病と在宅ケア』8-12（2003-3）:57-59…44

石川治 1995「終末期医療の諸問題——安楽死，尊厳死，ホスピスおよび家族ケア」，第 4 回緩和ケア研究会（主催:能登・緩和ケア研究会 95 年 11 月 27 日）http://www.geocities.co.jp/Technopolis/5541/text/95shou.html（報告要約）…196

——— 1992「私の尊厳死モデル——リビング・ウイル運動 15 年の経験から」，『生命倫理』2-1

石川准 2004『見えないものと見えるもの——社交とアシストの障害学』，医学書院…55, 196

石川准・倉本智明編 2002『障害学の主張』，明石書店…65

石川准・長瀬修編 1999『障害学への招待』，明石書店…65

石川憲彦 1988『治療という幻想——障害の治療からみえること』，現代書館…69

石川悠加 2001「フランス・リヨンに革新の熱気——カフマシーンがモデルチェンジし，EU で医療機器として認可された」，『難病と在宅ケア』7-2（2001-5）:54-57…188

——— 2002「呼吸管理の基礎知識」，『看護学雑誌』66-2（2004-2）:126-132…189

——— 2003a「欧米など外国の実情および日本の場合との比較」,『難病と在宅ケア』8-10(2004-1):22-25…188
——— 2003b「外国における吸引の実情と日本の現況」,『難病と在宅ケア』9-5(2003-8):07-11…188, 319
石川悠加編 2004『非侵襲的人工呼吸器療法ケアマニュアル——神経筋疾患のための』,日本プランニングセンター…189
石原修 1993「ALS という重い荷物」,土屋[1993:4-7]…90
石原傳幸 2003「わが国における在宅人工呼吸器治療の夜明け」,『難病と在宅ケア』9-5(2003-8):59-61…191
市野川容孝 1993「生-権力論批判——ドイツ医療政策史から」,『現代思想』21-12(1993-11):163-179…69
——— 1994「死への自由？—— メディカル・リベラリズム批判」,『現代思想』22-5(1994-4):308-329…69
市野川容孝編 2002『生命倫理とは何か』,平凡社
伊藤博明 2004「在宅人工呼吸療法の阻害・破綻要因を考える——当院における 3 年間の経験から,将来へ向けて」,『難病と在宅ケア』10-2(2004-5):22-25…356
伊藤道哉 1996「ALS とともに生きる」,『心身医療』8-6:42-49(726-733)…274
——— 2002『生命と医療の倫理学』,丸善…274
——— 2004「諸外国における ALS 患者の安楽死・自殺幇助の動向」,植竹他[2004:137-166]… 13, 274
糸山泰人 1995「筋萎縮性側索硬化症の治療の現状」,『難病と在宅ケア』1-3(1995-8):10-13…39
稲室滋子・岡崎小夜子編 1996『希望につなげる看護——難病・ターミナルケア』,同時代社…25
乾死乃生 1998「「難病相談室」の 13 年をふり返って 1〜2」(日本の難病 30 年史・23〜24),『難病と在宅ケア』4-7(1998-10):44-45, 4-8(1998-11):55-57…227
犬塚久美子編 1997『風のままに——在宅療養中の ALS の患者さんから学んだ看護学生の記録』,看護の科学社…199, 227
井上俊・上野千鶴子・大澤真幸・見田宗介・吉見俊哉編集委員 1996『病と医療の社会学』(岩波講座現代社会学 14),岩波書店…70
井上真一 1991「療養上の工夫」(体験発表),『JALSA』22:20-21…78
——— 1995「TV 放映を見て」,『JALSA』34:16…327
今井尚志 1997「III-2 筋萎縮性側策硬化症(ALS)のインフォームド・コンセント」(追加討論),厚生省「特定疾患に関する QOL 研究」班主催公開シンポジウム「難病の緩和医療の進歩と今後——QOL の向上に向けて」http://www.saigata-nh.go.jp/nanbyo/koho/sympo.htm(抄録は http://www.saigata-nh.go.jp/nanbyo/koho/abstract/imai.htm)…126
——— 1998「ALS 患者さんへの告知から在宅ケアシステムへ」,『難病と在宅ケア』4-7(1998-10):8-9…126
——— 2000「【在宅における人工呼吸器管理について】筋萎縮性側索硬化症(ALS)患者の自己決定を尊重した医療援助——ALS を受容して強く生きる」,『訪問看護と介護』5-7(2000-7):558-561…200
——— 2003a「普通の人生だけでなくまた新しい人生がある」,『難病と在宅ケア』8-10(2004-1):7-13…200
——— 2003b「ALS 治療ガイドラインに沿った患者さんの医療・療護支援の進め方」,『難病と在宅ケア』9-7(2003-10):29-32…355
今井尚志・栗原久美子・中村牧子・森三津子 2004「人工呼吸器装着 ALS 患者さんの療養先拡大に向

けて」,『難病と在宅ケア』9-10(2004-1):24-26…293-294
今田高俊編 2003『産業化と環境共生』(講座社会変動2), ミネルヴァ書房
岩井代三 1985「「あとがき」にかえて」, 川口[1985:269-278]…223
岩下宏・今井尚志・難波玲子・早原敏之・川井充・春原経彦・福原信義・斎田孝彦 2000「国立療養所における筋萎縮性(ALS)診療のガイドライン」,『医療』54-12:584-586…355
宇井純 1999「医学は水俣病で何をしたか」,『ごんずい』53(水俣病センター相思社)http://soshisha.org/gonzui/53gou/gonzui_53.htm#anchor605632…321
上杉富之編 2004『現代生殖医療——社会科学からのアプローチ』(仮題), 法律文化社(近刊)
上田賢次 2000『命の地平線——車椅子のシンガーソングライター』, 毎日新聞社…15
植竹日奈 2002「そばにいるということ——病院ソーシャルワーカーの立場から」,『難病と在宅ケア』8-2(2002-5):12-14…419
植竹日奈・伊藤道哉・北村弥生・田中恵美子・玉井真理子・土屋葉・武藤香織 2004『「人工呼吸器をつけますか?」——ALS・告知・選択』, メディカ出版…420
上農正剛 2003a『たったひとりのクレオール——聴覚障害児教育における言語論と障害認識』, ポット出版…51
——— 2003b「医療の論理, 言語の論理——聴覚障害児にとってのベネフィットとは何か」,『現代思想』31-13(2003-11):166-179…51
植松元幸 2003「生きる喜びを得るまで」,『難病と在宅ケア』8-10(2003-1):8-9(今井[2003]に事例として収録)…179, 357
大岩日出夫 2001「私とALS」http://homepage2.nifty.com/ooiwa/sub03.html,『ALSと共に!2001』http://homepage2.nifty.com/ooiwa/…81, 89
大川玲子 2004『聖典「クルアーン」の思想 イスラームの世界観』, 講談社現代新書…245
大熊由紀子 1990『「寝たきり老人」のいる国いない国——真の豊かさへの挑戦』, ぶどう社…339
——— 1993「在宅医療に新しい波が・5——人工呼吸器をつけても家族がいなくても自宅で暮らせる, それもさりげなく」,『メディカルダイジェスト』1993-7, http://www.arsvi.com/1990/930700oy.htm…339
大澤真幸 2002『文明の内なる衝突——テロ後の世界を考える』, 日本放送出版協会…284
太田省一編 1997『分析・現代社会 制度/身体/物語』, 八千代出版
大竹進 2004「退院ノススメ——長期入院から自立生活へ」,『難病と在宅ケア』9-10(2004-1):34-38…299
大谷いづみ 2003「「いのちの教育」に隠されてしまうこと——「尊厳死」言説をめぐって」,『現代思想』31-13(2003-11):180-197…247
——— 2004a「「尊厳死」言説の誕生——1960年代以降のマスコミ報道を中心に」, 立命館大学大学院先端総合学術研究科修士論文…247
——— 2004b「「尊厳死」言説の誕生——1960年代以降のマスコミ報道を中心に」,『現代思想』32-13(2004-11)…247
大庭健・鷲田清一編 2000『所有のエチカ』, ナカニシヤ出版
大平滋子・野崎和義 2004『事例で考える介護職と医療行為』, NCコミュニケーションズ…319
緒方昭一 1998『孫へ——一〇代へのメッセージ』, 石風社…77
岡部耕典 2004「支援費支給制度における「給付」をめぐる一考察——「ヘルパー規準額(上限枠)設定問題」を手がかりに」,『社会政策研究』4:183-202…310
沖亮宏 2002「私の病歴史」http://ww1.enjoy.ne.jp/~akkunn/rk00.html#nnn, 沖[2002-]
——— 2002-『ALSと闘ってみるページ』http://ww1.enjoy.ne.jp/~akkunn/day.html…189
荻野美恵子 2004「神経難病の事前指定書——北里大学東病院の取り組み」,『難病と在宅ケア』10-2

(2004-5):15-18…356, 363
奥村敏 1995「明日を信じて」,『日本 ALS 協会近畿ブロック会報』http://www2u.biglobe.ne.jp/~tahara/okumura/shuki/shuki.htm…85, 92, 107, 144, 160, 167, 230, 376
奥山典子 1999「コミュニケーション障害と透明文字盤」,『難病と在宅ケア』4-11(1999-2):30-32…284
小澤邦昭 1998「「伝の心」について」,『JALSA』44:26-29(平成 10 年度日本 ALS 協会総会・特別講演)…289
小澤邦昭 2002「意志伝達装置「伝の心」を世に出すまで」,『難病と在宅ケア』8-8(2002-11):22-25…289
乙坂佳代 1996-1997 「訪問看護婦物語」(1〜21),『難病と在宅ケア』2-1(1996-4):24-27〜3-10(1998-1):56-58(書誌情報の詳細はホームページに掲載)…48
小野寺利昭 1996「ALS と診断されて」,『JALSA』38:63-65…81
折笠智津子 1986『妻のぬくもり 蘭の紅』,主婦の友社…24, 27, 79, 159
折笠美秋 1989『死出の衣は』,富士見書房…79, 266, 381
加賀乙彦 1995「オランダ安楽死ドキュメンタリーへの疑問」,『婦人公論』1995-2:214-217…327
——— 1997「素晴らしい死を迎えるために」,加賀編[1997:9-38]…327
加賀乙彦編 1997『素晴らしい死を迎えるために——死のブックガイド』,太田出版
河西真勝 2003「ヘルパーの医療行為の臨床研究」,『難病と在宅ケア』9-5(2003-8):26-28…319
柏木哲夫 1986『死にゆく患者と家族への援助——ホスピスケアの実際』,医学書院…243
——— 1987『生と死を支える——ホスピス・ケアの実践』,朝日新聞社,朝日選書…243
春田明朗 1998「郁子さんと病気」,加藤・加藤[1998:19-20]…108
加藤誠司・加藤郁子 1998『わたし心配しかできないから——筋萎縮性側索硬化症(ALS)の妻との歳月』,自費出版…25, 105, 108, 297
門林道子 2004「現代における「闘病記」の意義——がん闘病記を中心に」,『看護教育』45-5(2004-5):358-364…15
金沢 1991「(日本 ALS 協会平成三年度総会第二部懇話会での体験発表)」,『JALSA』22:24-25… 83, 109
金沢公明 2002「改善が望まれる長期入院施設の確保——ALS 患者長期入院施設利用等の実態調査・概要報告」,『JALSA』56:22-27
——— 2003「メルボルン国際同盟会議・シンポジウム参加報告」,『JALSA』58:18-19…340
——— 2004「身体障害者療護施設(ALS 居室)「ディアフレンズ美浜」見聞記」,『JALSA』61:21-22…294
金子勝・大澤真幸 2002『共同取材 見たくない思想的現実を見る』,岩波書店…284
鎌田竹司 199?-『難病 ALS を越えて』 http://www.isn.ne.jp/~kamata/→http://www5d.biglobe.ne.jp/~comenble/kamatahp/kamata/
——— 199?a「私が ALS と知ったのは」,鎌田[199?-]…25, 28, 86, 87, 106
——— 199?b「ALS を知りたい」,鎌田[199?-]…227, 282
亀山晴美 1987「再出発」,日本 ALS 協会編[1987:23-32]…88, 90, 91, 96
川合紀久江 1987「手記後の一一年」,川合[1987:183-201]…190, 203
川合亮三 1975『筋肉はどこへ行った』,刊々堂出版…39, 190
——— 1987『新訂版 筋肉はどこへ行った』,静山社…39, 94, 190, 283
川上純子 1998「いつも難病在宅療養者の真っ只中にいるひと——"主婦ボランティア"の川上純子・日本 ALS 協会千葉県支部事務局長」,『難病と在宅ケア』4-8(1998-11):4-6…198
——— 2003a「今年も行きましたメルボルン ALS 国際会議——元気印の舩後/櫻場/佐藤/塚田

さんたち」(写真紹介／談話と写真撮影は川上)，『難病と在宅ケア』8-10(2003-1):79-81…341
――― 2003b「同じ仲間意識に徹して進んで来ました」(インタビュー)，『難病と在宅ケア』9-1(2003-4):14-17…227
川口有美子 1999-『AJI's room――神経難病と闘う家族を応援します』http://homepage2.nifty.com/ajikun/
――― 2000a「ロックトインの後に見えてきたこと」http://homepage2.nifty.com/ajikun/kaigokiroku6.htm#ロックトインの後に見えてきたこと，川口[1999-]…382
――― 2000b「尊厳死と安楽死(1)」http://homepage2.nifty.com/ajikun/kaigokiroku6.htm#安楽死と尊厳死(1)，川口[1999-]…183, 332, 363, 389
――― 2000c「知りたくない権利」http://homepage2.nifty.com/ajikun/kaigokiroku6.htm#知りたくない権利，川口[1999-]…122, 123
――― 2000d「難病と魔法」http://homepage2.nifty.com/ajikun/kigokiroku5.htm#難病と魔法，川口[1999-]…226
――― 2004a「トータル・ロックトインした母との日常」，『難病と在宅ケア』10-3(2004-6):17-21…382, 383
――― 2004b「人工呼吸器の人間的な利用」，『現代思想』32-13(2004-11)…383
川口武久 1983『しんぼう――死を見つめて生きる』，静山社…190, 200, 212, 326
――― 1985『続しんぼう――生きて生かされ歩む』，静山社…118, 212, 214-223, 234, 238, 245, 247, 248, 255, 286, 384
――― 1988「告知の受容」(国際ALS会議での発表)，川口[1989:131-137]]…95
――― 1989『ひとり居て一人で思う独り言――筋萎縮性側索硬化症と闘う』，一粒社… 26, 79, 211, 232, 233, 239-244, 246, 255
――― 1993『菊化石――筋萎縮性側索硬化症との日々』，創風社…221, 218-219, 249, 380
川嶋乃里子(湘南鎌倉総合病院神経内科部長) 2000「息ためと咳のリハビリテーションが長期にわかる鼻・口マスクによる在宅人工呼吸を可能に」，『難病と在宅ケア』6-8(2000-11):24-27…189
川田悦子・保田行雄 1998『薬害エイズはいま――新しいたたかいへ』，かもがわ出版…229
川名博幸 2003「長くつらかった決断」，『難病と在宅ケア』8-10(2003-1):11-12(今井[2003]に事例として収録)…26
――― 2004「私を通じて経験を重ねてもらいたい！――無理をせず生き続けるをモットーに」，『難病と在宅ケア』9-11(2004-2):60-63…171
川村佐和子 1975『難病患者とともに』，亜紀書房…190
――― 1979『難病に取り組む女性たち――在宅ケアの創造』，勁草書房…190
――― 1996「神経疾患療養者看護の発展と課題」，『難病と在宅ケア』1-6(1996-2):4-7
川村佐和子編 1993『難病患者のケア』，出版研
―――編 1994『筋・神経系難病の在宅看護――医療依存度が高い人々に対する看護』，日本プランニングセンター…141
川村佐和子・木下安子・別府宏圀・宇尾野公義 1978『難病患者の在宅ケア』，医学書院…190, 283
川本隆史編 2004『ケアの社会倫理学――生命倫理の組み替えのために』，有斐閣(近刊)
北村弥生・田中恵美子・土屋葉・植竹日奈 2004「調査から見えてきたこと――患者さん自身の語りから」，植竹他[2004:61-43]…75
木下真男 1993「筋萎縮性側索硬化症」，『新版 新赤本 家庭の医学』，保健同人社：1162…110
木下安子 1996-「日本の難病30年史」，『難病と在宅ケア』2-4(1996-7):28-29～(木下は28回のうち19回を執筆，書誌情報の詳細はホームページに掲載)…190, 283, 305
木村格 2004「地域で支援できるしくみが創られています」，『難病と在宅ケア』9-10(2004-1):7-10

…12
木村正宣 1987「ALS と私」，日本 ALS 協会編[1987:116-122]…145
吉良潤一・山田猛・岩木三保・三好正堂・早川恵子 199?「ALS(筋萎縮性側索硬化症)患者さんと御家族の生活の向上のために」http://www.med.kyushu-u.ac.jp/nanbyou/QOL.html
熊谷寿美 1997「小泉純一郎厚生大臣様」(巻頭言)，『難病と在宅ケア』3-9(1997-12):5
熊谷寿美・熊谷博臣 2000「私たちが危機・危険に直面した時」，『難病と在宅ケア』6-8(2000-11):4-7…263
――― 2001「「デンマーク国際会議」参加を振り返って――強く印象に残ったことあれこれ」『JALSA』52:8-9…29, 339
熊本雄治 2000「ALS/MND 協会国際同盟第 7 次年次総会等に参加して」，『JALSA』49:22-24…337
――― 2002「「医療行為」という名の堰」，篠崎編[2002:36-44]…319
国方正昭 1993「私の闘病記」，『四国新聞』1993-5-12→畑中編[1999:39-40]…174
久保裕男・近藤清彦 2002「鹿児島と八鹿の二大先進地域がメモリアル――難病ケアシステム構築の成果を確認」，『難病と在宅ケア』8-6(2002-9):54-59
倉本智明・長瀬修編 2000『障害学を語る』，エンパワメント研究所，発売：筒井書房…65
黒田浩一郎編 1995『現代医療の社会学』，世界思想社…70
―――編 2001『医療社会学のフロンティア――現代医療と社会』，世界思想社…70
『現代思想』2003 特集：争点としての生命，『現代思想』31-13(2003-11)
――― 2004 特集：生存の争い，『現代思想』32-13(2004-11)
小出喜一 2001「住みやすく介護しやすい楽しい家を工夫――小出喜一さんの住宅設計物語」，『難病と在宅ケア』7-2(2001-5):4-6(編集部による取材記事)…95
――― 2002-『ALS と，ともに』http://www7.ocn.ne.jp/~alskoide/
――― 2002「娘の入学式」，『難病と在宅ケア』8-3(2002-6):73…376
濃沼信夫・伊藤道哉 1997「安楽死は本当に必要か」，『日経サイエンス』27-8:106-112…274
――― 1999「ALS 等神経難病療養システムの構築に関する調査報告(第 2 回)」，『JALSA』46:5-9…274
国立療養所神経筋難病研究グループ 1996-『神経筋難病情報サービス』http://www.saigata-nh.go.jp/nanbyo/index.htm…50
――― 1997「神経難病のインフォームド・コンセント――筋萎縮性側索硬化症を中心に」http://www.saigata-nh.go.jp/nanbyo/inf/inform.htm…355
小島勝 2001-「闘病記録&日記」 http://www.geocities.co.jp/HeartLand-Momiji/4539/masaru_012.htm，小島[2001-]…113
――― 2001-『MASARU'S WORLD』http://www.geocities.co.jp/HeartLand-Momiji/4539/
児玉容子 1996『やっくんの瞳――難病の息子とともに一五年』，岩波書店…15
後藤武雄 2003「若者をも惹きつける人柄で在宅 10 周年――荒川区 ALS 患者／後藤武雄さん」(編集部取材)，『難病と在宅ケア』9-9(2003-12):4-6…305
後藤忠治 2000a「闘病記」http://www.isn.ne.jp/~tm-gt/toubyou.htm，後藤[2000-]…42, 177, 180, 202
――― 2000b「わたしの告知」http://www.isn.ne.jp/~tm-gt/kokuchi.htm，後藤[2000-]…80, 88, 92, 127, 128
――― 2000-『ALS 患者の雑記帳』http://www.isn.ne.jp/~tm-gt/…33
後藤弘子編 1999『少年非行と子どもたち』，明石書店，子どもの人権双書 5
小長谷正明 1995『神経内科――頭痛からパーキンソン病まで』，岩波新書新赤版 383…28, 86
――― 1996『脳と神経内科』，岩波新書新赤版 475…28
小西哲郎 2000「筋萎縮性側索硬化症(ALS)患者のコミュニケーションについて」，『難病と在宅ケア』

6-2(2000-5):33-37…282
小西行郎・高田哲・杉本健郎編 2001『「医療的ケア」ネットワーク——学齢期の療育と支援』，クリエイツかもがわ，発売：かもがわ出版…319
小林明子 1999「ボランティアの果たすべき役割——日本 ALS 協会福祉支部の 10 年の活動を通して」，『難病と在宅ケア』4-12(1999-3):10-14…227
小林富美子 1987「白い小さなお城で」，日本 ALS 協会編[1987:105-114]…165, 279
——— 1991「M さんへの手紙」，『JALSA』23:34-35…27, 94, 165
——— 2001「元気になりたい！ 話したい！ 遊びたい！——最高の主治医と家族に恵まれたが…と，小林富美子さん」(写真紹介，執筆は小林)，『難病と在宅ケア』7-7(2001-10):4-6…30
駒形清則 2001「訪問看護 St. をフル活動させる駒形医師——神経難病患者さんを 40 件近くも訪問診療」(取材・執筆は編集部)，『難病と在宅ケア』7-3(2001-6):4-6…317
小松美彦 1996『死は共鳴する——脳死・臓器移植の深みへ』，勁草書房…391
——— 2002『対論 人は死んではならない』，春秋社…363, 391
——— 2004a『脳死・臓器移植の本当の話』，PHP 新書…109
——— 2004b『自己決定権は幻想である』，洋泉社，新書 y…363
後明郁男・平塚良子・佐藤健太郎・神野進編 2003『がん終末期・難治性神経筋疾患進行期の症状コントロール——ターミナルケアにたずさわる人たちへ 増訂版』，南山堂…363
小森哲夫 2002「ALS における NPPV の有用性と限界」，『難病と在宅ケア』8-1(2002-4):37-40…188
小谷野徹 2000-「私の ALS くろにくる」http://members.jcom.home.ne.jp/pinwheel/chronicle.htm，小谷野[2002-]…44
——— 2002-『光の音 風の音』http://members.jcom.home.ne.jp/pinwheel/
小山恵子 1996「ALS の介護経験者小山恵子さんに聞く」(日本 ALS 協会静岡県支部・編集部聞き書き)http://www.jade.dti.ne.jp/~als/koyama.html，日本 ALS 協会静岡県支部[1999-]…381
古和久幸 1996「ALS の療養に関する最近の話題」，『難病と在宅ケア』2-5(1996-8):6-9…59
近藤喜代太郎 1991「神経難病」，近藤・鴨下編[1991:230-244]…11, 57
近藤喜代太郎・鴨下重彦編 1991『神経疾患のプライマリーケア——一般臨床医のための診療ガイド』，診断と治療社
近藤清彦 2000「ALS と人工呼吸器——その誤解と伝説」，『医学界新聞』2371，http://www.so-net.ne.jp/medipro/igak/04nws/news/n2000dir/n2371dir/n2371_03.htm…203
——— 2002「ALS 患者のケアから学んだこと」(講演)，第 30 回難病患者支援検討会&学習会→久保・近藤[2002:56-59]に収録…203
近藤誠 2001「新しい治療法への批判的態度も必要」，『難病と在宅ケア』7-3(2001-6):24-26…45
最首悟 1998『星子が居る——言葉なく語りかける重複障害者の娘との 20 年』，世織書房…391
斎田孝彦 2000「国立療養所における筋萎縮性(ALS)診療のガイドライン」『医療』54-12:584-586
斉藤豊和 2001「在宅人工呼吸療法における QOL」，『難病と在宅ケア』7-1(2001-4):31-35…138, 361
齋藤光典 1991「ALS の治療とケアについて」(講演)，『JALSA』23:12-19…137
斎藤義彦 2002『死は誰のものか——高齢者の安楽死とターミナルケア』，ミネルヴァ書房…295
境屋純子 1992『空飛ぶトラブルメーカー』，教育史料出版会…235
坂爪新一 2001「和川さんのこと」，和川[2001:80-82]…386
さくら会 1999-『闘え ALS』http://plaza9.mbn.or.jp/~sakurakai/…31, 318
さくら会編 2000(?)『ALS の基礎知識』，さくら会
佐々木公一 2000「筋萎縮性側索硬化症と向きあって」，『けんせつ』(東京土建一般労働組合)1605，1606，1607，1610，1611，1613，http://www.tokyo-doken.or.jp/news/kinisyuk.htm…26, 102, 229

——— 2000-a『週刊／ALS 患者のひとりごと』http://www.arsvi.com/0m/sk00.htm…46, 102
——— 2000-b『介護通信』http://www.arsvi.com/0m/sk00k.htm…263
——— 2004「発信する，行動する，仕事をする——元気印の東京都府中市・佐々木公一さん」(写真紹介／文章の執筆は佐々木)，『難病と在宅ケア』10-2(2004-5):4-6…229
佐々木隆一郎・青木国雄・柳川洋・稲葉裕 1990「難病の疫学統計」，『綜合臨牀』39:407-418…11
定金信子 1987「父さん，ありがとう」，日本 ALS 協会編[1987:98-104]…172, 176
佐藤一英 1989「序文にかえて」，山田徳子[1989:1-2]…50
佐藤きみよ 1991「ベンチレーター(人工呼吸器)を地域の中へ——ベンチレーター使用者の自立生活」，『季刊福祉労働』53:142-149…237
——— 1992「カニューレはピアス——ベンチレーター使用者の自立生活」，『障害者の福祉』12-3(128):15-17…237
——— 1994「ベンチレーターと共に出歩く旅」，『季刊福祉労働』63:64-67(特集：もっと楽しく，自由に——ハンディをもつ人の旅)…237
——— 2000「ベンチレーター(人工呼吸器)と共に自立生活」，『JALSA』49:36-42…237
佐藤純一 1999「医学」，進藤・黒田編[1999:2-32]…63
——— 2001「抗生物質という神話」，黒田浩一郎編[2001:82-110]…63
佐藤純一編 2000『文化現象としての癒し——民間医療の現在』，メディカ出版…46
佐藤純一・黒田浩一郎編 1998『医療神話の社会学』，世界思想社…70
佐藤猛 1998「ALS 患者の療養環境全国調査結果の示す現状と問題点」，『難病と在宅ケア』4-3(1998-6):5-9…34, 35, 295
——— 1999「ALS の治療薬：リルテックについて」，『JALSA』46:4，http://www.als.gr.jp/public/pub04/main.html…41
佐藤猛・吉野英・星研一・中谷雪・浜明子・三枝政行 1996「筋萎縮性側索硬化症(ALS)の医療相談——3 年間の実績と今後の課題」，厚生労働省特定疾患「特定疾患に関する QOL 研究班」平成 8 年度第 2 回班会議(研究発表会)http://www.saigata-nh.go.jp/saigata/syukai/qol/1996/abstract/12.htm
佐藤勉 1991「「生立ち」と「発病前後」」，『JALSA』21:18-21…98, 202
佐藤力子 1987『この両手に力をください』，「この両手に力をください」刊行委員会
——— 1990『翼をください——病室からとどけ！ 母の愛』，発行：照林社,発売：小学館
塩崎清江 1987「病気の記録」，日本 ALS 協会編[1987:48-55]…91, 93
鹿野靖明 2001「コミュニケーションの重要性」，『難病と在宅ケア』7-8(2001-11):55-58…289-290
茂木稔 2003「生徒達に講義する生き甲斐」，『難病と在宅ケア』9-3(2003-6):61-64…168
篠崎良勝編 2002『どこまで許される？ ホームヘルパーの医療行為』，一橋出版…319
篠田恵一 2001「ALS 呼吸不全に対する鼻マスクを用いた NIPPV による呼吸管理」，『難病と在宅ケア』6-11(2001-2):29-31…189
篠原糸美 1990『翔べ，自由に——神経難病と共に』，静山社…91
島崎八重子 1997-「紗羅双樹の花の色」，『難病と在宅ケア』連載(書誌情報の詳細はホームページに掲載)…32, 271, 282, 385
島田祐子 1999『歌集 花の和』，発行：川口有美子・島田千佳子…363
清水哲郎 1997『臨床現場に臨む哲学』，勁草書房…367
——— 2000『医療現場に臨む哲学 II —— ことばに与る私たち』，勁草書房…139, 367
清水哲郎・田中恵美子・北村弥生・土屋葉・玉井真理子・植竹日奈 2001「ALS 患者に対する「告知」を巡る問題——聞き取り調査より」，『厚生科学研究費補助金 特定疾患対策研究事業横断的基盤研究 特定疾患患者の生活の質(QOL)の向上に関する研究班平成 12 年度研究報告書』：206-217…99
清水昭美 1979『増補 生体実験——安楽死法制化の危険』，三一書房…195

下川和洋編 2000『医療的ケアって，大変なことなの？』，ぶどう社…319
自立生活情報センター編 1996『HOW TO 介護保障――障害者・高齢者の豊かな一人暮らしを支える制度』，現代書館…418
自立生活センター・立川 2000『ともに生きる地域社会をめざして――CIL・立川10周年記念誌』，自立生活センター・立川…303
進藤雄三・黒田浩一郎編 1999『医療社会学を学ぶ人のために』，世界思想社…70
菅原和子 1987「生かされて生きる」，日本ALS協会編[1987:81-97]…160, 179-180, 264
――― 1989『忘れな草――ある難病患者の記録』，静山社…24, 26, 89, 112, 126, 160
杉本孝子 1997-2001「夢」，『難病と在宅ケア』3-7(1997-10):26〜6-11(2001-2):68(書誌情報の詳細はホームページ)…29
――― 2000「生きている証しを求めて」，『看護学雑誌』64-4(2000-4):294-298…29
杉本保 1998「在宅人工呼吸の現状と将来――臨床工学技士が果たす役割について」，大阪府臨床工学技師会学術勉強会 配布資料 http://www2.osk.3web.ne.jp/~osakace/bk1998/bk980625/980625.html…189
杉山久美子 2001「天国の夫へ 一二年間ありがとう」，『JALSA』52:48-49…31
杉山進 1998『負けてたまるか，負けたら俺の男がすたるよ――神経難病ALSと闘う日々』，静山社…25, 27, 31, 81, 84, 92, 93, 98, 129, 167, 276, 305, 306, 329
鈴木淳 1996「気管切開」http://web1.tinet-i.ne.jp/user/atsusi-s/kikan1.htm，鈴木[1998-]… 158, 173, 180
――― 1997「ALSとの闘い」，鈴木[1998-] http://web1.tinet-i.ne.jp/user/atsusi-s/alstatakai.htm…94, 145
――― 1998-『サトードトラートート』http://web1.tinet-i.ne.jp/user/atsusi-s/index.htm…292
鈴木千秋 1978『平眠――わが母の願った「安楽死」』，新潮社…24, 54, 103, 191-195, 283
鈴木康之 1993『愛はいつまでも絶ゆることなし――筋萎縮性側索硬化症と闘った妻の記録』，講談社出版サービスセンター…106
鈴木将義 1999「ALSと仲良く一七ケ月」，『JALSA』46:20-24…81, 99
関正一 2001「闘い」，『JALSA』52:44-45…100
関口和夫 2001『強く，やさしく――ALS闘病四年間の記録』，文芸社…169-170
関根文子 1987「夫と共に一〇年…」，日本ALS協会編[1987:187-195]…105
芹沢俊介 1994『現代〈子ども〉暴力論 新版』，春秋社…379
――― 2003『「新しい家族」のつくりかた』，晶文社…379
全国自立生活センター協議会編 2001『自立生活運動と障害文化――当事者からの福祉論』，現代書館
高井綾子 1998?「ayako idea life(全国発明婦人協会「暮らしの発明展」における高井綾子受賞歴&発明品一覧表)」http://www.fusabi.com/ayako/files/works.html(「房美」のホームページ http://www.fusabi.com/内)…284
――― 2001「希代の発明家・高井綾子さんの奮闘――22年かけて50件以上の発明品を生み出す」(取材・執筆は編集部)，『難病と在宅ケア』7-5(2001-8):4-6…284
高城和義 2002『パーソンズ――医療社会学の構想』，岩波書店…60
高田俊昭 1999『無限充足』，ライブストーン…27, 31, 176-177
高橋治 1994『夜の蝶』，新潮社→1997新潮文庫…249
多気常男 1991「医は仁なりや算なりや」，『JALSA』21:31…276
瀧本隆司 2002「BiPAPを7年間使用している患者から」，『難病と在宅ケア』8-3(2002-6):59-62, 8-4(2002-7):37-39…189
――― 2003「オークの里顚末記」，『難病と在宅ケア』9-9(2003-12):47-50…294

武井麻子 2001『感情と看護——人とのかかわりを職業とすることの意味』, 医学書院, シリーズケアをひらく…55
竹内栄巧 1995「(投稿)」,『JALSA』34:16…328
田代邦雄 1997「筋萎縮性側索硬化症(ALS)の現状」, 北海道 ALS 友の会設立総会記念講演 於：北海道難病センター(札幌市)http://www2.snowman.ne.jp/~masasi/lecture.htm…77
田代順 2003『小児がん病棟の子どもたち——医療人類学の視点から』, 青弓社…77
立山龍彦 1998『自己決定権と死ぬ権利』, 東海大学出版会…331
——— 2002『新版 自己決定権と死ぬ権利』, 東海大学出版会…331
立石郁雄 1994『雷はいやだ』, かもがわ出版…15
立岩真也 1990a「「出て暮らす」生活」, 安積他[1990:57-74]→1995 安積他[1995:57-74]…187
——— 1990b「はやく・ゆっくり——自立生活運動の生成と展開」, 安積他[1990:165-226]→1995 安積他[1995:165-226]…298
——— 1992「近代家族の境界——合意は私達の知っている家族を導かない」,『社会学評論』(日本社会学会)42-2:30-44…141
——— 1995a「私が決め, 社会が支える, のを当事者が支える——介助システム論」, 安積他[1995:227-265]…69, 298, 300, 303
——— 1995b「自立生活センターの挑戦」, 安積他[1995:267-321]…299
——— 1996「権利を擁護する NPO」, 日本社会学会第 69 回大会報告…417
——— 1997a「私が決めることの難しさ——空疎でない自己決定論のために」, 太田編[1997:154-184]…418
——— 1997b『私的所有論』, 勁草書房…69, 71, 75, 196, 268, 353, 408, 418
——— 1998a「都合のよい死・屈辱による死 ——「安楽死」について」,『仏教』42:85-93(特集:生老病死の哲学)→立岩[2000d:51-63]…331, 372, 419
——— 1998b「空虚な～堅い～緩い・自己決定」,『現代思想』26-7(1998-7):57-75(特集:自己決定権)→立岩[2000d:13-49]…357
——— 1998c「「そんなので決めないでくれ」と言う——死の自己決定, 代理決定について」(インタヴュー),『ヒポクラテス』2-5(1998-8):26-31→立岩[2000d:63-84]…372, 379
——— 1999a「自己決定する自立——なにより, でないが, とても, 大切なもの」, 石川・長瀬編[1999:79-107]…12, 65, 121, 337
——— 1999b「子どもと自己決定・自律——パターナリズムも自己決定と同郷でありうる, けれども」, 後藤編[1999:21-44]…153, 247
——— 1999c「資格職と専門性」, 進藤・黒田編[1999:139-156]…315
——— 1999d「自己決定を考える」(講演),『医療と福祉』(日本医療社会事業協会)33-1(68):3-7…419
——— 2000a「選好・生産・国境——分配の制約について」,『思想』908(2000-2):65-88, 909(2000-3):122-149…411, 413
——— 2000b「遠離・遭遇——介助について」,『現代思想』28-4(2000-3):155-179, 28-5(2000-4):28-38, 28-6(2000-5):231-243, 28-7(2000-6):252-277→立岩[2000d:221-354]…61, 297, 331
——— 2000c「死の決定について」, 大庭・鷲田[2000:149-171]…196, 372, 391
——— 2000d『弱くある自由へ——自己決定・介護・生死の技術』, 青土社…75, 379, 408, 419
——— 2000e「手助けをえて, 決めたり, 決めずに, 生きる——第 3 回日本 ALS 協会山梨県支部総会での講演」, 長瀬・倉本編[2000:153-182]…65, 306, 419
——— 2001a「高橋修——引けないな. 引いたら, 自分は何のために, 一九八一年から」, 全国自立生活センター協議会編[2001:249-262]…303

——— 2001b「なおすことについて」，野口・大村編[2001:171-196]…51
——— 2001-「医療と社会ブックガイド」，『看護教育』42-1(2001-1)から連載(第4回～第7回が「死の決定について・1～4」)→立岩[2005]
——— 2002a「パターナリズムについて——覚え書き」，『法社会学』(日本法社会学会)55…247
——— 2002b「ノーマライゼーション」，市野川編[2002:151-157]…362
——— 2002c「自立生活運動」，市野川編[2002:158-165]…299
——— 2002d「ないにこしたことはない，か・1」，石川・倉本編[2002:47-87]…65, 66, 275
——— 2002-2003「生存の争い——医療の現代史のために」(1～14)，『現代思想』30-2(2002-2):150-170，30-5(2002-4):51-61，30-7(2002-6):41-56，30-10(2002-8):247-261，30-11(2002-9):238-253，30-12(2002-10):54-68，30-13(2002-11):268-277，30-15(2002-12):208-215，31-1(2003-1):218-229，31-3(2003-3)，31-4(2003-4):224-237，31-7(2003-6):15-29，31-10(2003-8):224-237，31-12(2003-10):26-42…19, 63, 156, 421
——— 2003a「障害者運動・対・介護保険——2000～2002」，平岡公一(研究代表者)『高齢者福祉における自治体行政と公私関係の変容に関する社会学的研究』，文部科学省科学研究費補助金研究成果報告書(研究課題番号12410050):79-88…308
——— 2003b「ただいきるだけではいけないはよくない」，上：『中日新聞』2003-6-1:6／『東京新聞』2003-7-15，下：『中日新聞』2003-6-8:6／『東京新聞』2003-7-22…211
——— 2003c「パターナリズムについて——覚え書き」，野家啓一(研究代表者)『臨床哲学の可能性』，国際高等研究所報告書 http://copymart.mediagalaxy.ne.jp/iiasap/itiran_17.html…247, 420
——— 2003d「現代史へ——勧誘のための試論」，『現代思想』31-13(2003-11):44-75(特集:争点としての生命)…156, 420
——— 2003e「家族・性・資本——素描」，『思想』955(2003-11):196-215…413
——— 2003f「医療・技術の現代史のために」，今田編[2003:258-287]…63, 156
——— 2004a「書評：芹沢俊介『「新しい家族」のつくりかた』」，『東京新聞』2004-1-11…379
——— 2004b『自由の平等——簡単で別な姿の世界』，岩波書店…379, 407, 408, 409
——— 2004c「より苦痛な生／苦痛な生／安楽な死」，『現代思想』32-13(2004-11)…364
——— 2004d「障害者運動・対・介護保険——2000～2003」，平岡・山井編[2004]…308, 311
——— 2004e「そこに起こること」(仮題)，上杉編[2004]…268
——— 2004f「学校で話したこと——1997～2002」，川本編[2004]…331, 417
——— 2005『(未定)』，ちくま新書…51, 54, 55, 71, 122, 195, 229, 339, 367, 391
立岩真也・杉原素子・赤塚光子・佐々木葉子・田中晃・名川勝・林裕信・三ツ木任一 1998『療護施設・グループホーム・一人暮し——脳性マヒ者の3つの暮し方』，放送大学三ツ木研究室…418
田中恵美子・土屋葉・北村弥生・植竹日奈 2004「告知するということ——医療従事者の語りから」，植竹他[2004:61-82]…75
多比羅千賀子 2003「かけがえのない友へ」，『JALSA』60:45…31
玉井真理子 2004「難病医療相談員という仕事」，植竹他[2004:106-136]…86, 127, 265
玉川よ志子 1983『終わりに言葉なきことがあり』，講談社…190, 266, 380-381, 389
丹保七七恵 2001「ALS国際同盟事務局会議に参加して」，『難病と在宅ケア』6-12(2001-3):31-33…339
千葉敦子 1987a『よく死ぬことは，よく生きることだ』，文藝春秋…243
——— 1987b『「死への準備」日記』，朝日新聞社→1989 朝日文庫…243
千葉大学文学部社会学研究室 1996『NPOが変える!?——非営利組織の社会学(1994年度社会調査実習報告書)』，千葉大学文学部社会学研究室＆日本フィランソロピー協会…417
知本茂治 1993『九階東病棟にて——ねたきりおじさんのパソコン日記』，メディカ出版…30, 160, 176,

264, 278
中央薬事審議会常任部会 1998『中央薬事審議会常任部会議事録(1998/12/02)』http://www1.mhlw.go.jp/shingi/s9812/txt/s1202-3_15.txt…40, 41
塚田宏 1999「東京都支部設立に当たって」,『JALSA』49:12-13…30
——— 2000「医療を越えた私の活性剤」,『難病と在宅ケア』6-7(2000-10):11-15…24, 159, 199
——— 2001「苦しくてやがて楽しき渡米の記——日本 ALS 協会東京支部長塚田宏さんに聞く」,『難病と在宅ケア』7-1(2001-4):57-60…30
土屋とおる 1993『生きている 生きねばならぬ 生きられる』, 静山社…90, 161, 278, 287
土屋敏昭・NHK 取材班 1989『生きる証に——目で綴った闘病記』, 日本放送出版協会… 27, 104, 114, 279, 287, 288
土居巍・土居喜久子 1998『まぶたでつづる ALS の日々』, 白水社…100, 164, 178, 228, 263, 280, 287, 288
土屋葉 2002『障害者家族を生きる』, 勁草書房…133
——— 2004「家族のいる場所——告知から療養生活における「問題」の諸相」, 植竹他[2004:83-103]…133
土屋竜一 1998-『RYUICHI'S STUDIO』http://t-groups.com/ryuichi
——— 1999『出会いはたからもの』, フーコー…282
——— 2002「スピーキングバルブについて」http://t-groups.com/ryuichi/venti.html, 土屋[1998-]…282
椿忠雄 1987「序文」, 日本 ALS 協会編[1987:1-4]…260
椿忠雄・鈴木希佐子・矢野正子・高橋昭三編 1987『神経難病・膠原病看護マニュアル』, 学習研究社…28
出口泰靖 2000「「呆けゆく」人のかたわら(床)に臨む——「痴呆性老人」ケアのフィールドワーク」, 好井・桜井編[2000:194-211]…70
——— 2001「「呆けゆく」体験の臨床社会学」, 野口・大村編[2001:141-170]…70
照川貞喜 2001「ALS に希望のスイッチ！」,『難病と在宅ケア』7-3(2001-6):61…384
——— 2003a「ボタンの掛け違いも」,『難病と在宅ケア』9-3(2003-6):53…395
——— 2003b『泣いて暮らすのも一生 笑って暮らすのも一生』, 岩波書店…32, 289
『東奥日報』 2001「「生」を見つめて——県内 ALS 患者の周辺」,『東奥日報』2001-6-14〜20…306
東京難病団体連絡協議会 2001「難病患者実態調査報告」,『東難連』12…299
『徳島新聞』 2000「まばたきよ歌え——難病 ALS と生きる」,『徳島新聞』2000-9-13〜10-3, http://www.topics.or.jp/rensai/mabataki/…25, 47, 113, 136, 165, 281, 296, 329, 332, 376
轟木敏秀 -1998『光彩』http://homepage2.nifty.com/htakuro/todoroki/kousai/kousai_top.html(インターネット復刻版)…15
友松幸子 2002「訪問看護と両立の難病コーディネーターの役割——群馬県・神経難病専門院の友松幸子さん」(写真紹介/取材・執筆は編集部),『難病と在宅ケア』8-8(2002-11):4-5…127
外山了一 1993「病院調査, お願いします」,『JALSA』28:44-45…335
豊浦保子 1996『生命のコミュニケーション——筋萎縮性側索硬化症(ALS)患者の記録』, 東方出版…17, 24, 29, 30, 31, 80, 170, 213, 227, 243, 256, 257, 376
——— 2002「重度障害者である ALS 患者のセルフヘルプ活動」,『保健の科学』44-7…227
豊浦保子・水町真知子 1997「阪神大震災下の ALS 患者の実情と安全性についての検討」,『難病と在宅ケア』3-2(1997-5):13-16…227
長岡明美 1996「13 年間人工呼吸器を装着した ALS の夫を支えて」,『難病と在宅ケア』2-3(1996-6):14-17…292, 314
——— 2001「キカイで生きるということ」,『難病と在宅ケア』7-3(2001-6):29-30…29, 213, 280

長岡紘司 1987「針の息穴」，日本 ALS 協会編[1987:56-80]…158, 263
——— 1991「「もはや」のこと」，『JALSA』21:10-11…24, 105, 262, 396
——— 1998「特別寄稿」，『JALSA』 44号(1998/07/28):39…410
長沢つるよ 1998「在宅人工呼吸療法と看護」，『難病と在宅ケア』4-5(1998-8):24-27
中島孝 2003「総論:緩和ケアとは何か」，『難病と在宅ケア』9-8(2003-11):7-11…363
中島貴祐 1998-『二四年目の ALS』http://www.d1.dion.ne.jp/~takasuke/index.html[13]…294
——— 2001a「告知について」http://www.d1.dion.ne.jp/~takasuke/koku.htm，中島[1998-]… 94, 128
——— 2001b「人工呼吸器について」http://www.d1.dion.ne.jp/~takasuke/jink.htm，中島[1998-]…329
——— 2001c「私の病状」http://www.d1.dion.ne.jp/~takasuke/byo.htm，中島[1998-]…29
長瀬修 1995「ヒーローの死——オランダ便り・3」，『季刊福祉労働』67，http://www.arsvi.com/0w/no01/19950625.htm…187
中西正司・上野千鶴子 2003『当事者主権』，岩波新書…299
中野亮一・辻省次 2000「気の遠くなるような治療研究の積み重ね」，『難病と在宅ケア』6-7(2000-10):7-10…39
中村明美 1999「回想——元病棟婦長の述懐」，畑中編[1999:166-193]…110
中村記久子 2004「ALS 患者の吸引問題」，『難病と在宅ケア』9-10(2004-1):41-42…319
中村修一 200?-『太陽とともに生きる』http://www12.ocn.ne.jp/~shufight/index.html
——— 2002「国府台病院体験レポート」，中村[200?-]…44
中村祐輔 2003a「ゲノム医療——二一世紀の医療はどう変わるのか？」，『JALSA』58:15-16…46
——— 2003b「ALS 原因解明のためのゲノム解析について」(2003.5.31 日本 ALS 協会総会での講演)，『JALSA』60:9-12…46
中林基 1987『生命の彩——中林基画文集』，桐原書店…30
——— 1990『生命の像——中林基画文集』，桐原書店…30
——— 1998「ALS を生きて」(インタビュー)，『虹』49(1998-47):2-20…30, 127
中原保裕 2001「筋萎縮性側索硬化症治療剤リルゾール」，『難病と在宅ケア』6-11(2001-2):40-41…43
永松啓爾 1998「神経難病，ALS について」，土居・土居[1998:207-218]…34, 52, 77
中山研一・石原明編 1993『資料に見る尊厳死問題』，日本評論社…196
難波玲子 2002「ALS の在宅支援」，『難病と在宅ケア』8-4(2002-7):41-45…356
——— 2003「神経難病(ALS を中心に)の緩和ケア——医師の立場から」，『難病と在宅ケア』9-8(2003-11):12-16…363
『難病と在宅ケア』編集部 1998「ALS 患者さんの告知から在宅ケアシステム構築まで」，『難病と在宅ケア』4-7:10-14…127
ニキリンコ 2002「所属変更あるいは汚名返上としての中途診断——人が自らラベルを求めるとき」，石川・倉本編[2002:175-222]…75
西和子 1987「われ身障者となりて」，日本 ALS 協会編[1987:145-159]…136
西尾健弥 1997「私の発病から現在までの経緯」http://www2.nsknet.or.jp/~k-nishio/keika/keika.html，西尾[-1999]…48, 175
——— -1999『ようこそ健ちゃんチへ——重症の ALS 患者から皆さんへ』http://www2.nsknet.or.jp/~k-nishio/…32, 278
西尾等 1999a「人工呼吸器」http://www.horae.dti.ne.jp/~hnals/ALSweb/source/mypf/respi/kokyu.html，西尾[1999-2002]…35, 152

——— 1999b「鳥のように風のように」http://www.horae.dti.ne.jp/~hnals/ALSweb/source/mypf/bird.html, 西尾[1999-2002]…119
——— 1999c「何故に」http://www.horae.dti.ne.jp/~hnals/ALSweb/source/mypf/respi/why.html, 西尾[1999-2002]…35, 285
——— 1999-2002『鳥のように風のように』http://www.horae.dti.ne.jp/~hnals/ALSweb/→ http://www.arsvi.com/0w1/nh01/index.htm(転載 2003)…32
西口保 2000-『神経難病(ALS)という宝くじに当たった村のおやじのホームページ』http://www5a.biglobe.ne.jp/~tamotsu/…189
西澤正豊 2000「ALS患者のノーマライゼーション」,『難病と在宅ケア』5-10(2000-1):46-49…362
西野洋 1997「米国におけるALSの最新治療情報」,『難病と在宅ケア』3-1(1997-4):10-12…40
新田静恵・新田新一(補筆:堀内由紀子) 2003「ALSの妻を介護した記録 1〜4」,『難病と在宅ケア』9-6(2003-9):80-83, 9-7(2003-10):39-42, 9-8(2003-11):35-38, 9-9(2003-12):72-77 … 58, 137
釼吉敏治 2003「死を受け入れて生きる母」,『難病と在宅ケア』8-10(2003-1):12-13(今井[2003]に事例として収録)…169
日本ALS協会編 1987『いのち燃やさん』, 静山社
——— 1991『ALS(筋萎縮性側索硬化症)ケアブック』, 日本ALS協会…99
——— 2000『ALS(筋萎縮性側索硬化症)ケアブック 改訂新版』, 日本ALS協会…99
日本ALS協会静岡県支部 1999- ホームページ, http://www.jade.dti.ne.jp/~als/index.html
日本ALS協会組織渉外部・企画調査部 2000「介護保険の問題点と今後への取り組み」,『JALSA』50:53…309
日本看護協会 2003「ALS患者の在宅療養支援 日本看護協会の3年計画」http://www.nurse.or.jp/koho/h15/press1219-2.pdf…319
日本神経学会 2002『ALS治療ガイドライン』 http://www.neurology-jp.org/guideline/ALS/index.html…41
日本難病看護学会編 2000『難病看護文献目録集』, 日本プランニングセンター…197
沼田克雄監修 1993『入門・呼吸療法』, 克誠堂出版…152
納光弘 1993「再び図面を描かれる日を願って」, 知本[1993:8-12]…33
野口裕二・大村英昭編 2001『臨床社会学の実践』, 有斐閣選書
野本芳昭 1995『生と死を視つめた三年間』, 近代文藝社…25
唄孝一 1990『生命維持治療の法理と倫理』, 有斐閣…243
橋本誠 2003「ファインダーから覗いた世界——橋本みさおさんの夫・誠さんの作品の数々」(写真紹介/文章執筆は橋本誠),『難病と在宅ケア』8-10(2003-1):4-6…303
橋本みさお 1994「在宅療養一年を迎えて」,『JALSA』33:30…304
——— 1997a「ALSとは」http://plaza9.mbn.or.jp/~sakurakai/als.htm, さくら会[1999-]…271
——— 1997b「初めての御見舞い」http://plaza9.mbn.or.jp/~sakurakai/hajimete.htm, さくら会[1999-]…265, 271, 276
——— 1997c「発病のころ」http://plaza9.mbn.or.jp/~sakurakai/hatub.htm, さくら会[1999-]…27, 99, 106, 130
——— 1997d「生と死の間」 http://plaza9.mbn.or.jp/~sakurakai/kami.htm, さくら会[1999-]…119, 120
——— 1997e「「告知せず」と言われる方に」http://plaza9.mbn.or.jp/~sakurakai/kokuchi.htm, さくら会[1999-]…119
——— 1997f「ALS患者の選択肢」http://plaza9.mbn.or.jp/~sakurakai/select.htm, さくら会[1999

-]…265, 271
――― 1997g「わたしの ALS」http://plaza9.mbn.or.jp/~sakurakai/myals.htm, さくら会[1999-]…181, 285, 358, 381
――― 1997h「24 時間在宅ケア態勢の成功事例――東京・練馬区の橋本みさおさんのケース」(取材・執筆は編集部),『難病と在宅ケア』3-5(1997-8):27-29…304
――― 1998a「闘え ALS」http://plaza9.mbn.or.jp/~sakurakai/menu5.htm, さくら会[1999-]…11, 58, 167, 288, 304, 375
――― 1998b「ALS 患者側からの告知の是非」,『難病と在宅ケア』3-12(1998-3):12-15…120
――― 1998c「人権侵害ですよ」http://plaza9.mbn.or.jp/~sakurakai/jinnken.htm, さくら会[1999-]…312
――― 2000a「師走の募金活動を終えて」『JALSA』49:30…59
――― 2000b「ALS 国際会議参加を目指して」,『JALSA』51:29…338
――― 2000c「デンマークにて。」http://plaza9.mbn.or.jp/~sakurakai/presenj.htm…59, 338
――― 2001a「私が私であるために」, 日本 ALS 協会茨城県支部総会での講演 http://plaza9.mbn.or.jp/~sakurakai/ibaragi.htm…58, 283, 305
――― 2001b「病気が進む中で, 人間として尊厳を保って懸命に生きる――筋萎縮性側索硬化症(ALS)と闘いつつ」(県立島根看護短大での講演)http://plaza9.mbn.or.jp/~sakurakai/izumo.htm, さくら会[1999-]…130
――― 2002「ALS(筋萎縮性側索硬化症)の在宅介護の現状と課題」,『ジョイフル・ビギン』16:52-56…31
――― 2003「緩和医療に寄せる思い――患者の立場から」,『難病と在宅ケア』9-8(2003-11):17-19…363
――― 2004「脳生と呼ばれて」,『現代思想』32-13(2004-11)
橋本みさお編 2003『ピアサポート 2003』, 在宅介護支援さくら会(『難病と在宅ケア』9-4(2003-7):13 に紹介)
橋本みさお・安城敦子 1998「まばたきで合図する――文字盤を使わないコミュニケーション方法」,『難病と在宅ケア』4-6(1998-9):53…285
秦茂子 2000「(講演)」,『福岡県支部だより』5(日本 ALS 協会福岡県支部)→http://www.oita-h.ed.jp/~tabe/sigeko3.html…31, 113, 270
秦茂子・秦祐司 1998「ALS 病患者の現状と支援体制への期待」(講演), 難病患者とその家族の生活の向上を目指して(「福岡県重症神経難病患者入院施設確保等事業」運用開始記念事業)http://www.ashibi.com/wv/hata.htm…24, 31, 313
畑伸弘 2002「内科医の思い」http://www2.odn.ne.jp/~cba31630/isikaranomesse-ji.htm#〈内科医の思い〉…204
畑中良夫 1999「難病医療の現在」, 畑中編[1999:14-60]…78, 174, 204-205
畑中良夫編 1999『尊厳死か生か――ALS と苛酷な「生」に立ち向かう人びと』, 日本教文社
蜂巣栄二 2003「ヘルパーによる痰吸引問題を考え直す」,『難病と在宅ケア』9-5(2003-8):22-25…319
花田貴博・横川由紀・佐藤きみえ 2002「ベンチレーターをつけるまでの花田貴族博士さんの記録」,『アナザボイス』50:1-16, 51:1-30→ベンチレーター使用者ネットワーク編[2004]…236
林秀明 1997「ALS の告知の問題――呼吸器装着の問題も含めて」(報告), 厚生省「特定疾患に関する QOL 研究」班主催公開シンポジウム「難病の緩和医療の進歩と今後――QOL の向上に向けて」http://www.saigata-nh.go.jp/nanbyo/koho/sympo.htm(林の報告の抄録は http://www.saigata-nh.go.jp/nanbyo/koho/abstract/hayashi.htm)…124

——— 2000「ALSの呼吸筋麻痺と呼吸器装着・最近の考え方——「今までのALS観」から「新しいALS観」への進展」,『PTジャーナル』34-1(2000-1):46-48…124
——— 2003「豊倉康夫先生に育まれてきた「患者・家族と歩む」JALSAの理念」,『JALSA』60:16-19…321
——— 2004a「「ALSの緩和ケア」について」,『JALSA』61:35-42…363
——— 2004b「重度コミュニケーション障害に挑む」,『難病と在宅ケア』10-3(2004-6):7-11…381
Hayashi H. et al. 1987 Amyotrophic Lateral Sclerosis: Oculomotor Function in Patients in Respirators, Neurology 1431-1432…381
——— 1989 Total Manifestations of Amyotrophic Lateral Sclerosis. ALS in Totally Locked-in State, J Neurl Sci 193: 19-35…381
原宏道 1994『病床からの発信——原宏道遺稿集』,考古堂書店…277
比嘉栄達 2001『つたえてください——小指奮闘記』,医歯薬出版…30, 267
平岡公一・山井理恵編 2004『介護保険とサービス供給体制』,東信堂(近刊)
平田登志郎 1995「(投稿)」,『JALSA』34:16-17…328
平間愛 1997(?)「プロフィール」 http://www7.ocn.ne.jp/~lovely5/profile.htm,平間[1997(?)-]…167
——— 1997(?)-『すてきなあした——ビックリハウスへようこそ』http://www7.ocn.ne.jp/~lovely5/index.htm
——— 1998(?)「ALSと私」http://www7.ocn.ne.jp/~lovely5/als.htm,平間[1997(?)-]…167, 177
東札幌病院臨床倫理委員会 2002「インフォームド・コンセント ガイドライン(改訂版)」http://www.hsh.or.jp/guideline/guideline1.pdf…140
東畑和雄 2001「ALS自分史」12 (平成12年)http://www5b.biglobe.ne.jp/~kazutoba/jibun-4.htm, 13(平成13年)http://www5b.biglobe.ne.jp/~kazutoba/jibun-5.htm,東畑[2001-]…43
——— 2001-『ALS自分史』http://www5b.biglobe.ne.jp/~kazutoba/
東御建田郁夫 1998『いのちの輝き——まだ瞼は動く』,東洋経済新報社…27, 31, 47, 93, 97, 104, 107, 112, 287, 294
樋澤吉彦 2003-「パターナリズム」http://www.ritsumei.ac.jp/acd/gr/gsce/d/p001001.htm
平野薫 2002-2003「脊髄小脳変性症の妻を介護して」,『難病と在宅ケア』連載(書誌情報の詳細はホームページに掲載)…137, 309
平山真喜男 1999「"人励まし"が生き甲斐の毎日!!——県樹フェニックスのように熱情的な平山真喜男・日本ALS協会宮崎支部長」(写真紹介/取材・執筆は編集部),『難病と在宅ケア』5-2(1999-5):5-7…229
——— 2002「私の自己紹介」http://www.h2.dion.ne.jp/~makibo/privete.htm#自己紹介,『日本ALS協会宮崎県支部』http://www.h2.dion.ne.jp/~makibo/…93, 199, 229
広瀬真紀 1994「2つの尊厳死」,ベンさんの事例に学ぶ会編[1994:27-31]…362
廣田紘一 1995「いのちの賛歌——難病ALSと闘う松本さん」,松本[1995:1-5]…172
福嶋あき江(柳原和子編) 1987『二〇歳 もっと生きたい』,草思社…15
福島智 1997『盲ろう者とノーマライゼーション——癒しと共生の社会をもとめて』,明石書店…387
——— 1999『渡辺荘の宇宙人——指点字で交信する日々』,素朴社…387
福永秀敏・久保裕男・黒岩尚文 2002「神経難病と訪問看護員(ホームヘルパー)」,『難病と在宅ケア』7-11(2002-2):52-55…75, 313
藤井正吾 1999「医師としての想い」,畑中編[1999:140-151]…175, 206
藤岡一郎 2000『重症児のQOL——「医療的ケア」ガイドブック』,クリエイツかもがわ,発売:かも

がわ出版…319
藤本栄 2003-『ALSを楽しく生きる』 http://www.ailife.co.jp/als/als_enjoy.html(旧：http://www.alpha-planning.com/als_enjoy.html)
——— 200(?)「ラジカット療法」http://www.ailife.co.jp/als/rajicut.html, 藤本[2003-]…44
舩後靖彦 2002a「ご挨拶」, 舩後[2002-]http://www1.odn.ne.jp/~aae03880/index.html…152
——— 2002b「主治医のアシスタントとして, 一緒に講演」,『難病と在宅ケア』8-8(2002-11):66-68…341
——— 2002-『ALS Silk Road Web』http://www1.odn.ne.jp/~aae03880/index.html
——— 2003「2003年ミラノALS/MND国際会議参加報告」http://www5e.biglobe.ne.jp/~funago/Milano_2003/1st_report.html…340, 341
——— 2004a「生き甲斐を体現する——病院・施設の役割についての「患者の体感的一考察」」,『難病と在宅ケア』9-10(2004-1):27-30
——— 2004b「2003年ミラノALS/MND国際会議(同盟会議)参加報告」,『JALSA』61:12-13…340
古井透 2003「リハビリテーションの誤算」,『現代思想』31-13(2003-11):136-148…51
ベンさんの事例に学ぶ会編 1994『最高のQOLへの挑戦——難病患者ベンさんの事例に学ぶ』, 医学書院…101, 418
ベンチレーター使用者ネットワーク編 2004a『カニューレはピアス——花田貴博さんの計画的気管切開』, ベンチレーター使用者ネットワーク(『アナザボイス』55・春号)…237
——— 2004b『ベンチレーター研修マニュアル』, ベンチレーター国際シンポジウム実行委員会
星野一正 1991『医療の倫理』, 岩波新書新赤版201…327
——— 1995「テレビ放映されたオランダ安楽死に対する異議を質す」(民主化の法理＝医療の場合),『時の法令』1492:55-60 http://cellbank.nihs.go.jp/information/ethics/refhoshino/hoshino0018.htm(この『時の法令』の連載は後に単行本化されたが, いまは品切・絶版)…327
星野史雄 2004「古書「パラメディカ」店主が語る"闘病記"との出会い」,『看護教育』45-5(2004-5):350-357…15
本田尚子 1995「筋萎縮性側索硬化症患者のQOL向上をめざして」,『難病と在宅ケア』1-3(1995-8):26-29…199
本田昌義 1999「療友達の為に行動を起こそうと決意した時に自分の道が開けました.」(大分医科大学「医大祭」での講演)http://www.cts-net.ne.jp/~tamasu/als/als03.htm…46, 126, 145, 228, 245, 293, 294
——— 2000「大分医大での講演から」,『JALSA』49:31-36…58, 228
堀田ハルナ 1998「日立製作所, ALS患者向けの意志伝達装置「伝の心」の機能強化を発表」,『ASCII24』1998/08/26, http://ascii24.com/news/i/serv/article/1999/08/26/604089-000.html…289
堀内玉乃 2004「私の場合——呼吸器事故遺族の思い」,『JALSA』61:19-20
堀内由紀子 2003「「いのちの痛み」に応え得るケアと癒し得るケアを求めて」,『難病と在宅ケア』9-8(2003-11):20-24…363
マオアキラ 1993『命燃やす日々』, 文溪堂…216, 217, 223, 242
松井和子 2002「ベンチレータ使用者の生活を支えるために必要な視点」,『看護学雑誌』66-2(2002-2):145-150…266
松浦一子 1998「郁子さん, あの大空で今, 何をしていますか」, 加藤・加藤[1998:21-22]…109
松岡幸雄 1996(?)「ハンディを負って生きられる」, さくら会編[2000(?)]
松木明知編 2000『日本麻酔科学史資料14——日本麻酔科学文献集(9)』, 克誠堂出版…189
松下祥子・輪湖史子 2001a「米国の神経筋疾患療養者のケース——テキサス州の神経筋疾患専門訪問看護会社の研修を通して」,『難病と在宅ケア』7-3(2001-6):7-10

——— 2001b「米国の神経筋疾患療養者の訪問看護——テキサス州の神経筋疾患専門訪問看護会社の研修を通して」,『難病と在宅ケア』7-6(2001-9):49-51…360
松嶋禮子 1988『ある難病患者のつぶや記』, 静山社…224
松田銑 1997「訳者あとがき」, Schwartz[1996=1997:143-149]…41
松本茂 1987「治療法を求めて」, 日本 ALS 協会編[1987:33-42]…103
——— 1991「ALS 八年の回想」,『JALSA』21:12-13…103, 118, 302
——— 1994「ALS 患者と人工呼吸器の問題——患者の本音」, ベンさんの事例に学ぶ会編[1994:120-125]…419
——— 1995a「安楽死 反対」,『JALSA』34:13…330
——— 1995b『悪妻とのたたかい』, 静山社…27, 115, 171-172, 225, 226, 233, 274, 286, 287
——— 1995c「わが家の壁書「看護学生さんへのお願い」——人工呼吸器をつけた患者からの希い」,『難病と在宅ケア』1-4(1995-10):18-19…263
——— 1997「総会開会挨拶」,『JALSA』41 http://www.nemoto.org/ALS/OLD/JALSA-41/KAIKAI.html…337
——— 2003「看護学生さんへお願い」,『難病と在宅ケア』9-6(2003-9):35-38…263
松本るい 1995「悪妻の弁」, 松本[1995:289-302]…172, 224, 233
丸山正樹 1987「離婚話」, 日本 ALS 協会編[1987:201-210]…136
三浦廸子 1993「「励ます集い」を開催して」,『JALSA』29:6-10…334
水町真知子 1999「難病ボランティア活動——近畿ブロックの実情」,『難病と在宅ケア』4-12(1999-3):16-19…227
水町真知子・豊浦保子・小林智子 2002「ALS 患者さんの介護」,『難病と在宅ケア』7-12(2002-3):16-21…303
溝口功一 1998「私の筋萎縮性側索硬化症(ALS)の病名告知の実践」,『難病と在宅ケア』3-12(1998-3):8-11…75
道又元裕編 2001『人工呼吸ケアのすべてがわかる本』, 照林社…141
三本博 1993「アメリカにおける ALS の治療研究」,『JALSA』28:21…39
三牧紀直 2000-『Kaz Mimaki's Music World』http://www2.ocn.ne.jp/~kazm/…31
宮下健一 1996『いのちよありがとう——難病 ALS とともに』, 信濃毎日新聞社…83, 85, 96, 97, 114, 271
宮本周 2004『自伝 下駄のあしあと パートIII』 http://syu-miyamoto.hp.infoseek.co.jp/geta_no_ashiato3.htm…45
三好春樹 1998『老人介護問題発言——黙ってはいられない!』, 雲母書房…391
民間病院問題研究所 2000『介護現場の医療行為——その実態と方策を探る』, 日本医療企画…319
向井承子 2003『患者追放——行き場を失う老人たち』, 筑摩書房…295
武藤香織 2001「居宅生活支援事業の対象者についての分析——難病患者実態調査アンケートより」,『東難連』12:20-29…299
——— 2003「QOL と介護負担感を考える」,『難病と在宅ケア』9-1(2003-4):22-24…299
——— 2004「ALS とジェンダーをめぐって」, 植竹他[2004:124-136]…137
武藤香織・岩木三保 2000「神経難病の療養環境整備と医療情報ネットワーク」,『BIO Clinica』15(12):53-57…355
武藤香織・岩木三保・吉良潤一 2000「難病患者に対する入院施設確保事業の現状と問題点——福岡県重症神経難病ネットワークの取り組みより」,『医療と社会』10-1:145-157…355
村井秀次 2003「気管切開を選ばぬ理由」,『難病と在宅ケア』8-10(2004-1):19-21…168
室谷恭子 1991「患者家族会にご参加を」,『JALSA』23:32-33…163
森菊子 2003「日本で初めての遠隔看護モデル事業を実施——松山で多くの難病患者さんを引き受け

るベテル訪問看護ステーション」，『難病と在宅ケア』9-1(2003-4):4-6…211
八木貢 1988「発病間もない頃」，『ひだまり』6(東京都立神経病院の ALS 患者会誌)…48
安川幸夫 2002「告知と受容」http://www5d.biglobe.ne.jp/~css-y/als7kokuchi.html，安川[2002-]…131
——— 2002-『CSS・JAZZ & ALS』http://www5d.biglobe.ne.jp/~css-y/
——— 2003「介護問題で悩んだ気管切開」，『難病と在宅ケア』8-10(2003-1):10-11(今井[2003]に事例として収録)…131
八瀬善郎 1991「胸打つ体験の記録——まえがき」，Oliver ed.[1986=1991:3-13]…54
柳沢信夫 1994「ALS 治療研究の現状」(1994.4.17，日本 ALS 協会総会での特別講演)，『JALSA』32:16-27…39, 63
山口進一 2000「あいだに在るもの」(講演)，芸術とヘルスケア・パネルディスカッション 於：福岡アジア美術館・あじびホール http://www.kyushu-id.ac.jp/~tomotari/yamaguchi2.html…282, 285
——— 2001「ALS 国際シンポジウムに参加して」，『JALSA』52:9-10…337
山口ヒロミ 1995『寝たきり少女の喘鳴(こえ)が聞こえる』，自然食通信社…391
山口平明 1997『娘天音(あまね)妻ヒロミ——重い障害をもつこどもと父の在り方』，ジャパンマシニスト社…391
山口平明著・山口ヒロミ銅版画 2000『不思議の天音(AMANE)——イノチの際で共に棲まう私たちの日々』，ジャパンマシニスト社…391
山口衛 2000「介護人派遣制度獲得の歩み——山口衛さんに聞く」，『難病と在宅ケア』5-12(2000-3):4-7…32, 306
——— 2001a「ALS/MND 国際会議参加支援募金のお願い」…340
——— 2001b "Ventilatory support in Japan: A New Life with ALS and a Positive Approach to Living with the Disease(日本における人工呼吸器療法：ALS との新しい生活，ALS と前向きに暮らす方法)"…340
——— 2002「ALS/MND 国際会議飛行機旅行体験記」，『JALSA』56:43-46…340
山口雅子 199903-『まこさんズ ALS 版』http://www.fsinet.or.jp/~makosanz/index.htm…189
山崎喜比古編 2001『健康と医療の社会学』，東京大学出版会…70
山崎摩耶 2001「訪問看護の現状と未来」，『難病と在宅ケア』7-3(2001-6):14-17…314
——— 2003「ALS 患者の在宅療養支援 3 か年計画と訪問看護の推進」，『訪問看護と介護』8-12(2003-12):951-957…319
山田富也 1999『全身うごかず——筋ジスの施設長をめぐるふれあいの軌跡』，中央法規出版…15
山田富也・白江　浩 2002『難病生活と仲間たち——生命の輝きと尊さを』，燦葉出版社…15
山田徳子 1989『ラストチャンスを私に——神経難病との闘い』，静山社…48-49
山端ハナ 1986『話したい！ 歩きたいの！』(未見)…335
——— 1993「人工呼吸器を装着して一〇年」，『JALSA』28:40-41…335
山村秀夫 1991「人工呼吸器の歴史」，天羽編[1991:3-10]…187
山本真 1998「主治医のみた土居喜久子さん」，土居・土居[1998:219-230]…163, 178
——— 2000「人工呼吸療法 ALS の医療——大分での 10 年」，『難病と在宅ケア』6-5(2000-8):18-19…163
——— 2001「High volume ventilation による ALS 患者の長期人工呼吸器管理」，『日本呼吸管理学会誌』10-3…163
——— 2003「気管カニューレコネクターに関する意見」(首相官邸への意見投稿)，『JALSA』60:32-33…267
——— 2004「HMV(在宅人工呼吸)患者のリスクマネージメント」，『難病と在宅ケア』9-12

(2004-3):60-63…279
山本芳久 2003「「二重結果の原理」の実践哲学的有効性——「安楽死」問題に対する適用可能性」,『死生学研究』2003 春：295-316(東京大学大学院人文社会系研究科)…367
柚木美恵子 1987「「生」を見つめて」, 日本 ALS 協会編[1987:20-22]…136
——— 2001「いのち咲かせて」, 日本福祉文化学会中四国大会特別発表 http://www1.harenet.ne.jp/~yuta-h/mieinochi.htm, 柚木・平井[2002-]…31, 201
柚木美恵子・平井豊 2002-『難病 ALS とともに！』http://www1.harenet.ne.jp/~yuta-h/w-page.htm…31
好井裕明・桜井厚編 2000『フィールドワークの経験』, せりか書房
横島康子 2003「呼吸器をつけないことを選んだ父」,『難病と在宅ケア』8-10(2004-1):14-18… 26, 169, 178
横田弘 2004『否定されるいのちからの問い——脳性マヒ者として生きて 横田弘対談集』, 現代書館…235
横田実 2004「普通に生きたい」,『難病と在宅ケア』10-2(2004-5):10-14…169
横山勇夫 2000-『虹の輪』http://www2.ocn.ne.jp/~nijinowa/mokuji.html
横山禮子 2000「二人三脚の人生」 http://www2.ocn.ne.jp/~nijinowa/ninin.html, 横山勇夫[2000-]…115
吉田雅志 1996-『前へ』http://www2.snowman.ne.jp/~masasi/…32, 44
——— -2000「MCTOS の経験(in USA)」http://www2.snowman.ne.jp/~masasi/mctos.htm, 吉田[1996-]…387
吉野英 1999「リルゾール健康保険認可前夜」,『難病と在宅ケア』5-2(1999-5):8-11…42
——— 2001「痴呆を伴う筋萎縮性側索硬化症」,『難病と在宅ケア』6-11(2001-2):24-27…343
——— 2002a「ALS 治療薬開発への挑戦」, 日本 ALS 協会千葉県支部総会講演(2002 年 6 月 於：八千代市福祉センター)→『千葉県支部だより』29http://www2.tba.t-com.ne.jp/JALSA_chiba/dayori29/dayori29.html／『難病と在宅ケア』8-6(2002-9):29-32 にも掲載…44
——— 2002b「ALS 治療法開発の試み」,『JALSA』56:23-24…44
『読売新聞』 1999「執念」(上・下),『読売新聞』北陸版 1999-6-19,1999-6-26(生と死の現在・第 1 部)→http://hokuriku.yomiuri.co.jp/inotitokenkou/inoti/0619.htm…25, 175
——— 2000「あすを耕す——難病 ALS との 8 年 1～5」(医療ルネサンス),『読売新聞』2000-7-4～8…282
来田治郎・来田みや子 2001「在宅患者の一時入院について」,『難病と在宅ケア』7-2(2001-5):54-57…30, 293
若生良一 2003-『励まされ 支えられ 私は今』http://hccweb.bai.ne.jp/~hce19001/…283
若林祐子 2002「越後の JALSA(日本 ALS 協会新潟県支部)—— 協会の二番目の支部として発足し今年で 15 年目に」(写真紹介／執筆は若林),『難病と在宅ケア』8-1(2002-4):4-6…227
——— 2004「呼吸器を選ぶ人, 選ばない人——100 人の印象から」,『難病と在宅ケア』10-2(2004-5):19-21…169
和川次男 2001『声とどけ』, 仙台宝文堂 (cf. http://www.ne.jp/asahi/miyagi/comenable/Wagawa.htm)…32, 390
渡辺一史 2003『こんな夜更けにバナナかよ——筋ジス・鹿野靖明とボランティアたち』, 北海道新聞社…15, 277
渡辺春樹 2003『蹄跡——ALS 患者となった眼科医の手記』, 西田書店…45
和中勝三 1999-『難病 ALS の人生』http://www.jtw.zaq.ne.jp/cfbng303/…25, 32
——— 1999(?)a「告知について」, 和中[1999-] http://www.jtw.zaq.ne.jp/cfbng303/kokuchi/ko-

kuchi.html…88, 131, 145
——— 1999(?)b「今の病状と家族」http://www.jtw.zaq.ne.jp/cfbng303/ima_yosu/ima_yosu.html, 和中[1999-]…170, 177, 376
——— 2001「呼吸器をつけるということ——患者の立場から」,『難病と在宅ケア』7-5(2001-8): 45-49…32

日本の人のものでないもの(著者名アルファベット順)

Albom, Mitch 1997 *Tuesdays with Morrie*＝1998 別宮貞徳訳,『モリー先生との火曜日』, 日本放送出版協会…29, 387

The ALS Association 1997 *Living with ALS: What's It All About ?*, The ALS Association＝1997 遠藤明訳,『ALSマニュアル——ALSと共に生きる』, 日本メディカルセンター…182, 187

The ALS Society of Canada 1994 *Resources for ALS Healthcare Providers*, The ALS Society of Canada＝2000 稲勝理恵・西堀好恵・松井和子訳,『ALSヘルスケア供給者マニュアル』, 浜松医科大学医学部臨床(成人)看護学…331

Anderson, Peggy 1978 *Nurse*, Berlekey Books＝1981 中島みち訳,『ナース——ガン病棟の記録』, 時事通信社…243

Bach, John R ed. 1999 *Guide to the Evaluation and Management of Neuromscular Disease*, Hanley & Belfus, Inc.＝1999 大沢真木子監訳,『神経筋疾患の評価とマネジメントガイド』, 診断と治療社…189

Barnes, Collin; Mercer, Geoffrey; Shakespeare, Tom 1999 *Exploring Disability: A Sociological Introduction*, Polity Press＝2004 杉野昭博・松波めぐみ・山下幸子訳,『ディスアビリティ・スタディーズ——イギリス障害学概論』, 明石書店…65

Boynton De Sepulveda, L. I. 1999「ケアモデル及びケアの包括的方針」http://www.als.gr.jp/public/pub07/sympo_9.html, 第10回ALS/MND国際シンポジウム http://www.als.gr.jp/public/pub07/main.html…191

Bauby, Jean-Dominique 1997 *Le scaphandre et le papillon*, Editions Robert Laffont＝1998 河野万里子訳,『潜水服は蝶の夢を見る』, 講談社…380

Brock, Dan W. 1998 "Medical decisions at the end of life", Kuhse & Singer [1998]…367

Chambliss, Daniel F. 1996 *Beyond Caring: Hospitals, Nurses, and the Social Organization of Ethics*, The University of Chicago Press＝2002 浅野祐子訳,『ケアの向こう側——看護職が直面する道徳的・倫理的矛盾』, 日本看護協会出版会…55, 155, 243

Colen, B. D. 1976 *Karen Ann Quinlan: Dying in the Age of Eternal Life*, Nash Publishing＝1976 吉野博高訳,『カレン 生と死青』, 二見書房…243

Faulkner, Ann 1998 *Effective Interaction with Patients*, Second Edition, Harcourt Brace＝2000 篠田雅幸・Carty, Edwin L. 訳,『医療専門家のためのコミュニケーション技術』, 診断と治療社…75

Foucault, Michel 1979 "Un Plasir si simple", *Gai Pied* 1979＝1987 増田一夫訳,「かくも単純な悦び」,『同性愛と生存の美学』, 哲学書房：184-190…391

Friedson, Eliot 1970 *Professional Dominance: The Social Structure of Medical Care*, Autherton Press＝1992 進藤雄三・宝月誠訳,『医療と専門家支配』, 恒星社厚生閣…70

Gallagher, Hugh G. 1995 *By Trust Betrayed: Patients, Physicians, and the License to Kill in the Third Reich*, Vandamere Press＝1996 長瀬修訳,『ナチスドイツと障害者「安楽死」計画』, 現代書館…54

Glaser, Barney & Strauss, Anselm 1965 *Awareness of Dying*, Alidine publishing,＝1988 木下康仁訳,『死のアウェアネス理論と看護』, 医学書院…140

Goffman, Irving 1961 *Asylums: Essays on the Social Situation of Mental Patientsand Other Inmates*,

Doubleday＝1984 石黒毅訳,『アサイラム――施設収容者の日常世界』, 誠信書房, ゴッフマンの社会学 3…70
――― 1963 *Stigma: Notes on the Management of Spoiled Identity*, Prentice-Hall＝1980『スティグマの社会学――烙印を押されたアイデンティティ』石黒毅訳, せりか書房…70
Haraway, Donna J. 1991 *Simians, Cyborgs, and Women: The Reinvention of Nature*, London: Free Association Books & New York: Routledge＝2000 高橋さきの訳,『猿と女とサイボーグ:自然の再発明』, 青土社…9, 270
Hind, Charles ed. 1997 *Communication Skills in Medicine*, BMJ Publishing Group＝2000 岡安大仁・高野和也訳,『いかに"深刻な診断"を伝えるか』, 人間と歴史社…75
Hochschild, Arlie Russell 1983 *The Managed Heart: Commercialization of Human Feeling*, University of California Press＝2000 石川准・室伏亜希訳,『管理される心――感情が商品になるとき』, 世界思想社…55
Illich, Ivan 1976 *Limits to Medicine: Medical Nemesis; The Expropriation of Health*＝1979 金子嗣郎訳,『脱病院化社会――医療の限界』, 晶文社…62
Kivorkian, Jack 1991 *Prescription Medicine: The Goodness of Planned Death*, Prometeus Books＝1999 松田和也訳,『死を処方する』, 青土社…155, 331
Krog, Evald 1993＝1994 大熊由紀子監修・片岡豊訳,『クローさんの愉快な苦労話――デンマーク式自立生活はこうして誕生した』, ぶどう社…339
Kubler-Ross, Elisabeth 1969 *On Death and Dying*, Macmillan＝1971 川口正吉訳,『死ぬ瞬間――死にゆく人々との対話』, 読売新聞社…244
――― 1975 *Death: The Final Stage of Growth*, Prentice-Hall＝1977 川口正吉訳,『続 死ぬ瞬間――最期に人が求めるものは』, 読売新聞社…244
Kuhse, Helga & Singer, Peter 1998 *A Companion to Bioethics*, Blackwell
Murphy, Robert F. 1987 *The Body Silent*, Henry Holt and Company＝1992 辻信一訳,『ボディ・サイレント――病いと障害の人類学』, 新宿書房…60
Nussbaum, Martha C. with Respondents, edited by Cohen, Joshua 1996 *For Love of Country: Debating the Limits of Patriotism*, Beacon Press＝2001 辰巳伸知・能川元一訳,『国を愛するということ――愛国主義(パトリオティズム)の限界をめぐる論争)』, 人文書院
Oliver, Judy ed. 1986 *In Sunshine and in Shadow*＝1991 日本ALS協会訳,『照る日かげる日』, サイマル出版会
Oliver, Michael 1990 *The Politics of Disablement*, Macmillan…65
Parsons, Talcott 1958 "Definitions of Health and Illness", E. G. Jaco ed. Patients, *Physicians and Health*, Freee Press…60
――― 1964 *Social Structure and Personality*, Free Press＝1973 武田良三・丹下隆一訳,『社会構造とパーソナリティ』, 新泉社…60
Pross, Christian & Gotz, Aly eds. 1989 *Der Wert des Menschen: Medizin in Deutschland 1918-1945*, Edition Hentrich Berlin＝1993 林功三訳,『人間の価値――1918年から1945年までのドイツ医学』, 風行社…55
Rachels, James 1986 *The End of Life: Euthanasia and Morality*, Oxford University Press＝1991 加茂直樹監訳,『生命の終わり――安楽死と道徳』, 晃洋書房…367
Schwartz, Morris 1996 *Letting Go*＝1997 松田銑訳,『幸福な死のためのわたしの哲学』, 飛鳥新社…41
Shapiro, Joseph P. 1993 *NO PITY: People with Diasabilities Forging a New Civil Rights Movement*＝1999 秋山愛子訳,『哀れみはいらない――全米障害者運動の軌跡』, 現代書館…187

Singer, Peter 1994 *Rethinking Life & Death: The Collapse of Our Traditional Ethics*, St. Martin's Press＝1997 樫則章訳『生と死の倫理——伝統的倫理の崩壊』, 昭和堂…366
Smith, Pam 1992 *The Emotional Labour of Nursing*, Macmillan＝2000 武井麻子・前田泰樹・安藤太郎・三井さよ訳,『感情労働としての看護』, ゆみる出版…55
Strathern, Paul 1997 *The Big Idea: Lives and the Ideas of Great Scientists Hawking & Black Holes*, Lucas Alexander Whitley Limited＝1999 浅見昇吾訳,『90分でわかるホーキング』, 青山出版社…26, 28-29
Sudnow, David 1967 *The Social Organzation of Dying*, Prentice-Hall＝1992 岩田啓靖・志村哲郎・山田富秋訳,『病院でつくられる死——「死」と「死につつあること」の社会学』, せりか書房…55
Taylor, Charles 1996＝2000「なぜ民主主義は愛国主義を必要とするのか」, Nussbaum ed.[1996＝2000:200-203]…379
Veatch, Robert M. *2003 The Basics of Bioethics, 2nd ed.*, Prentice Hall＝2004 品川哲彦・岡田篤志・伊藤信也訳,『生命倫理学の基礎』, メディカ出版…155
Wexler, Alice 1995 *Mapping Fate: A Memoir of Family, Risk and Genetic Research*, University of California Press＝2003 武藤香織・額賀淑郎訳,『ウェクスラー家の選択——遺伝子診断と向きあった家族』, 新潮社…122
Veldink, Jan H.; Wokke, John H. J.; Wal, Gerrit van der; Jong, Vianney de; Berg, Leonard H. van den 2002 "Euthanasia and Physician-Assisted Suicide among Patients with Amyotrophic Lateral Sclerosis in the Netherlands", *The New England Journal of Medicine* 346: 1638-1644…12
Young, Allan 1995 *The Harmony of Illusions: Inventing Post-Traumatic Stress Disorder*, Princeton University Press＝2001 中井久夫・大月康義・下地明友・辰野剛・内藤あかね訳,『PTSDの医療人類学』, みすず書房…71

著者紹介

立岩真也（たていわ・しんや）
1960年佐渡島生まれ。東京大学大学院社会学研究科博士課程修了。信州大学医療技術短期大学部等を経て、現在立命館大学大学院先端総合学術研究科教授。
専攻は社会学。
▶今後の抱負…考えて、考えられたところから書いていくことを続けていくんだろうと思います。
▶主な著書…『私的所有論』勁草書房、『弱くある自由へ』青土社、『増補 生の技法』共著・藤原書店、『自由の平等』岩波書店、『希望について』青土社、『良い死』『唯の生』いずれも筑摩書房、『人間の条件 そんなものはない』（よりみちパン！セ）イースト・プレス、『私的所有論 第2版（文庫）』生活書院、『造反有理 精神医療現代史へ』青土社、『自閉症連続体の時代』みすず書房など。
http://www.arsvi.com/

シリーズ ケアをひらく

ALS 不動の身体と息する機械
［エイ・エル・エス］

発行――――2004年11月15日　第1版第1刷©
2019年12月1日　第1版第7刷

著者――――立岩真也

発行者―――株式会社　医学書院
代表取締役　金原　俊
〒113-8719　東京都文京区本郷1-28-23
電話 03-3817-5600（社内案内）

装幀――――松田行正＋中村晋平

印刷・製本－㈱アイワード

ISBN978-4-260-33377-1

テキストデータ引換券
ALS 不動の身体と息する機械

◉本書のテキストデータを提供します。

視覚障害、読字障害、上肢障害などの理由で本書をお読みになれない方には、電子データを提供いたします。

・200円切手
・返信用封筒(住所明記)
・左のテキストデータ引換券(コピー不可)を同封のうえ、下記までお申し込みください。

[宛先]
〒113-8719 東京都文京区本郷1-28-23
医学書院看護出版部 テキストデータ係

シリーズ ケアをひらく ❶

第73回

毎日出版文化賞受賞!

[企画部門]

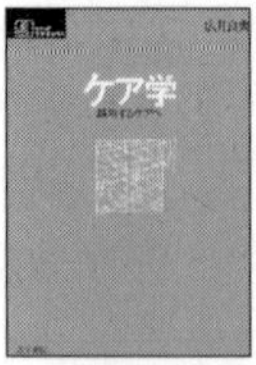

ケア学：越境するケアへ●広井良典●2300円●ケアの多様性を一望する———どの学問分野の窓から見ても、〈ケア〉の姿はいつもそのフレームをはみ出している。医学・看護学・社会福祉学・哲学・宗教学・経済・制度等々のタテワリ性をとことん排して〝越境〟しよう。その跳躍力なしにケアの豊かさはとらえられない。刺激に満ちた論考は、時代を境界線引きからクロスオーバーへと導く。

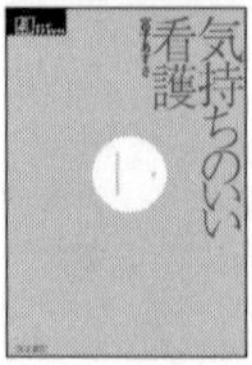

気持ちのいい看護●宮子あずさ●2100円●患者さんが気持ちいいと、看護師も気持ちいい、か?———「これまであえて避けてきた部分に踏み込んで、看護について言語化したい」という著者の意欲作。〈看護を語る〉ブームへの違和感を語り、看護師はなぜ尊大に見えるのかを考察し、専門性志向の底の浅さに思いをめぐらす。夜勤明けの頭で考えた「アケのケア論」!

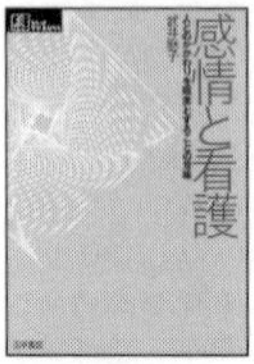

感情と看護：人とのかかわりを職業とすることの意味●武井麻子●2400円●看護師はなぜ疲れるのか———「巻き込まれずに共感せよ」「怒ってはいけない!」「うんざりするな!!」。看護はなにより感情労働だ。どう感じるべきかが強制され、やがて自分の気持ちさえ見えなくなってくる。隠され、貶められ、ないものとされてきた〈感情〉をキーワードに、「看護とは何か」を縦横に論じた記念碑的論考。

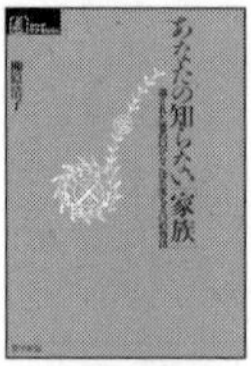

あなたの知らない「家族」：遺された者の口からこぼれ落ちる13の物語●柳原清子●2000円●それはケアだろうか———幼子を亡くした親、夫を亡くした妻、母親を亡くした少女たちは、佇む看護師の前で、やがて「その人」のことを語りはじめる。ためらいがちな口と、傾けられた耳によって紡ぎだされた物語は、語る人を語り、聴く人を語り、誰も知らない家族を語る。

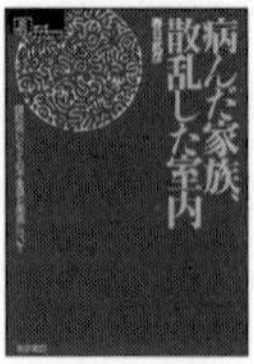

病んだ家族、散乱した室内：援助者にとっての不全感と困惑について●春日武彦●2200円●善意だけでは通用しない——— 一筋縄ではいかない家族の前で、われわれ援助者は何を頼りに仕事をすればいいのか。罪悪感や無力感にとらわれないためには、どんな「覚悟とテクニック」が必要なのか。空疎な建前論や偽善めいた原則論の一切を排し、「ああ、そうだったのか」と腑に落ちる発想に満ちた話題の書。

本シリーズでは、「科学性」「専門性」「主体性」といったことばだけでは語りきれない地点から《ケア》の世界を探ります。

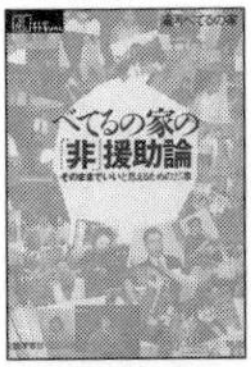

べてるの家の「非」援助論：そのままでいいと思えるための25章●浦河べてるの家●2000円●それで順調！———「幻覚＆妄想大会」「偏見・差別歓迎集会」という珍妙なイベント。「諦めが肝心」「安心してサボれる会社づくり」という脱力系キャッチフレーズ群。それでいて年商1億円、年間見学者2000人。医療福祉領域を超えて圧倒的な注目を浴びる〈べてるの家〉の、右肩下がりの援助論！

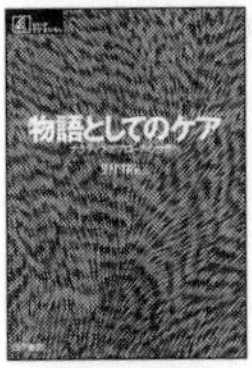

物語としてのケア：ナラティヴ・アプローチの世界へ●野口裕二●2200円●「ナラティヴ」の時代へ———「語り」「物語」を意味するナラティヴ。人文科学領域で衝撃を与えつづけているこの言葉は、ついに臨床の風景さえ一変させた。「精神論 vs. 技術論」「主観主義 vs. 客観主義」「ケア vs. キュア」という二項対立の呪縛を超えて、臨床の物語論的転回はどこまで行くのか。

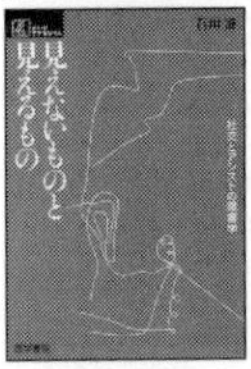

見えないものと見えるもの：社交とアシストの障害学●石川准●2000円●だから障害学はおもしろい———自由と配慮がなければ生きられない。社交とアシストがなければつながらない。社会学者にしてプログラマ、全知にして全盲、強気にして気弱、感情的な合理主義者……〝いつも二つある〞著者が冷静と情熱のあいだで書き下ろした、つながるための障害学。

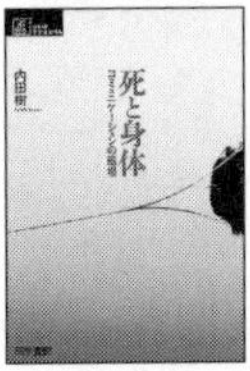

死と身体：コミュニケーションの磁場●内田 樹●2000円●人間は、死んだ者とも語り合うことができる———〈ことば〉の通じない世界にある「死」と「身体」こそが、人をコミュニケーションへと駆り立てる。なんという腑に落ちる逆説！「誰もが感じていて、誰も言わなかったことを、誰にでもわかるように語る」著者の、教科書には絶対に出ていないコミュニケーション論。読んだ後、猫にもあいさつしたくなります。

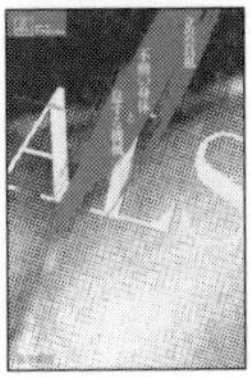

ALS 不動の身体と息する機械●立岩真也●2800円●それでも生きたほうがよい、となぜ言えるのか———ALS当事者の語りを渉猟し、「生きろと言えない生命倫理」の浅薄さを徹底的に暴き出す。人工呼吸器と人がいれば生きることができると言う本。「質のわるい生」に代わるべきは「質のよい生」であって「美しい死」ではない、という当たり前のことに気づく本。

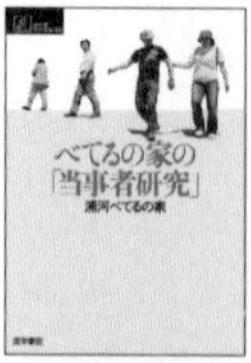

べてるの家の「当事者研究」●浦河べてるの家●2000円●研究？ ワクワクするなあ———べてるの家で「研究」がはじまった。心の中を見つめたり、反省したり……なんてやつじゃない。どうにもならない自分を、他人事のように考えてみる。仲間と一緒に笑いながら眺めてみる。やればやるほど元気になってくる、不思議な研究。合い言葉は「自分自身で、共に」。そして「無反省でいこう！」

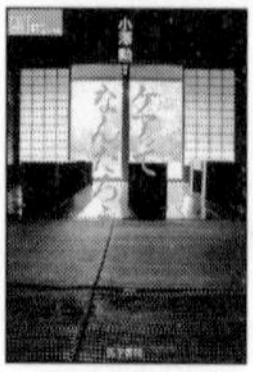

ケアってなんだろう●小澤勲編著●2000円●「技術としてのやさしさ」を探る七人との対話———「ケアの境界」にいる専門家、作家、若手研究者らが、精神科医・小澤勲氏に「ケアってなんだ？」と迫り聴く。「ほんのいっときでも憩える椅子を差し出す」のがケアだと言い切れる人の《強さとやさしさ》はどこから来るのか———。感情労働が知的労働に変換されるスリリングな一瞬！

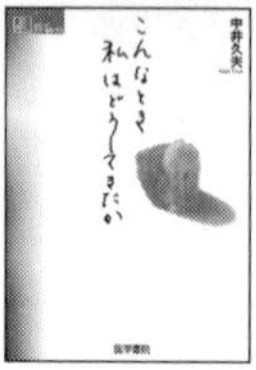

こんなとき私はどうしてきたか●中井久夫●2000円●「希望を失わない」とはどういうことか———はじめて患者さんと出会ったとき、暴力をふるわれそうになったとき、退院が近づいてきたとき、私はどんな言葉をかけ、どう振る舞ってきたか。当代きっての臨床家であり達意の文章家として知られる著者渾身の一冊。ここまで具体的で美しいアドバイスが、かつてあっただろうか。

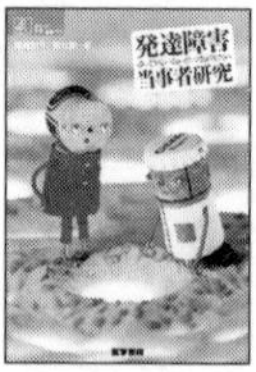

発達障害当事者研究：ゆっくりていねいにつながりたい●綾屋紗月＋熊谷晋一郎●2000円●あふれる刺激、ほどける私———なぜ空腹がわからないのか、なぜ看板が話しかけてくるのか。外部からは「感覚過敏」「こだわりが強い」としか見えない発達障害の世界を、アスペルガー症候群当事者が、脳性まひの共著者と探る。「過剰」の苦しみは身体に来ることを発見した画期的研究！

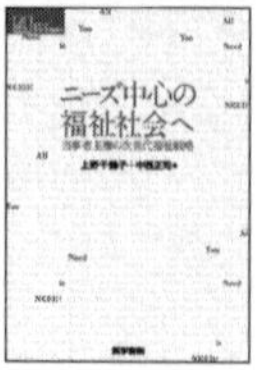

ニーズ中心の福祉社会へ：当事者主権の次世代福祉戦略●上野千鶴子＋中西正司編●2100円●社会改革のためのデザイン！ ビジョン!! アクション!!!———「こうあってほしい」という構想力をもったとき、人はニーズを知り、当事者になる。「当事者ニーズ」をキーワードに、研究者とアクティビストたちが「ニーズ中心の福祉社会」への具体的シナリオを提示する。

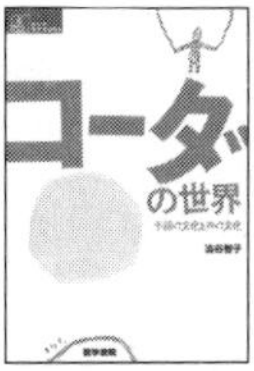

コーダの世界：手話の文化と声の文化●澁谷智子● 2000円●生まれながらのバイリンガル?———コーダとは聞こえない親をもつ聞こえる子どもたち。「ろう文化」と「聴文化」のハイブリッドである彼らの日常は驚きに満ちている。親が振り向いてから泣く赤ちゃん? じっと見つめすぎて誤解される若い女性? 手話が「言語」であり「文化」であると心から納得できる刮目のコミュニケーション論。

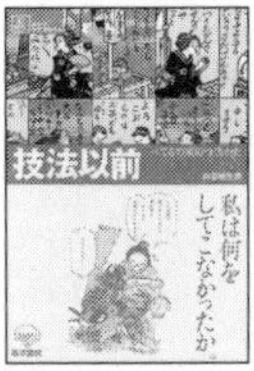

技法以前：べてるの家のつくりかた●向谷地生良● 2000円●私は何をしてこなかったか———「幻覚&妄想大会」をはじめとする掟破りのイベントはどんな思考回路から生まれたのか? べてるの家のような〝場〟をつくるには、専門家はどう振る舞えばよいのか? 「当事者の時代」に専門家にできることを明らかにした、かつてない実践的「非」援助論。べてるの家スタッフ用「虎の巻」、大公開!

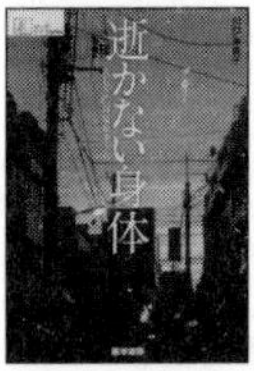

逝かない身体：ALS的日常を生きる●川口有美子● 2000円●即物的に、植物的に —— 言葉と動きを封じられたALS患者の意思は、身体から探るしかない。ロックトイン・シンドロームを経て亡くなった著者の母を支えたのは、「同情より人工呼吸器」「傾聴より身体の微調整」という究極の身体ケアだった。重力に抗して生き続けた母の「植物的な生」を身体ごと肯定した圧倒的記録。

第41回大宅壮一ノンフィクション賞受賞作

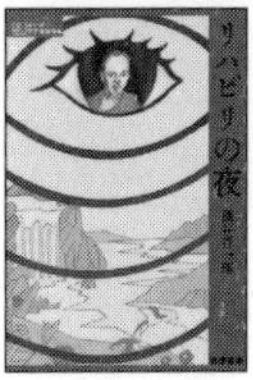

リハビリの夜●熊谷晋一郎● 2000円●痛いのは困る——現役の小児科医にして脳性まひ当事者である著者は、《他者》や《モノ》との身体接触をたよりに、「官能的」にみずからの運動をつくりあげてきた。少年期のリハビリキャンプにおける過酷で耽美な体験、初めて電動車いすに乗ったときの時間と空間が立ち上がるめくるめく感覚などを、全身全霊で語り尽くした驚愕の書。

第9回新潮ドキュメント賞受賞作

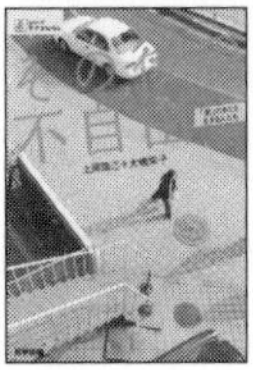

その後の不自由●上岡陽江+大嶋栄子● 2000円●〝ちょっと寂しい〟がちょうどいい——トラウマティックな事件があった後も、専門家がやって来て去っていった後も、当事者たちの生は続く。しかし彼らはなぜ「日常」そのものにつまずいてしまうのか。なぜ援助者を振り回してしまうのか。そんな「不思議な人たち」の生態を、薬物依存の当事者が身を削って書き記した当事者研究の最前線!

第 2 回日本医学ジャーナリスト協会賞受賞作

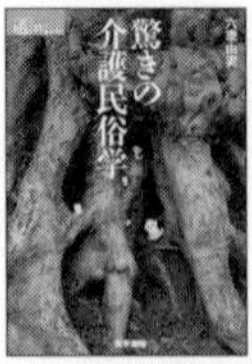

驚きの介護民俗学●六車由実●2000 円●語りの森へ——気鋭の民俗学者は、あるとき大学をやめ、老人ホームで働きはじめる。そこで流しのバイオリン弾き、蚕の鑑別嬢、郵便局の電話交換手ら、「忘れられた日本人」たちの語りに身を委ねていると、やがて新しい世界が開けてきた……。「事実を聞く」という行為がなぜ人を力づけるのか。聞き書きの圧倒的な可能性を活写し、高齢者ケアを革新する。

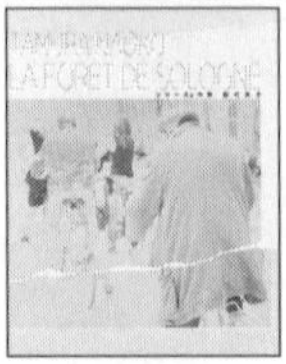

ソローニュの森●田村尚子●2600 円●ケアの感触、曖昧な日常——思想家ガタリが終生関ったことで知られるラ・ボルド精神病院。一人の日本人女性の震える眼が掬い取ったのは、「フランスのべてるの家」ともいうべき、患者とスタッフの間を流れる緩やかな時間だった。ルポやドキュメンタリーとは一線を画した、ページをめくるたびに深呼吸ができる写真とエッセイ。B5 変型版。

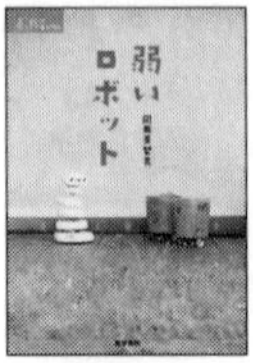

弱いロボット●岡田美智男●2000 円●とりあえずの一歩を支えるために——挨拶をしたり、おしゃべりをしたり、散歩をしたり。そんな「なにげない行為」ができるロボットは作れるか？　この難題に著者は、ちょっと無責任で他力本願なロボットを提案する。日常生活動作を規定している「賭けと受け」の関係を明るみに出し、ケアをすることの意味を深いところで肯定してくれる異色作！

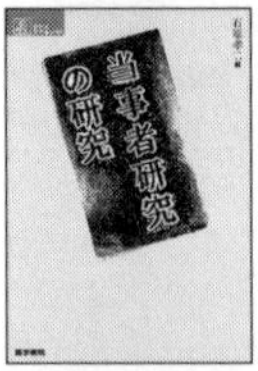

当事者研究の研究●石原孝二編●2000 円●で、当事者研究って何だ?——専門職・研究者の間でも一般名称として使われるようになってきた当事者研究。それは、客観性を装った「科学研究」とも違うし、切々たる「自分語り」とも違うし、勇ましい「運動」とも違う。本書は哲学や教育学、あるいは科学論と交差させながら、“自分の問題を他人事のように扱う”当事者研究の圧倒的な感染力の秘密を探る。

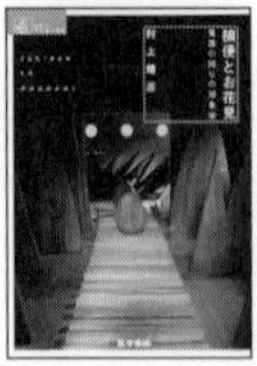

摘便とお花見：看護の語りの現象学●村上靖彦●2000 円●とるにたらない日常を、看護師はなぜ目に焼き付けようとするのか——看護という「人間の可能性の限界」を拡張する営みに吸い寄せられた気鋭の現象学者は、共感あふれるインタビューと冷徹な分析によって、その不思議な時間構造をあぶり出した。巻末には圧倒的なインタビュー論を付す。看護行為の言語化に資する驚愕の一冊。

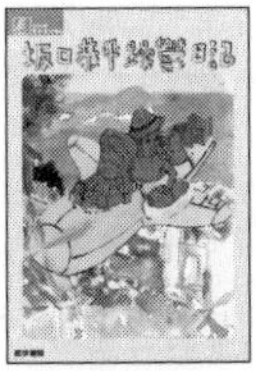

坂口恭平躁鬱日記●坂口恭平●1800円●僕は治ることを諦めて、「坂口恭平」を操縦することにした。家族とともに。――マスコミを席巻するきらびやかな才能の奔出は、「躁」のなせる業でもある。「鬱」期には強固な自殺願望に苛まれ外出もおぼつかない。この病に悩まされてきた著者は、あるとき「治療から操縦へ」という方針に転換した。その成果やいかに！ 涙と笑いと感動の当事者研究。

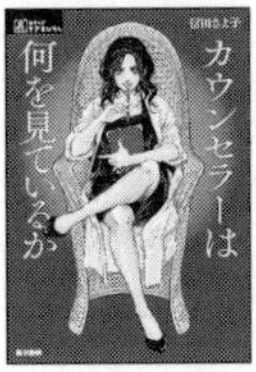

カウンセラーは何を見ているか●信田さよ子●2000円●傾聴？ ふっ。――「聞く力」はもちろん大切。しかしプロなら、あたかも素人のように好奇心を全開にして、相手を見る。そうでなければ〈強制〉と〈自己選択〉を両立させることはできない。若き日の精神科病院体験を経て、開業カウンセラーの第一人者になった著者が、「見て、聞いて、引き受けて、踏み込む」ノウハウを一挙公開！

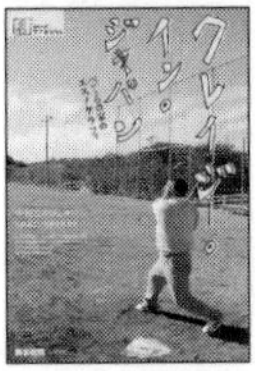

クレイジー・イン・ジャパン：べてるの家のエスノグラフィ●中村かれん●2200円●日本の端の、世界の真ん中。――インドネシアで生まれ、オーストラリアで育ち、イェール大学で教える医療人類学者が、べてるの家に辿り着いた。7か月以上にも及ぶ住み込み。10年近くにわたって断続的に行われたフィールドワーク。べてるの「感動」と「変貌」を、かつてない文脈で発見した傑作エスノグラフィ。付録DVD「Bethel」は必見の名作！

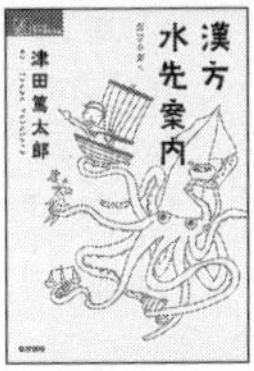

漢方水先案内：医学の東へ●津田篤太郎●2000円●漢方ならなんとかなるんじゃないか?―― 原因がはっきりせず成果もあがらない「ベタなぎ漂流」に追い込まれたらどうするか。病気に対抗する生体のパターンは決まっているならば、「生体をアシスト」という方法があるじゃないか！ 万策尽きた最先端の臨床医がたどり着いたのは、キュアとケアの合流地点だった。それが漢方。

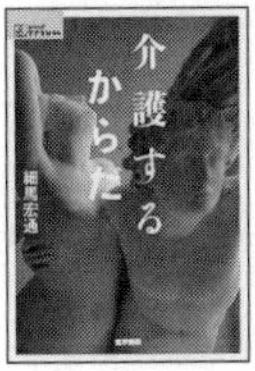

介護するからだ●細馬宏通●2000円●あの人はなぜ「できる」のか?―― 目利きで知られる人間行動学者が、ベテランワーカーの神対応をビデオで分析してみると……、そこには言語以前に〝かしこい身体〟があった！ ケアの現場が、ありえないほど複雑な相互作用の場であることが分かる「驚き」と「発見」の書。マニュアルがなぜ現場で役に立たないのか、そしてどうすればうまく行くのかがよーく分かります。

第 16 回小林秀雄賞
受賞作
紀伊國屋じんぶん大賞
2018 受賞作

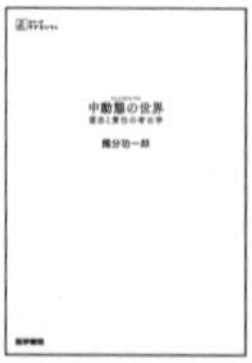

中動態の世界：意志と責任の考古学●國分功一郎●2000 円●「する」と「される」の外側へ――強制はないが自発的でもなく、自発的ではないが同意している。こうした事態はなぜ言葉にしにくいのか？ なぜそれが「曖昧」にしか感じられないのか？ 語る言葉がないからか？ それ以前に、私たちの思考を条件付けている「文法」の問題なのか？ ケア論にかつてないパースペクティヴを切り開く画期的論考！

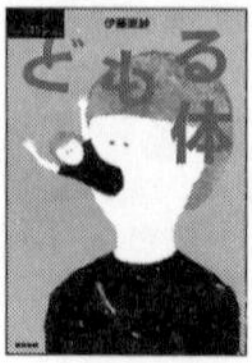

どもる体●伊藤亜紗●2000 円●しゃべれるほうが、変。――話そうとすると最初の言葉を繰り返してしまう(＝連発という名のバグ)。それを避けようとすると言葉自体が出なくなる(＝難発という名のフリーズ)。吃音とは、言葉が肉体に拒否されている状態だ。しかし、なぜ歌っているときにはどもらないのか？ 徹底した観察とインタビューで吃音という「謎」に迫った、誰も見たことのない身体論！

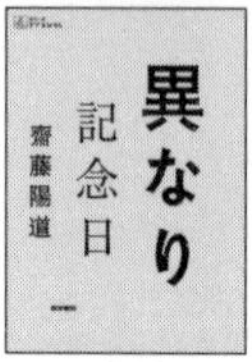

異なり記念日●齋藤陽道●2000 円●手と目で「看る」とはどういうことか――「聞こえる家族」に生まれたろう者の僕と、「ろう家族」に生まれたろう者の妻。ふたりの間に、聞こえる子どもがやってきた。身体と文化を異にする 3 人は、言葉の前にまなざしを交わし、慰めの前に手触りを送る。見る、聞く、話す、触れることの〈歓び〉とともに。ケアが発生する現場からの感動的な実況報告。

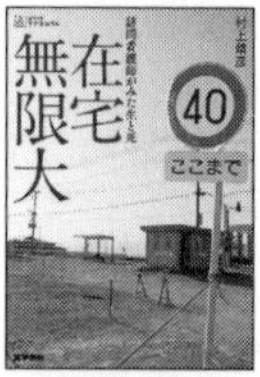

在宅無限大：訪問看護師がみた生と死●村上靖彦●2000 円●「普通に死ぬ」を再発明する――病院によって大きく変えられた「死」は、いま再びその姿を変えている。先端医療が組み込まれた「家」という未曾有の環境のなかで、訪問看護師たちが地道に「再発明」したものなのだ。著者は並外れた知的肺活量で、訪問看護師の語りを生け捕りにし、看護が本来持っているポテンシャルを言語化する。

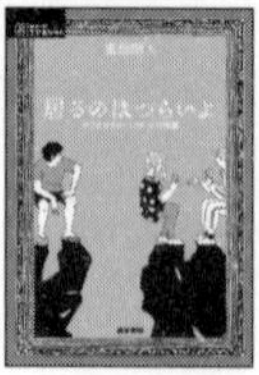

居るのはつらいよ：ケアとセラピーについての覚書●東畑開人●「ただ居るだけ」vs.「それでいいのか」――京大出の心理学ハカセは悪戦苦闘の職探しの末、沖縄の精神科デイケア施設に職を得た。しかし勇躍飛び込んだそこは、あらゆる価値が反転する「ふしぎの国」だった。ケアとセラピーの価値について究極まで考え抜かれた、涙あり笑いあり出血(！)ありの大感動スペクタル学術書！